我的健康我做主

主编 ◎ 王济民

浙江科学技术出版社

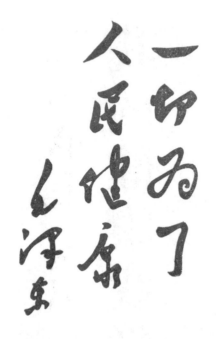

一切为了人民健康

——毛泽东

（杭州市档案馆　供稿）

没有全民健康，
　就没有全面小康。

——习近平

习近平总书记在2016年全国卫生与健康大会上强调：

"要着力推动中医药振兴发展，坚持中西医并重，推动中医药和西医药相互补充、协调发展，努力实现中医药健康养生文化的创造性转化、创新性发展。"

（据新华社）

2016年11月29日，时任中共浙江省委副书记、浙江省人民政府代省长车俊（现任中共浙江省委书记），在杭州主持全省卫生与健康大会并作工作部署。

　　车俊强调，要坚持民生导向，加快构建大健康格局、完善基本公共卫生服务体系。加快完善基层医疗卫生服务体系，继续加强疾控体系建设，积极推进全民健康管理，推进全民健身，发展城乡养老服务体系。要坚持发展为本，促进健康产业大发展、大提升。大力发展健康新科技、医药产业，积极培育健康新业态，进一步加大引进来、走出去力度，使健康产业成为能支撑浙江未来发展的大产业。

　　　　　　　　　　　（据《浙江日报》2016年11月30日）

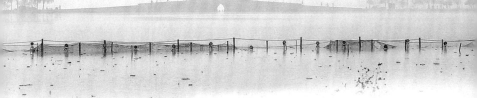

中共浙江省委副书记、浙江省人民政府省长袁家军在2017年8月24日召开的全省医改工作电视电话会议上强调，全力推进医保、医疗、医药、医院、中医、医生"六医"统筹，加强科学监管，坚决打好医改攻坚战，确保我省国家综合医改试点取得实效，努力实现"制度强、服务强""人民健康水平高、对医改满意度高"的"两强两高"目标，为建立中国特色基本医疗卫生制度做出浙江贡献。

（据浙江新闻网）

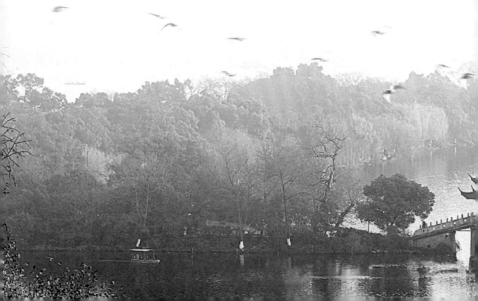

前言

养生的哲学

2014年12月13日，习近平总书记在江苏镇江考察时指出：“没有全民健康，就没有全面小康。”2015年10月，党的十八届五中全会明确提出了推进“健康中国”建设的任务。2016年8月在北京召开的全国卫生与健康大会，提出了“把人民健康放在优先发展的战略地位”。党中央、国务院印发了《“健康中国2030”规划纲要》，提出了实施的具体方案和措施。可见，健康是促进人的全面发展的必然要求，是经济社会发展的基础条件，是民族昌盛和国家富强的重要标志，也是广大人民群众的共同追求。时下，“话健康”已成为国计民生的重要课题，“谈养生”已成为社会各界的潮流风尚。

养生这个话题，人们谈了几千年，从东汉魏伯阳的《周

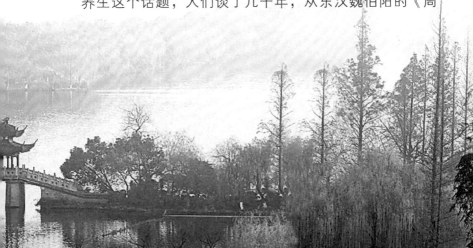

易参同契》、梁代陶弘景的《养性延命录》、唐代孙思邈的《孙真人养生铭》、明代高濂的《遵生八笺》，到民间的秘方偏方。健康养生的经验，无论是现代医学的实证论，还是传统中医辨证法，从饮食起居、疾病防治，到身心调养、性情陶冶等，林林总总，五花八门。世界卫生组织对健康也提出了"四大基石"，即"合理膳食、适量运动、戒烟限酒、心理平衡"。现代医学认为，人体的状态除健康和生病两端外，大多数人处于两者的中间状态——亚健康。在我国最早的医学论著《黄帝内经》中，就把这种亚健康叫作"未病"。"未病"治好了就成了健康之人；"未病"得不到治疗，任其发展下去就成了有病之人。养生祛病属于治"未病"，即防患于未然。

　　养生的最高境界，就是顺应天时、地利、人和。据报道，有一项针对百岁老人长寿原因的调查，其结果是这些老人生活习惯各具特色，没有固定的规律可循，有的天天小酌，有的滴酒不沾；有的喜欢吃肥肉，有的不爱吃荤；有的喜欢浓茶，有的只喝白开水。尽管他们的生活方式不同，但他们一定都是心地善良，不爱生气，待人随和；一定是青菜萝卜、粗茶淡饭，有什么吃什么，每餐保持七八分饱；还一定是爱劳动，不懒惰，按时作息。这说明，虽然这些长寿老人各自生活的区域、

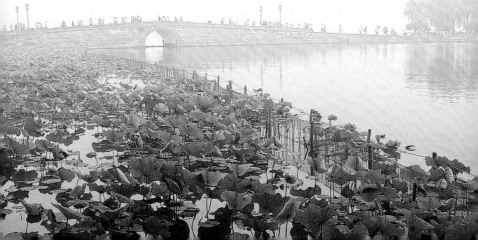

职业、年龄、生活习惯有差异，但是他们都遵循了天人合一的原则，找到了适合自己的养生规律，形成了自己特有的健康模式，达到了延年益寿的效果。与之相反的一个社会现象，就是英年早逝。有些人违背了上述规律，患病后不治而终。这些启示和教训引发了我们的思考：养生必须掌握科学的知识，从自身的实际出发，一是要基本了解自身的体质类型，二是要明白自己的身体状况。在具体的养生过程中，要运用中庸的哲学观点，总结出一套适合自己的养生方法，把握"适中、适度、适宜"的原则，并积极有效地落实到日常生活中。

我从事中国国际茶文化研究多年，每天都离不开茶，对茶文化的博大精深和饮茶有益健康的实践也颇有感悟。在汲取先人养生的智慧后，也形成了一套适合自身的养生方法，简单概括起来就是：脑不闲、嘴不馋、心不烦、腿不懒，生命在于平衡，做到动与静的平衡、膳食营养的平衡、身心的平衡，树立整体和生态的养生观。具体来说，"脑不闲"就是要保持思维的活跃，比如每天读读书、看看报，关心国家大事、了解时事政策、关注社会热点，使自己与时俱进。"嘴不馋"就是要做到饮食有节，五谷杂粮，粗细结合，有荤有素，以素为主，少油少盐。"心不烦"就是要培养良好的心态，持有平常心。遇事时分析问题要辩证，

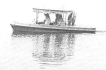

处理问题要理性。面对矛盾，要学会"放下""舍得"。要做到"常想一二，不思八九"，保持一颗平和的心态，知足常乐。"腿不懒"说的是运动要持之以恒，并注意适度适量。尤其是中老年人要根据自己的年龄、健康状况、体质水平的情况，量力而行，选择适合自己的运动方式。

由杭州正岚文化创意有限公司、杭州乾宁文化发展有限公司、浙江省华夏健康系统工程研究院联合出品的《我的健康我做主》一书，顺应时代发展，满足大众需求。本书邀请了国内外权威专家学者、文化名人、养生达人撰文，传递科学养生知识，分享修身养性感悟，为全民健康提供了一个很好的读本，这是一件很有意义的事。浙江省人民政府参事王济民同志担任本书主编，他在中国国际茶文化研究会和浙江省休闲养生协会都工作过，热心于健康养生的传播，值得肯定。我也乐于为本书撰写前言，希望通过本书的出版发行，让更多的读者获得裨益，健康快乐。

全国政协文史和学习委员会副主任
中国国际茶文化研究会会长　周国富

2017年6月于杭州

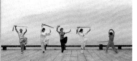
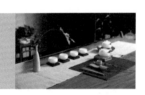
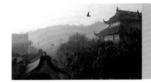

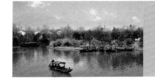

目 录
contents

养性篇

知识篇

指南篇

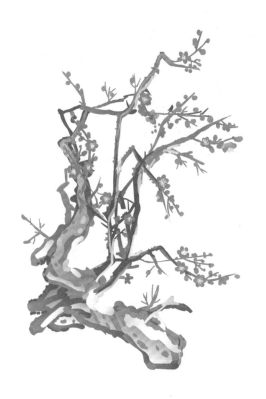

养身篇

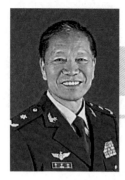

科学阐释"大健康观"

俞梦孙

俞梦孙，中国工程院院士，博士生导师，中国生物医学工程学会副理事长，我国航空生物医学工程的创始人，航空医学与生物医学工程专家。

健康是每个人、每个民族乃至整个人类一切利益之"根利益"，实现"中国梦"需要首先实现"健康梦"。"为人民服务"的首要目标，是服务人民的生命健康。所以习主席强调指出"没有全民健康，就没有全面小康"。

要倡导健康文明的生活方式，树立大卫生、大健康的观念，把以治病为中心转变为以人民健康为中心，建立健全健康教育体系，提升全民健康素养，推动全民健身和全民健康深度融合。

什么是大健康观念

人从生到亡的整个生命过程，以及生命各时段，包括健康、亚健康、不健康、疾病等各阶段中，还包括精神、躯体等各个层面都必须贯彻以健康为中心的观点。

从系统和整体角度看，患病意味着健康水平已下降，不能维持正常生命状态，不得不以患病状态维持生命运行。因此对已病者，他们比未病者更需要尽快恢复健康，而不是单纯地治病。

临床医学重视"疾病的诊断和治疗"，而忽略了人与社会、自然的客观联系。

只有全面实施健康战略，尊重和顺应人的自然能力，"把以治病为中心转变为以人民健康为中心""将健康融入所有政策"，并且把健康理念在全体民众中落实，才能真正将大健康观念根植于心。

人体的多层次自组织功能

人是具有高级意识活动的开放复杂巨系统，它存在强大的多层次自组织功能。在身体健康情况下（稳态水平高），多层次自组织功能主要表现在以下三方面：

（1）维持稳态，保持健康的自稳态能力。

（2）从功能和结构上适应环境的自适应能力。

（3）排除异己，祛除障碍的自修复能力。

相反，如果开放得不恰当，或不按自然规律行事，则人体的多层次自组织功能会下降，稳态水平会降低，表现为：

（1）自稳态能力下降，健康水平下降。

（2）适应环境能力下降，导致慢性病滋生。

（3）自修复能力下降，对入侵物或障碍无能为力。

解决疾病最有效的办法不是直接去治病，而应该是恢复患者的健康水平，恢复患者的自组织功能。在恢复健康的过程中祛除疾病是人体系统的自然过程。

恢复和提高人体自组织功能水平不仅患者需要，亚健康者也需要，全民都需要。这就是"把以治病为中心转变为以人民健康为中心"的观点。具体地说，就是把过去以疾病诊断和治疗为主的疾病医学模式转变到以恢复和提升健康状态为中心目标，体现为检测、辨识、调控的健康医学模式。

钱学森功能态思想

钱学森借用量子力学观点，于1981年正式提出"功能态"概念。它的含义是：人的多层次自组织行为所达到的"目的点"或"目的环"，是一种呈现为亚稳态性的特殊状态——人的功能态；这种特殊功能态不是固定不变的，而是可以调节的。

根据钱先生功能态思想，联系控制论创始人维纳"生命是一个维持稳态的机构，人的生命在于稳态的维持之中"观点，可把人的生命过程归纳为：人的生命总是在自发地"走向"或"维持"稳态的过程之中。走向某种稳态的功能态过程可称为过渡态，维持稳态的功能态过程可称为稳态。

为方便理解功能态及其动态性，可将功能态的稳态水平分成五大类：

（1）特殊稳态。

（2）生理性稳态。

（3）亚生理稳态。

（4）病理性稳态。

（5）衰竭态。

同样也可将功能态的过渡态分成五大类：

（1）意识过渡态。

（2）平稳过渡态。

（3）生理性应激过渡态。

（4）超负荷应激过渡态。

（5）危急性过渡态。

第（1）（2）两类属非应激性潜移默化性的过渡态，后三类（3）（4）（5）属应激性过渡态，常呈现为疾病状态。

这样就可把钱学森功能态思想延伸为功能态的动态性——过渡态概念。据此，可将人的整个生命自组织过程类比成两大类功能态——稳态和过渡态在时间上相间的时间序列的集合体。这个集合体起始于生命形成的瞬间，终止于生命结束时刻。

可见人的生命功能态稳态水平主要取决于过渡态类型。

过渡态现象和过程既是人生命发展的自然过程，也可人为地造成过渡条件。

过渡态与健康的关系

不同过渡态导致的目标功能态稳态水平更好或更坏角度，通俗地说，就是不同的生活方式、环境等因素造成生命体通往功能态稳态（也就是健康状态）不同。

进一步分析、思考可发现，中、西两医对"疾病"的概念存在重大差别，因而导致在"治病"路径上的重大差别，效果差别也较显著。

西医临床医学观点，习惯从疾病的表象上去看，因此疾病的分类复杂。特别是高科技（影像设备、分子诊断技术等）的介入，使疾病

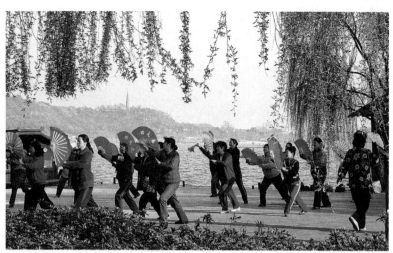

分类更多。

而从系统角度看，临床医学所指的疾病是机体整体稳态水平下降到某临界点而已，造成机体整体稳态水平下降的原因包括自身缺陷、环境条件等多种因素、多种作用。

著名老中医郭生白在学习、理解中国东汉医圣张仲景《伤寒论》后总结出"什么是病"。他认为，排异反应是病，障碍是病。治病就是顺势利导完成排异反应过程，自主调节恢复和谐生态。这就是郭老先生对病态的观点。也就是说，疾病是人体稳态下降，正在修复至稳态的一个过程。以下还将进一步运用钱学森的功能态思想，证明郭生白所称的"治病"其实就是恢复健康的过程，其实也就是我们今天所说的健康医学模式。

《伤寒论》中对待过渡态的原则就是为其顺势利导，用生理性应激反应原则助其机体完成排异反应（如发汗、解肌、下吐法等）。这就是为其营造一种过渡过程，助其引导到健康功能态上来。

"障碍是病"是指我们通常所说的慢性病，是一种病理性功能态。

当机体处在病理性稳态时，整体协同能力已下降，会在某些局部呈现出相对性缺血或瘀血，造成代谢障碍，引发慢性炎症。

在机体局部存在慢性炎症的情况下，机体局部的某些正常功能被削弱，而机体原本存在的某些缺陷（性格、遗传、习惯等）会乘机表达出来，表现为种类各不相同的复杂性疾病。因此可把各类复杂性慢病看成是机体整体病理性稳态的局部体现。

对待病理性稳态，需要为机体营造一种过渡态条件，使其转变到稳态水平更高的功能态上去。

大健康观念是一种整体、系统看待疾病与健康的全局观念。它关注的是各类影响健康的危险因素和误区，提倡人们的自我健康管理，而不仅仅是关注疾病或机体本身。科学健康的生活方式、优良的社会和环境、平衡的心理等都能帮助人类从表现出疾病症状的过渡态发展至健康的稳态。理解了大健康观念，我们每一个人都能将健康掌握在自己手中。

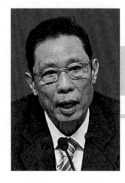

生活方式决定你的寿命

钟南山

钟南山，中国工程院院士，教授，博士生导师，著名呼吸病学专家。

我今年已80有余了，我还在坚持工作，而且是一边工作一边锻炼。我常做的锻炼就是引体向上，现在每次还能做十多个。我认为自己的心理年龄只有50岁。

我认为，现在的人大部分不是老死的，也不是病死的，而是死在自己的生活方式上。虽然多项研究表明人的自然寿命能达到100岁以上，但因为种种原因，大多数人都活不到这个岁数。

研究表明，人体健康有五大决定因素：父母遗传占15%，社会环境占10%，自然环境占7%，医疗条件占8%，而生活方式占60%，生活方式几乎起了决定作用。

生活作息要规律

我从不熬夜，晚上11点之前必睡觉，早上7点起床，中午小睡半小时。

饮食要做到"皇帝的早餐，大臣的中餐，叫花子的晚餐"

按照很多健康专家的倡导，应该是"早饭吃饱，午饭吃好，晚饭吃少"。但现实中很多白领、上班族恰恰是"早饭不吃，午饭凑合，晚饭撑饱"。长期不吃早餐容易得胆囊炎，午饭不按时吃容易得胃病。

全世界最不好的习惯是抽烟

抽烟的人，易患气管炎，随后形成肺气肿或者肺心病，最后可能患肺癌，这是死亡三部曲。

喝醉一次酒，等于得一次急性肝炎

世界卫生组织提出六种最不健康的生活方式：第一是吸烟，第二是酗酒。

轻伤就要下火线

我真心地希望每一个人都要珍惜自己的健康，早防早治，轻伤就要下火线。

有些人是气死的

健康的一半是心理健康，疾病的一半是心理疾病。所以人一定不要当情绪的俘虏，而要做情绪的主人；一定要去驾驭情绪，不要被情绪驾驭。记住情绪是人们健康的指挥棒，至关重要。

生活中的三种"快乐"，我们要时刻牢记：知足常乐，自得其乐，助人为乐。

家庭不和睦，易生病

有的家庭小吵天天有，大吵三六九。要知道，人的疾病70%来自家庭，人患癌症50%来自家庭。离婚人士、丧偶人士寿命偏短，这是有科学依据的。那怎么样让家庭和睦，这是一门学问，必须解决四个问题：

第一要尊敬老人；第二要教育好子女；第三要处理好婆媳关系；第四，这条尤其重要，夫妻要恩爱，这是核心。

夫妻要做到"八互"原则：互敬、互爱、互信、互帮、互慰、互勉、互让、互谅。

走路是非常好的锻炼方式

人很容易"死在嘴上，懒在腿上"。要坚持每天锻炼半个小时到一个小时，锻炼内容可以采取最简单的办法——走，光走路就行了，这是最简单、最经济、最有效的办法。

体质上升期（0～28岁）：要参加体育锻炼，羽毛球、乒乓球、马拉松、游泳等活动我都非常赞成。

体质下降期（28～49岁）：就不要参加竞技运动了，要进行体质锻炼。

老年体质衰退期（49岁后）：就要进行功能锻炼，保持功能正常。

最推荐的运动是快速步行（＞120步/分）、游泳。年长者适合练太极。

请大家记住一个原则

吃植物性的食物，一定要占80%，动物性的食物只能占20%。我们现在相反了，所以很多病都来了，肥胖也来了，糖尿病也来了，痛风也来了。

男人要做到12个"一"

男人是家庭的顶梁柱，承受着更大的压力，在健康方面更加"粗枝大叶"，平均寿命要比女性少2~3岁。男同胞们每天要尽量做到下面几个"一"：

每周吃一次鱼，每天一个番茄，常喝一杯绿茶，每天一把核桃，少抽一支烟，每天一瓶白开水，每天一个苹果，白酒不超一两，常喝一杯酸奶，每天一根香蕉，多一些微笑，多一点运动。

想要长寿，必须每天健康生活，做到七个方面：

一定要吃好3顿饭；一定要睡好8小时觉；每天坚持运动半个小时；每天要笑，身心健康；每天一定要大便，排出毒素；一定要家庭和睦；不吸烟，不酗酒，每天健走。

（浙江领导干部网络学院供稿）

7

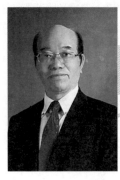

元素和人类基因健康

李锡涛

李锡涛，教授，主任医师，博士生导师，国医大师，国际人类基因组织终身成就奖获得者。现任联合国人类基因变异组织计划中国区主席。

人体是由各类元素构成的，元素是生命活动的根本；元素与人体健康及疾病的发生、发展、预后和转归有着密切的关系，人体内环境的代谢平衡与稳定对促进基因健康、增强体质、减少疾病、延长寿命有着极其重要的意义。

矿物质微量元素缺失、不平衡或有害元素严重超标，可能导致基因损害，诱导易感基因表达或基因变异，人就会生病。在我们看来，千病万病都是基因病，元素缺乏是万病之源。所以两次诺贝尔奖获得者莱纳斯·鲍林博士通过研究得出结论："人类所有疾病均源自矿物质微量元素的缺失。"

疾病发生率触目惊心

在科技如此发达的时代，在物质极大丰富的今天，疾病的发生率也创历史新高！全球癌症死亡人数迅猛上升，在中国每死亡5人中，即有1人死于癌症。世界卫生组织（WHO）于2017年2月3日发布的《世界癌症报告》指出，中国的癌症发病率几乎占了全球的一半，高居榜首。中国每年新增癌症病例350多万，也就是说每天新产生近10000个癌症患者，而且还在逐年增加。

肥胖、高血压、心血管病、脑血管病、糖尿病都成了常见病、多发病，社会公共卫生的健康安全到了最危险的时候。这些疾病的发生或多或少与元素有关。

农作物的元素缺失

◎工业迅速发展，有毒工业废水无序排放，污染破坏了土地、水源，使水和土壤均含有毒素。

◎人口城镇化，生活污水大量排放，也造成环境污染。

◎空气污染，雾霾、酸雨的影响。

◎化肥、农药、除草剂、催熟剂……无序无良地施用。

◎生物链遭到破坏，生态循环平衡体系严重失调，导致土壤中微量元素缺乏，使土地无机化。

这样的土地生长出来的农作物存在严重的健康隐患：一是元素不平衡，二是微量元素缺失，三是重金属超标，四是含毒。

人类食用了这些农作物或用该农作物饲养的家畜、家禽，会对人体健康造成损害。

美国国会在几十年前就讨论过"今天的胡萝卜不是昨天的胡萝卜"的问题。据实验证明，50年前的1根胡萝卜，其元素含量相当于现在10～20根胡萝卜的元素含量。

比如著名的中药方"独参汤"，过去很多著名医生往往在患者疾病危重时使用，能力挽生命于垂危。但现在的人参都没有这种神奇的功效了，原因是如今的人参里有效元素减少，失去了原有的功效。

生命元素

36亿年以前，当地球上还是汪洋大海的时候，生物从单细胞一直不断地进化，基因变异优化。当地球上出现陆地时，生物进入陆地再进一步经过若干亿年的基因变异优化，直到进化至充满智慧的现代人。

人类经历漫长的优化，始终没变的是人体内的元素构成。科学研究发现，地壳中存在的元素含量曲线和人体元素含量曲线有惊人的相似，自然界中的天然元素几乎都存在于人体中。

有些元素被认为是人体必需的，如碳（C）、氧（O）、氢（H）、氮（N）四种元素，可以组合成脂肪、蛋白质、碳水化合物和维生素。其他如：

◎钙（Ca）——搭建人体框架

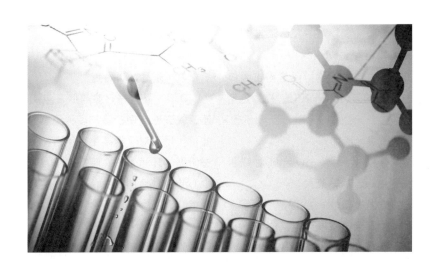

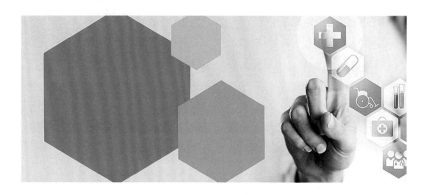

结构，维持血管通透性。

◎磷（P）—— 牢固人体骨骼，是细胞膜原料与核酸（DNA、RNA）元素。

◎钾（K）—— 调控心脏节律，维护神经传导。

◎钠（Na）——调节体液酸碱平衡，维持血压稳定。

◎镁（Mg）——提供能源，活化细胞。

◎氯（Cl）—— 维持水分平衡，分解消化食物。

◎硫（S）—— 人体清洁剂，解毒排毒。

以上这些元素，其含量占人体总重量的万分之一以上，称为宏量元素。

微量元素如：

◎铁（Fe）—— 合成血红蛋白，储存、运输氧气。

◎铜（Cu）—— 保护心血管，抗贫血，合成皮肤色素，抗衰老。

◎锌（Zn）—— 促进生长发育，保护性能力，延缓衰老。

◎铬（Cr）——三价铬促进糖和胆固醇代谢，参与胰岛素合成，预防治疗糖尿病。

◎锰（Mn）——强健人体，提高抵抗力，保护大脑，预防早衰。

◎钴（Co）—— 合成维生素B_{12}，抗恶性贫血，启动酶系统的活性，催化新陈代谢。

◎锡（Sn）——抗癌，锡化合物能抑制癌细胞生长。

维持人体内环境代谢平衡与稳定性的元素有：

◎硒（Se）——调节免疫，抗氧化，抗衰老，防癌变。

◎钒（V）——参与胰岛素分泌，促进糖代谢；参与多种酶类的催化作用，对于提高生育能力，促进骨骼、牙齿生长，降低血压，减少心脑血管病的发生，防癌抗癌都发挥着重要作用。

◎钼（Mo）—— 促进尿酸代谢，防止肾结石；激发铁的活性，防止贫血；启动亚硝酸盐还原酶，降低癌症发生率。

◎氟（F）——参与牙齿、骨骼构成，防止骨质疏松。

◎碘（I）——维护甲状腺正常功能，健全智力发育，启动100多种酶类的活性，促进维生素吸收利用。

◎镍（Ni）——启动酶元素，促进人体新陈代谢。

◎锶（Sr）——防止动脉硬化，防治心脑血管病。

◎硅（Si）——维护骨骼强度和韧性；促使人体结缔组织正常发育。

◎硼（B）——促进骨骼合成，强化肌肉，改善脑细胞功能，增强记忆力。

除了如前所述已确认的人体必需的微量元素外，还有一些对人体有害的元素，同时可用于某些疾病的治疗。砷、锗、铅、汞、镉、铊、铝、氡、锂、溴、镓、钛、铈等100多种元素，或多或少会对人体健康造成影响，是不容忽视的。比如，砷是有毒元素，可用于治疗癌症，并用于刺激骨髓细胞的再生等。锗元素也可用于癌症的治疗等。

元素与元素之间相互作用，或相互拮抗，或发挥着重要的生理功能，共同维持人的生命活动周期。

微量元素与基因健康的关系

元素与酶的关系

人体的新陈代谢有赖于酶的催化与调控，而酶的活性与多数微量元素相关，人体中约有5000种酶与微量元素密切相关。部分微量元素是酶的结构成分和活动中心，部分元素离子作为激活剂影响酶的活性。微量元素的缺少会直接影响到酶的结构改变、活性损伤或丧失。

元素与内分泌的关系

微量元素的平衡对人体内分泌系统各个环节均产生影响，微量元素改变将影响体内激素的合成、分泌、贮藏和活力，激素也可以调控机体元素的代谢过程。如：锌和三价铬直接影响胰岛素的合成、分泌与活性。微量元素与性激素的关系也十分密切，锌元素缺乏会引起男性生殖功能低下、女性受孕能力降低。

元素与金属硫蛋白的关系

金属硫蛋白是富含半胱氨酸的金属结合蛋白的总称。铜、锌、镉、汞等金属离子都能诱导多种组织内金属硫蛋白的合成。金属硫蛋白的诱导合成是由于金属离子激活了金属硫蛋白基因的启动因子，使金属硫蛋白基因的转录增加所致。铜和锌有很强的诱导金属硫蛋白合成能力，铜和锌供应充足时便可诱导一定量的金属硫蛋白生成。金属硫蛋白可抗辐射，还可以清除羟自由基。金属硫蛋白对重金属有解毒作用。矿山排出的废水中含有大量镉、汞、铅等重金属，灌溉农田后造成环境污染，导致粮食作物及食用这类作物的人和牲畜体内镉、汞、铅等重金属含量超标，进而对人类生命造成危害。利用锌、铜等元素诱导金属硫蛋白的特性，可解除重金属对人体的毒害作用。

元素与抗自由基反应

DNA的碱基受到自由基的进攻，造成DNA碱基降解或缺失，氢链破坏或主链断裂，从而改变核苷酸结构或排列，破坏其携带的遗传信息，引发突变，造成蛋白质合成差错，导致多肽键间发生交联，从而引起蛋白质包括酶的结构改变、活性损伤或丧失。硒、锌等元素可以抑制自由基反应，参与辅酶Q与谷胱甘肽过氧化物酶的合成，清除自由基反应有害产物，从而保护DNA结构不受损害。

元素与抗衰老的关系

过氧化与自由基反应异常或失控是加速人体衰老的重要因素，也是心脑血管病、中枢神经系统疾病、骨关节疾患、癌肿等病症发生的生物化学基础。微量元素通过参与氧化酶的合成，来抗氧化和抗自由基反应，借此来抵抗人体衰老。

微量元素还具有抗癌、抗炎、抗病毒、抗菌、抗凝血、降血糖、解毒、抗贫血等作用。

元素不平衡是基因病的真正原因，防病治病要治本，基因健康是根本。

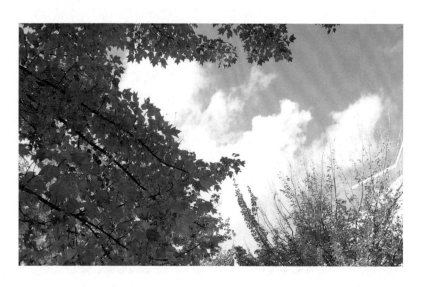

养生是自我可控的系统工程

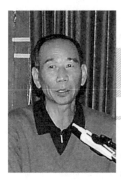

秦兆虎

秦兆虎，先后毕业于浙江大学与浙江中医学院（现浙江中医药大学），曾任浙江省地质勘查局巡视员。现为全军某医学重点实验室研究员、浙江省华夏健康系统工程研究院院长。

养生，是从古到今的永恒话题。中国五千年文明，在漫长的历史中，我们的先贤为了延年益寿而在养生这个课题上做了大量实践，这些实践记载在大量的历史文献中。如今，社会各界养生方法林林总总，却成效不一。常有人问我，究竟怎样的养生方法才是有效的？

在我看来，养生方法的原则是差不多的，人人都能说上一二三。但就具体的个人来说，由于个人所处的时空、点位不一样，个人的修为、工作环境、工作经历、身体素质、生活方式、习惯和饮食结构不同，加上遗传因素的差异，故养生方法及效果也不尽相同。因此，养生一定要全面认识人与天地自然之间的关系，人与环境、运动、饮食、思维之间的关系，建立科学健康的生活方式；同时还要根据个体差异进行调整，以适应身体内自组织系统（自排异、自修复、自再生）的运行需求。

人生病，先反省

我认为人的健康取决于四个方面：也就是生活方式、饮食结构、运动方式及精神状态。人之所以会生病，跟这几个方面有关系，这就需要靠人自身的关注与坚持。所以一旦生病，必须从这几个方面找自身的原因。也就是说，我们要反省自己，只要是生病，一定是自己在哪个方面做得不好造成的。比如有人得了胃病，追究他的生活方式，一定会发现他在饮食上有不良的习惯，如喜食甜黏荤腥、生冷辛辣之品，有酗酒、暴饮暴食习性。所以，如果说"疾病是对人的一种惩罚"，其实一点都不为过。

我常说，除非急症，一般情况

下，生病了不要急着去找医生，而是应该关门谢客、自我反省。对此，有些朋友不理解。我说，父母给了你好身体，这几十年你都不好好管理，而是带着错误的思想和行为，一直用不正确的方式生活，结果导致生病，在我看来，这样就是对自己、对父母的一种"犯罪"。要健康，要养生，唯一的办法就是改正错误，坚持正确的健康的生活方式，祛除病因，让身体逐渐恢复到健康状态。

所以说，健康的体质需要平时建立健康的生活方式。就我个人而言，我总结了一套适合我自己的养生方法。我很少生病，工作几十年，除了到医院开过几次伤湿止痛膏和保济丸以及出差备用外，基本不去医院，所用的公费医疗费加起来总共也就不到100元。

2008年9月，我曾因重大车祸造成意外伤害，车祸导致我从头到脚多处开放性损伤，多处内脏破裂，两个膝盖粉碎性骨折，手、肩、肋及小腿骨多处骨折等，出现三无一大（无呼吸、无血压、无心跳、瞳孔放大），生命垂危。可是，经过医生抢救，同时通过我自己坚定的生存信念，以及我本身良好的身体素质，大约在医院治疗了一个星期，我就回单位了，边上班边养伤。我想告诉大家的是，人的生命力是与自己的信念和平时的养生有根本关系的。

很多病是吃出来的

古人说"病从口入"。现代人可能会理解为卫生问题，认为是将外界不干净的东西吃进去了，其实这种理解很片面。"病从口入"的真正含义是，人类的很多疾病其实是吃了一些不该吃的东西造成的。

我认为，人的消化系统结构是不适合吃太多肉食的。为什么这么说呢？我们拿动物和人的消化系统构造比较就能找到原因。肉食动物的牙齿、胃、肠道及消化液与人类是大不一样的。肉食动物如老虎、狮子，因为运动量大，需要进食大量脂肪、蛋白质，以保证能量充足。这些肉食动物的肠道一般短而粗，食物残渣很快就排出体外，不会残留在体内。而人类的肠道很长，有7米左右，其中小肠就有5~6米。肉类食物在肠道里停留的时间很长，吸收得较多，加上如今生活条件好了，人们的运动量也不大，于是很多食物成分就在身体里储存起来，也就有各种有害物质储存在体内。久而久之，各种疾病就找上门来了。

对于非体力劳动或运动的人群来说，以无污染的素食为主是有益健康的。素食中含有人体所必需的蛋白质、维生素、膳食纤维，膳食纤维能促进肠蠕动，排出不利于身体健康的废物。我本人30多年以素食为主，自我感觉身体轻松舒畅，长期超负荷工作也基本不生病。

大小便重于泰山

我们的身体是需要关注并关爱的，每个器官每个细胞都有"人权"，主人都应该尊重它的意见。我常跟人说，人应该多一些"注内忘外"，少一些"注外忘内"。

比如，我很早就提出要关注并关爱自己的大小便，也许有人会认为这是低级趣味。而这个低级趣味是在我们幼小的时候，父母天天关注并努力在做的事。在我们还是婴儿，不会表达自己需求的时候，父母就是通过观察孩子的大小便来推测孩子的身体状况的。

"要想长生，五脏当清。"早在几千年前，《黄帝内经》就对大小便的重要性作了阐述。身体的一切自然反应皆有原因，我们人类希望拥有健康，就必须重视这些反应。我们每天摄入食物和排泄形成负反馈。吃得越多，排泄越不通畅。

现代人久坐少动，消耗不多，而摄入太多，因此有便秘症状的人不在少数。有些严重的便秘患者用

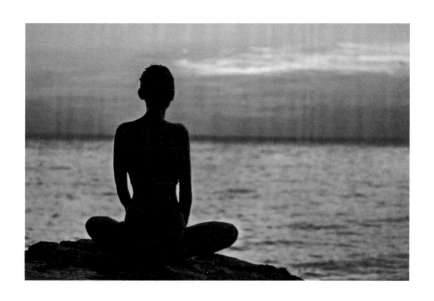

了各种办法都无法通便，异常痛苦。大便长期停留在肠道里，肠道吸收各种有毒物质进入血液，然后循环至全身，这样不生病才怪！

那么该如何治疗便秘呢？我有一个简单的方法可供大家参考：每天菜市场将关门的时候，去买一些有虫洞的大白菜（有虫洞说明农药残留少），将菜叶、菜梗洗净后用豆浆机榨碎煮熟，每天喝2次，每次喝500毫升左右。这个通便方法有人会觉得好笑，但是这真的是一个很管用的方法，因为大白菜中含有丰富的维生素A和维生素C，它们是天然无毒的抗癌物质，能抑制癌细胞的增殖。同时，大白菜含有很多膳食纤维，通便排毒效果非常好。

病由心生，病从心治

《黄帝内经》记载：病由心生，心主神明。心就像战场上的主帅，心出了问题，整个军队也就涣散了。

现代人常常想多了，心也就乱了，心乱了，机体各方面功能也会发生不同程度的紊乱，人就容易生病。

"想多了"，是影响现代人健康的重要方面。"想多了"跟心乱还不是一个概念。想得多，不仅心乱了，还会走进负面情绪里，很长时间出不来。打个比方，一杯热水

放在桌子上，我们把手指伸进去，感觉到烫，然后手缩回来，这里有两个神经传导指令：一个是感觉到烫的感应传导，一个是缩回来的指挥命令传导。如果这个时候你正好为某事苦思冥想，手被烫了才知道，这就是心乱了顾不上身体的表现。"病由心生"也是这个道理。所以从精神层面上来说，如何稳定情绪、安定心神是养生健康的一个重要方面。

"想多了"也会引发失眠，几天几夜睡不着。失眠对人的身体有很严重的不良影响，因为机体细胞是靠耗氧来工作的，而失眠加上苦思冥想，耗氧量非常大，机体就会因供氧不足而致功能下降。伍子胥一夜白了头就是很典型的例子。缺氧使人体细胞快速消亡，头皮缺氧、干涸，从而引起白发。我们常说的气滞血瘀，也是与这种影响有关的。

气滞血瘀也与情绪有关系。三年前，有一位女士因为长期月经不调、乳腺增生、子宫肌瘤等问题找我咨询。我建议她回家反省自己，写"检讨书"。通过"检讨书"，我们能看出患者的病因、病史、症状等，便于做出诊断并有针对性地进行指导。

该女士送了两次"检讨书"没

有过关。到了第三次，她送来近万字的"检讨书"，我一看就笑了……因为她在"检讨书"里详细叙述了自己的病史，其中包括一些家庭隐私：15岁那年，父亲有了外遇，她亲眼目睹母亲和那个女人的吵闹。由于对方身强体壮，她和母亲都受到了身体上的伤害，她气愤至极又无处发泄。而那一年，她刚来例假，从那以后例假就不规律了……

从中医角度看，"妇人之疾，情志为纲"。这个患者是因为过去的经历导致情志郁结，气滞而血瘀，由此我判断该患者是典型的"病由心生"。所以建议治疗的关键要理气，再适当活血化瘀。女士按照我的建议，经过治疗调养后渐渐好转了。

其实很多时候，药物对于患者起到的是一个心理暗示的作用，而如果能找到真正的病因，从心入手治疗，打开患者的心结，帮助患者治疗好心理上的疾病，患者生理上的症状也就逐渐消除了。

要保持心不乱，就要学会调控自己的情绪。我常常告诉朋友们一个控制情绪的方法："在控制不住自己的情绪时，要做深呼吸，再深呼吸，然后把要想说的话，想要做的事，延后三十秒，再延后三十秒……或者，今天不说也不做，放到明天再说再做，放到后天再说再做……这样情绪不就在冷静中慢慢控制住了吗？"大家如果遇到类似情况，不妨用此方法试试。

养生的主人是自己，世界上有形物体中最复杂的系统是人体，大自然造化出如此精妙的人脑，人类应该也能够依靠自己解决养生与健康问题。

当然，养生的确是一个系统工程，也是一种人生智慧。中华民族的先贤们认为，养生必须遵循天地人相应的法则。而这实际上是要求我们主客观相合，要根据个体的精神世界、生活方式的不同，思想观念的差异，所受的各种干扰因素的强弱，因时、因人、因地制宜地调整与身体健康相关联的一切因素，使精气神充沛而平和，则养生得法矣，健康可期也！

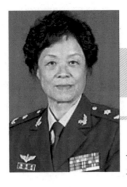

健康的主人是自己

杨雪琴

杨雪琴，主任医师，第四军医大学兼职教授、博士生导师，兼任全军皮肤科专业委员会主任委员，享受政府特殊津贴。

50年行医，总结出一句健康理念

我是一名医生，出身于江苏著名的常州孟河医派的中医世家。孟河医派不仅有精湛的医术，更有高尚的医德。几年前我和俞梦孙院士回常州看看故居，见到了80多岁的老人，他还记得我父亲，并讲："杨先生是个好人，给穷人看病不收钱。"1961年，我考上北京医学院（现为北京大学医学部），在医疗系读书，毕业后留校工作，直至1983年研究生毕业后被空军特招到空军总医院工作至今。前22年得到国内外著名的胡传揆教授和王光超教授的悉心培育，他们德技双馨、无私奉献的精神时刻影响着我。在我离开北医时，胡老给我的亲笔题词："业精于勤，荒于嬉；行成于思，毁于随"，成了我一生行为的座右铭。至2017年年底，我整整75周岁，已从医50余年。回忆漫漫从医路，感慨万千。从我的经历来看，前40年得到非常优越的培养环境，为我后35年成为现时代的"好医生"打下了坚实的基础。

"救死扶伤，治病救人"是医生的天职。50余年来，我救治过很多重病患者，虽然皮肤科不像内、外科那样危重患者多，但皮肤科的系统性红斑狼疮、皮肌炎、大疱性类天疱疮、重症药疹等也是有死亡可能的。尤其是心身性皮肤病，例如银屑病、白癜风、神经性皮炎、慢性湿疹、扁平苔藓等，虽然可以用药物控制，但很容易反复、加重，严重影响患者和家属的生活质量。因此，作为医生，我反复思考：我们不仅应该帮助患者治愈疾病，更要帮助患者恢复健康，提高他们的生活质量。

银屑病是国内外皮肤科界共同关注的常见慢性皮肤病。我遵循导师的教诲："业精于勤，荒于嬉；行成于思，毁于随。"我勤于动手，记录了无数例银屑病患者的患病经历和治疗过程；我勤于动脑，从每一例患者的经历中总结经验，特别是从教训中吸取经验；我勤于动嘴，经常与患者面对面沟通，让患者讲出心理问题，因人而异地提高心理能量；我不随潮流而动，从实际出发来解决问题。30余年来，我总结了一套银屑病防治新理念，该理念的核心思想是：健康的主人是自己！其实，任何慢性病的防治都应该遵循这个原则。

一种皮肤病，引发N种健康理性思考

银屑病和慢性病究竟应该怎么治，值得医生和患者双方进行理性思考。以银屑病为例，90%以上的患者为寻常型，并不会危及生命，即使不治疗也不会造成严重后果。但有些患者求治心切，而采取药物过度治疗，即服用毒副作用较大的药物，例如服用含蜈蚣、乌梢蛇等中药可导致严重过敏反应及乳糜尿等；长期服用含砷化物（如红矾、雄黄）的中药丸，可引起皮肤砷剂角化、皮肤原位癌、皮肤鳞癌，转移到内脏而死亡；口服或注射糖皮质类固醇激素后突然停药可导致病情加重，或演变为红皮病、脓疱型银屑病；若长期使用激素，还可发生很多副作用，如骨质疏松、股骨头坏死、糖尿病、高血压、消化道出血，继发细菌、病毒和真菌感染等。使用抑制细胞增生的免疫抑制剂，停药后也可导致病情反弹，长期使用可造成骨髓抑制、肝肾功能损害等。已有较多报道服用乙双吗啉导致白血病，此药已被淘汰。卫生部药品不良反应监测中心报告：近几年我国每年约有20万人死于药品不良反应，药源性死亡人数竟是传染病死亡人数的10倍以上！药物过度治疗的恶果举不胜举，触目惊心。然而，患者往往对药物治疗寄予过高期望，寻求"名医""良药""根治"药物，不惜付出经济和健康的代价。事实上，不但没有药物能够根治本病，而任何药物均有不同程度的毒副作用，常言道"是药三分毒"。为此，我们切勿舍本逐末。

我和我的学生在近30余年中，对银屑病进行了一系列的临床和基础研究，从银屑病患者的性格、生

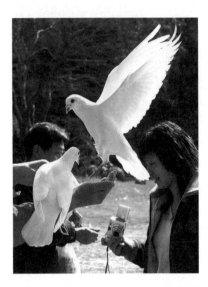

活方式、生活事件分析其发病的诱因,从患者的自主神经调节功能、血液中免疫细胞的变化和内分泌物质代谢功能、表皮和真皮中影响细胞代谢的CD44分子、热休克蛋白HSP系列、神经生长因子NGF及其受体等很多基础研究,还有银屑病患者的睡眠情况等,均有不同程度的动态变化。由此得出结论:银屑病是整体失调的皮肤局部表现。我们又从很多患者的病史中总结出患病规律:过度疲劳、经常熬夜、精神紧张、大量饮酒、应酬太多等,均可能诱发和加重银屑病皮损。我们还发现很多患者,越是积极治疗,病情越是不好;相反,放松心情放下包袱,不用药物,其皮损也

能自然消退。因银屑病本身有进行期、静止期、消退期,只要在进行期期间调整好心态,纠正一些诱发因素,皮损就不知不觉消退了。由此可见:银屑病是典型的心身性皮肤病。医生在诊疗过程中,要与患者建立起良好的医患关系,首先要耐心听取患者的主诉,听取患者对自己疾病所引起的各种思想活动。有时由于长期得不到理想的治疗效果,加之社会和家庭对他们的不理解和厌烦,患者常常在叙述病情时掉下眼泪,甚至有轻生的念头。遇到这样的情况,医生可以鼓励患者哭出来,疏导患者把压抑在心里的痛苦排解出来;然后,医生与患者换位思考,体会患者的心理,耐心地帮助患者渡过心理危机;并用广博的医学知识和生活常识、恰当的语言与患者沟通;挖掘患者在叙述病史过程中的各种信息,并将这些信息进行有机的联系和分析;帮助患者了解自己,了解疾病的发生、发展、预后及转归与哪些因素有关。通过心灵与知识的交流,使患者对银屑病有正确的认识,心中有底;同时也增强了医生在患者心目中的威信,有利于患者理解并按照医生的要求行事,从而达到最佳的

治疗效果。

为此，我在临床上要用大量的时间和患者及其家属进行沟通和交流，直至患者和家属理解，正视现实、树立信心，并要有耐心和恒心来挖掘自身的潜能，争取不药而愈，长期自愈。这样既治疗了他的病，更是挽救了他和他的一家人，从疾病的枷锁里摆脱出来，健康地生活和工作，真正做到了"治病救人"。这符合习近平总书记提出的"把以治病为中心转变为以人民健康为中心"的战略思想。

三分治七分养，健康最终只靠一个人

每个人都要经历生老病死，这是自然规律，即使是被呼喊"万岁！万岁！万万岁！！"的古代皇帝，也不能违背生老病死的客观规律。因此，我认为关键是要活得健康！活得有生活质量！

疾病并不可怕，关键是对待疾病的态度！我治愈了很多皮肤病患者，他们来感谢我，我告诉他们："是你们自己管好的。"我曾经治愈的一些患者，后来也有反复的，他们又来复诊，我又告诉他们："是你们自己好了伤疤忘了痛，又不注意预防了。"所以，不要埋怨

医生，一句话：健康靠自己！

如何才能健康呢？首先，要调理情志。所谓"百病从气生"，气，有内气和外气。内气指七情，即喜、怒、忧、思、悲、恐、惊，也就是情志。《黄帝内经》中说："恬淡虚无，真气从之，精神内守，病安从来？"若能拥有如此心境当然最好，但在现实社会中难以做到，我们可随常人之情，保持协调，不偏激，该喜悦时喜悦，该愤怒时愤怒，该思虑时思虑，该恐惧时恐惧，该悲伤时悲伤，但是要有一个限度，不可过度而无节制。外气指六淫，即风、寒、暑、湿、燥、火，本是宇宙空间的自然产物，如果我们的身体不能适应，就成为致病因素。所以，我们要"避之有时"，冬天御寒保暖，夏天避暑降温，秋天滋阴润燥，春天宣热防风。无论内气和外气，只要做到趋利避害，同气相求就好，也即中医的"扶正祛邪"，达到"正气存内，邪不可干"。

其次，在日常生活中还要学会自我放松，寻找生活的情趣。闲暇之时听音乐、同知心朋友谈心、到郊外散步、积极参加体育锻炼、参与文娱活动、培养业余爱好等，自

我排遣来自工作、学习、生活及社会等各方面所造成的心理压力。患者如果能以乐观、积极向上的心态对待压力和疾病，以良好的心态，加上适当的药物治疗、食物调理，就能取得理想的效果，这就是"三分用药，七分调理"。

常言道，对于慢性病要"三分治七分养"，其中"治"只是消除不适症状，而"养"即指调理，增强机体自我康复能力，巩固和提高疗效。对银屑病患者来讲，用药治疗的结果只是使皮损消退，而停药后，甚至继续用药时，皮损仍会不断反复。既往几十年药物治疗的历史已证明，单纯用药治疗的结果不理想，不适当和过度的治疗反而会造成严重的不良后果。因此，银屑病患者要恢复健康，必须遵循"三分用药，七分调理"的原则，而调理又必须主要靠自己。

治疗慢性病采用食物疗法有诸多好处：安全、省钱、方便。即使对于某些突如其来的疾病，例如着凉感冒发热，可以将生姜、葱白、红糖加适量水煮开后，趁热喝下后睡觉，安静休息有利于机体自我修复功能恢复。生姜、大葱有发汗排毒作用，红糖补充能量，调理和增强机体抗病能力。

此方法已成为民间治疗感冒常用的有效之法。我自己感冒了，包括发热也不用抗生素和退烧药，就用上述方法，加上休息1~2天就好转了。多吃水果和蔬菜，可补充机体所需的维生素，以增强机体抗病能力，食疗优于药疗。

对银屑病和慢性病不要苛求"根治"，患者需要认识到：要想长期痊愈，其决定权掌握在自己手中。我的许多银屑病患者心态平和了，积极乐观，在各自的岗位上努力工作，已成为优秀的工作者。他们成功的关键就是在患银屑病之后，能够尽快调整好心态。从某种程度上来说，医生治病，只是以激发和扶持人体的自愈力为主。药物仅仅是针对人的自愈能力的一种临时补充，相信最终战胜疾病的还是患者自身！因此关注疾病不如关注健康，关注健康就要挖掘人体的先天潜能，也就是人的先天之本。如果真正树立了"我命在我不在天"的哲学观，增强"正气存内，邪不可干"的理念，对于很多心身性疾病就可不药而愈。

由此可见，健康的主人就是自己。

中医对于生命的认识

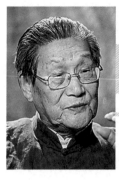

楼宇烈

楼宇烈，北京大学哲学系教授，北京大学宗教研究所所长，北京大学国学研究院导师，教育部社会科学委员，全国古籍整理出版领导小组成员。

谈到中医对于生命的认识，其实也是中国文化对于生命的认识，从根本上来讲，中国的整体文化包括中医在内都是认为生命来源于天地，是天地之气，天地的元气或者阴阳之气构成一个人的生命。所以天地之元气是生命的本原，《庄子》说"通天下一气耳"，那么人之生，气之聚也，聚则为生，散则为死。所以，在中国传统医学中都认为生命就是一个气的生成，实际上，精气在某种程度上也是指一个人的一种生命力，精气只有与神相结合，才会形成一个生命体。

其实这个理论儒家荀子提到过。他讲到世界上的事物可以分成好多种，从没有生命到有生命，但是不管是没有生命的还是有生命的，生命都是由气构成的，比如它首先讲水火，水火有气而无生，水火是有气但是它没有生命，草木有生而无知，没有知觉，也就是没有精神的。那么禽兽呢，禽兽是有知而无义，义指的就是伦理、道德关系这样一个层面。而人呢，人是什么？人是有气有生有知而且有义，所以气是根本，气是万物的本原，人是在有了气以后才有生，有知，而且有义，人是万物中间最高级的一种形式的存在。所以他说人是最为天下贵，是天下最贵的。

气生万物，同时也生人。所以在东汉的时候，有个著名的哲学家叫王充，他就说："天地合气，万物自生"，天地阴阳之气，相合所以产生了万物；"夫妇合气，子则自生"，所以人完全是一个自然的产物，生命就来源于天地和得气，得天地之气。

《黄帝内经·素问》就讲道：

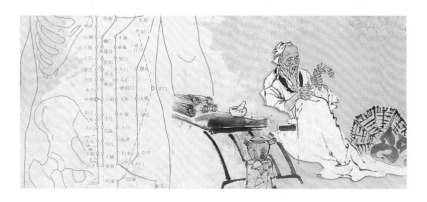

"天覆地载，万物悉备，莫贵于人。人以天地之气生，四时之法成。"强调了天地之气，认为人禀受了天地之气而生，应当按照四时运行的规律而生存、生活。

中国的医学发展史是非常悠久的，在先秦时期医学就非常发达，我们从史书的记载中可以看到先秦时期有许多著名的医生，医术非常高明。但是中医理论的形成，到了汉代才进入相对成熟的时期。最重要的一个标志就是《黄帝内经》的成书。《黄帝内经》分成两大部分，一部分叫作《素问》，一部分叫作《灵枢》。

这个时候还出现了一个非常著名的医生——张仲景，他写的书叫作《伤寒论》，也是一部医学经典，可以说之后中医的基本理论和治疗的医方都来源于《黄帝内经》和《伤寒论》。《黄帝内经》里面

《素问》主要是从阴阳五行的理论来说明人的生理、病理，怎样治病这样一些道理；《灵枢》提出了经络学说，针灸就来源于经络，经络是中医主要的理论之一。很多医学经典著作都是源于汉代，包括《神农本草经》。因此汉代的思想可以说跟医学有很密切的关系，医是治人治病，它跟治国的道理是相通的，所以在春秋的时候就有这样的说法，叫作"上医医国"，把治国和治人的道理密切联系在一起。

在董仲舒的著作《春秋繁露》里面有很多内容其实跟医学有相当密切的关系，比如说他讲到气的问题，可以说有非常精彩的思想，他认为人都应该循天之道，按照天道来生活，所以他这里面讲到"民皆知爱其衣食，而不爱其天气"。这里的天气指的就是秉承着的元气，天气之元气。"天气之于人，重于衣

食"，天气对于人来讲比衣食重要得多，就是说衣服穿坏了，食物吃光了，都没有关系，可以再想办法找；"气尽而立终"，就是说如果气尽了的话，那人就马上死了。所以气对于生命来讲是十分重要的。

张仲景也说大地万物都是由气化而生成的，气存数亦存，气尽数亦尽，因此生者尤乎此，死者亦尤乎此。所以他说"气不可不宝"，"宝"就是看重它，保重它。如果你能够珍惜这个气的话，能宝其气的话，就能延年益寿，所以之后的思想家或者医生都强调这个。

明代有一位大儒者叫陈继儒，他写过一部著作叫《养生肤语》。在这部书里他就讲到，天地以气生人，故人一日一时未尝能离乎气，所以对于人来讲，一天也好，一个时刻也好，都不能够离开气。

明代还有一位著名的学者叫袁黄，也就是袁了凡，我们现在的《了凡四训》就出自他手。《了凡四训》里第一篇是讲命的问题，其

中也讲到养生的问题，他还写过一部书叫《摄生三要》，内容涉及怎么样养生，养生三要里讲到怎么样养气、养神、养精的问题。讲到气的问题时，他说人是得天地之气生的，天地之气就是指元气，也就是先天之气。

中医常常讲先天、后天，人在出生前后他都要秉承天地之气。人出生前有先天说，出生之后，人有后天之气，所谓后天之气，是指我们每个人都在呼吸，每天时时刻刻不停地都在呼吸，人们如果一刻停止了呼吸，就会失去生命。

所有讲养生的都强调"气"，气也可以说是一个基础，中医吸收了道家的思想，认为精、气、神是人身三宝，"气"是基础，"神"是统帅气的，没有"气"不可能有"神"，但是没有"神"统帅，气就会散乱，但是如果"气"过了，人也会生病。所以人的身体要健康强壮，那就必须要有精、气、神。

（浙江省领导干部网络学院供稿）

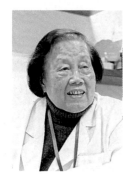

肿瘤可防可治不可怕

郑 树

郑树，博士生导师，浙江大学发展委员会副主任，浙江大学肿瘤研究所学术委员会主任。

2017年的国家癌症中心数据显示，我国每年癌症新发人数已达400多万，每天就有1万多人确诊癌症。中国占全球每年新发癌症人数的1/4左右，占死亡人数的30%左右。全球肺癌死亡人数1/3在中国，食管癌占全球死亡人数的49%，肝癌占51%，胃癌占41%。癌症为我国人口死因首位，客观上形成了"谈癌色变"。

头发、指甲会长肿瘤吗

肿瘤是人体细胞经内外因长期作用下，由细胞异常增生而形成的。肿瘤有良性与恶性之分。恶性肿瘤包括癌与肉瘤等实体肿瘤，以及白血病等血液肿瘤。有些良性病变可以是癌前期病变，如胃肠腺瘤、息肉；皮肤黏膜乳头状瘤、黑痣外伤后极易恶变。人体不同部位"肿块"有的浅表可见可触及，有的发生在内脏器官，包括胸腹腔甚至颅内。可以说，除头发、指甲外，均有可能发生肿瘤。

生癌是运气不好吗

有人说生癌是运气不好。其实，与癌症发生相关的因素不外乎内因及外因。外因即环境和生活习惯等，如饮水、土壤、空气，包括各种污染物暴露与接触，以及饮食、药物中的各种可能的有害物质，如重金属、有机物等，均可能直接或间接与肿瘤发生有关。吸烟是最典型的不良生活习惯及有害因素，烟气中的有害物质可直接使基因突变。我国15岁以上人群约37%有吸烟习惯，吸烟与60%~70%的癌症均有关。每天吸烟20支、吸烟20年以上、20岁开始吸烟者均为罹患肺癌的高危人群。吸烟女性发生肺癌的危险性增加30%。长期接触油烟亦为重要的危险因素。

可以这样说，内因即遗传因素，是"运气"不好的原因之一。比如有遗传易感基因者接触外界不良因素，包括吸烟或其他不利化学因素，如霉变食物有黄曲霉毒素等极易发生细胞变异而致癌变，或人体的错配修复基因先天有突变，这些都是易致癌的不利因素，所以遗传因素就是所谓的"运气"不好的原因之一。内因还有一项是人体的免疫力，即自身防御能力。免疫力低下则难以抵挡细胞发生变异。免疫力通俗的说法就是抵抗力。目前尚缺乏提高自身免疫力的疫苗。但自我调节至关重要，包括不过劳、避免病毒感染、有规律的生活习惯、性格开朗、阳光向上、合理进行体育锻炼、优化生活方式等。

总之，远离癌症，需加强环境保护，改善生活环境，优化生活方式，养成开朗、豁达的性格。

癌症是可以预防的

癌症的预防势在必行，也是可行的。从我国癌症三次死因回顾调查材料看，除先天性肿瘤，大部分肿瘤是由长期内外因累积作用而形成的，大多有较长阶段的前期病变。这为肿瘤预防提供了客观可行的基础。肿瘤预防可分为一级病因预防、二级癌前病变预防、三级诊治提高生存质量及预防复发。从预防的目标及可能性看，世界卫生组织提出这三级预防各可占到预防的1/3目标（见下图）。

一级预防 (>1/3)	化学预防	二级预防 (1/3)	三级预防 (<1/3)	
病因	癌前	癌变	诊断、治疗	
避免接触	预防致癌物形成	阻断交互作用	早期诊断	治疗	预防复发
致癌物前致癌物 > 终致癌物	启动细胞	癌前病变	恶性肿瘤形成	临床癌扩散
起始阶段（几十年）	促进（十几年）	癌变（几年/1~2年）	进展期（几个月）	

恶性肿瘤的发生发展过程及恶性肿瘤的三级预防

癌症在内外因作用下历经较长的前期病变，可达10~30年以上，这给肿瘤预防提供了有利的时间与空间。如儿童时期严重的烧伤，皮肤瘢痕反复感染，成年后易形成皮肤癌；口腔义齿常年磨损黏膜，最终可发展为口腔癌；慢性下肢溃疡亦可发展为皮肤癌等。

一级预防：又称病因预防，是在疾病尚未发生时针对病因而采取的措施，就是预防、控制和消灭疾病的根本措施。加强对病因的研究，减少对危险因素的接触，是一级预防的根本。避免接触各类致癌物质，如吸烟。近来认为肥胖也是罹患肿瘤的高危因素。有些病毒感染往往诱发相应癌症，如人乳头瘤病毒（HPV）与宫颈癌相关、乙型肝炎病毒（HBV）与肝癌发生相关、幽门螺杆菌（Hp）与胃癌相关、EB病毒与鼻咽癌相关等（见下图）。生物因素还包括黄曲霉毒素、微囊藻毒素等，均与肿瘤发生有关。纠正不良生活习惯，重视饮食卫生，减轻各类生活压力，积极参加健身运动，均有利于降低肿瘤发生的概率，如治疗胃幽门螺杆菌以预防胃癌、阻断乙肝病毒感染有利于减少肝癌的发生。一级预防的开展完全可起到大于1/3的预防作用。只要重视，就能事半功倍地预防恶性肿瘤的发生。

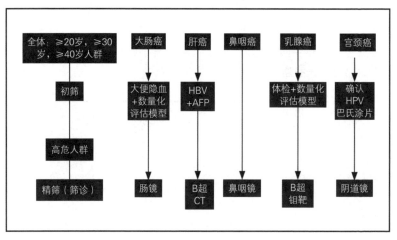

常见肿瘤防治策略

二级预防：是在疾病的潜伏期为了阻止或减缓疾病的发展而采取的措施。其措施包括发现癌前病变，及时治疗，早发现、早诊断、早治疗，故又称为三早预防。可应用化学预防，也就是说适当服用药物，如阿司匹林预防胃肠息肉。定期进行宫颈癌、胃肠道癌症及乳腺癌的防癌筛查，治疗癌前病变。

三级预防：又称临床预防，是在疾病的临床期为了减少疾病的危害，提高患者生存质量，以及防止伤残和促进功能恢复，延长寿命，降低死亡率。三级预防包括对症治疗和康复治疗。如乳腺癌及肠癌的I期，5年生存率可达80%甚至90%以上。加强中晚期癌症的规范治疗，开展多学科讨论诊治，可明显提高治愈率，同时预防治疗后的转移、复发也是三级预防的重要范畴。

近年来，通过多学科诊治讨论，制订个体化治疗方案，已明显提高了癌症的治疗效果。由于治疗手段的不断改进、药物的研发应用，尤其是近年来的靶向治疗及免疫治疗，已明显使患者受益，为带瘤生存提供了条件。

人类攻克癌症不是梦

我国人口众多，各地区肿瘤的发病情况又不相同，如何能以有限的资源进行筛查，应有我国的策略。经我们在大肠癌、宫颈癌以及部分肿瘤已知相关因素的研究，包括生物因素等，根据不同肿瘤设计先筛选各类高危人群即初筛，对各类高危人群进一步精筛（图2）。例如结直肠癌高危因素问卷结合大便免疫法隐血试验，如阳性即列为高危人群。目前在40~74岁人群初筛15%~20%为高危人群，进而做肠镜检查，有肠镜发现病变即予以活检病理切片确诊。肝癌与乙型肝炎或丙型肝炎相关，可通过血清学检查肝炎病毒标志，并做B超、CT或磁共振检查。鼻咽癌在我国华南及沿海地区高发，且与EB病毒感染相关，可先进行血清学检查。EB病毒标志阳性即做鼻咽镜活检病理检查以确诊。乳腺癌可自查并建立高危因素数量化评估模型，进一步做B超、X线、钼靶或磁共振检查。宫颈癌直接涂片检查有无变异细胞，以及时进行治疗。我国已对大城市居民开展五癌联查，妇联在全国开展两癌联查（乳腺癌及宫颈癌）。预计筛查会有效改善我国癌症预防的进程。

在癌症治疗方面，已从单一手术进展为多学科、因人而异的个体化治疗，诊治规范不断完善普及。结合目前推广的多学科诊治的举措，肿瘤的治疗有了较大的进展。从总体5年生存率来看，目前已有较大提高。近年来，各种治疗方法迅速发展，尤其是个体化高效靶向治疗及免疫治疗的研发速度，均力争"领先"肿瘤进展。因此，根治或带瘤长期生存逐渐形成常态，癌症已渐成为名副其实的慢性病。肿瘤诊治的新技术、新发展，为肿瘤患者的治疗开辟了新天地，使许多复杂的治疗问题变得简单、安全，进而疗效显著提高。人类对于肿瘤治疗的探索始终未曾停歇，从束手无策到拥有多种治疗手段，使患者的生存期得到延长。我们坚信，人类攻克癌症的一天不会太远。

谈癌不必色变

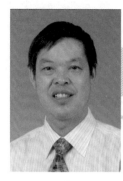

滕理送

滕理送，主任医师，教授，医学博士，博士生导师，浙江大学医学院附属第一医院肿瘤中心主任兼肿瘤外科主任。

在我国，由于种种原因，人们对于癌症的起因、防治存在不少误解，影响了对癌症的早发现、早诊断、早治疗。一方面公众往往不敢直面癌症。对大多数人来说，被确诊为癌症是改变一个人生活的重大事件，震惊、恐惧、愤怒、伤心、孤独、焦虑的感觉随即产生。调查显示，在中低收入国家，人们对癌症的看法很悲观。在低收入国家，48%的人认为癌症没有什么治疗办法，患癌症就等同于被判死刑。在中等收入国家，39%的人持相同看法。与之相比，高收入国家中仅17%的人有此看法。这种错误的看法可能影响到人们参与癌症筛查的积极性，也非常不利于癌症的早期发现和治疗。另一方面，公众往往认为癌症早期无法发现。不少人认为，癌症早期无明显信号，到发现时通常已是中晚期。事实上，乳腺癌、结直肠癌、宫颈癌、前列腺癌等几种癌症，在无症状情况下，通过常规健康体检及普查，也有可能早期发现。部位较表浅的肿瘤，如皮肤癌、口腔癌，可及时活检确诊。通过早期发现，能大大提高治疗的有效性，约有三成癌症患者能通过早期诊断获得治愈的机会。

癌症作为一种慢性病，它的发生是一个长期的、渐进的过程，要经过多个病理阶段：正常细胞→轻度不典型增生（分化障碍）→中度不典型增生→重度不典型增生（原位癌）→早期癌（黏膜内癌）→浸润癌→转移癌。从正常细胞到演变成癌细胞，再到形成癌症，通常需要10~20年，甚至更长。因此，癌症并非一夜之间长成，也不是"绝症"，1/3的癌症可预防，

1/3 的癌症可治好，1/3 的癌症经治疗后可延长患者生命，提高其生存质量。

尽管癌症目前仍是医学界尚未攻克的难题，但人类面对癌症并非束手无策。研究表明，在正确决策的引导下，相当一部分常见肿瘤是可以预防的。癌症预防分为三级，其中一级预防是最主要的。倡导健康的生活方式，是预防肿瘤的重要内容。在全球、地区以及国家层面上的促进健康生活方式，对于降低因酗酒、不健康饮食和缺乏体育运动等导致的癌症发生是必要的。作为最常见的危险因素，吸烟与 71% 的肺癌死亡病例和 22% 的所有癌症死亡病例有关。同样，酗酒是癌症的危险因素也众所周知，其与口腔、咽、喉、食管、肠道和乳腺的癌症风险增加有很强的关联性，并且会增加女性肝癌和肠癌的发病风险。超重和肥胖率正在全球范围内以惊人的速度增长，这其中包括儿童和青少年。超重和肥胖与肠道、乳腺、子宫、胰腺、食管、肾及胆囊的癌症发病风险的增加有很强的关联性。

中国癌症基金会提出远离癌症的十二条建议就包括：远离烟草；预防感染；在正常体重范围内，越瘦越好；每天最少运动 30 分钟；避免饮用含糖的饮料，限制进食高热量的食物；多吃不同种类的蔬菜水果、全谷物和豆类食物；减少进食红肉，避免食用加工肉类；如要喝酒精饮料，男士每天不应多于两杯，女士以一杯为限；限制食用高盐分食物和经盐加工的食物；不要使用营养补充剂来预防癌症；最好以纯母乳喂养婴儿至6个月大，然后添加其他食物；平衡心态，心理健康。除了养成良好的生活膳食习惯外，以下几点也值得每个人注意：一是要有防癌意识，在心理上要重视；二是要有基本的防癌知识；三是要懂得自我检查；四是参加健康体检；五是参加防癌体检、肿瘤筛查普查；六是发现身体有不适要及时就诊。

除了积极预防，肿瘤早诊早治是极其重要的，"治愈"的前提一定要早发现。一旦发现恶性肿瘤，必须就诊正规医院进行规范化治疗。经过多年发展，我们已经可以控制一些肿瘤，让它处于治愈状态，显著延长患者的生存期。例如乳腺癌，早期比较容易发现，治疗手段也比较完善，不少患者能度过

5年生存期，甚至更长。带瘤生存或高质量的生存都可以达到。早期肿瘤患者在只做手术切除或切除术后结合辅助化疗或放疗的综合治疗后，其中大部分能治愈或缓解，甚至某些晚期肿瘤患者，如淋巴瘤、生殖细胞肿瘤通过合理的综合治疗也可得到相应缓解。

近几十年来，医学技术的发展为抗癌提供了有力的科技支撑。以往对于化疗等治疗手段，患者常过度担忧。化疗虽有一定的副作用，但是通过现有的手段能有效减轻。尤其随着新药技术的不断创新，除了传统的手术，新一代的化疗药物不断出现，分子靶向治疗药物也逐渐走进公众视野。目前国外与国内都有大量不同作用机制的抗肿瘤药物在进行着临床研究。传统的化疗药物往往使人联想到掉头发、血常规降低、恶心呕吐、体质越来越弱等副作用，但近年来化疗药物的研发已经进入新的领域，毒副作用越来越小，疗效越来越好，特异性越来越强。更重要的是，靶向药物的研发为肿瘤治疗带来了全新的理念，科学家通过寻找肿瘤致病的遗传因素，如基因水平、蛋白水平的改变，研发出有针对性的药物，在治疗上更精确，效果更好，同时毒副反应更低。特别是在肺癌、乳腺癌等常见实体肿瘤方面，靶向药物的研发突飞

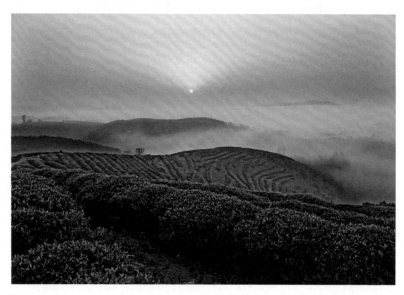

猛进。比如，晚期肺癌在20世纪70年代还缺乏有效的治疗手段，患者的生存期只有几个月的时间；而由于靶向药物的出现，晚期非小细胞肺癌的患者生存期超过四五年的情况变得越来越多。近些年，免疫治疗方法的研究也如火如荼，并在临床试验中取得不错的疗效。因而即便中晚期患者，接受个体化的综合治疗往往都能获益。

癌症的诊疗是医生和患者共同完成的，诊治过程中患者的心理和情绪会对治疗产生影响。世界卫生组织调查发现，在低收入国家，75%的人认为在制定治疗癌症的方案时全都是医生说了算，仅8%的人同意患者应该与医生一起作决定。与之相比，经济发达国家中72%的人认同患者与医生共同决定的模式。在临床中，往往是当患者的心态摆正了、思想乐观了，再加上科学规范的治疗，而使病情稳定，或带病延长了生命，并且保证了生活质量。所以在治疗过程中，患者应关注个体的心理情绪波动，保持良好的心态。除了患者本人和医生，家属的责任也很重要，一方面要做好患者的心理支持，针对患者可能存在的不同程度的恐惧心理，有针对性地进行心理疏导；另一方面，要密切观察病情变化，以便及时调整治疗方案，防止发生严重并发症。

抗癌行动不是一朝一夕之事，而应该是一个持续的过程，只有科学地识癌、抗癌，才能让老百姓对癌症不再过于恐惧。数据显示，中国每年新增约400万癌症患者，发病率呈上升趋势，除了环境的恶化、膳食结构的改变等因素之外，很有可能与公众对健康体检的重视程度越来越高、老年人口比例增加有关。我国老年人的平均预期寿命已经接近于发达国家，而越是老龄化的社会，肿瘤的发病率就越高。所以大家不要对癌症发病率的增加过于害怕，只要积极行动、科学应对，癌症是可以得到很好的防控的。

总之，癌症重在预防，不必谈癌色变，草木皆兵，也不必悲观绝望，应该理性对待，科学诊治，坚持于专科医院接受专业建议及规范治疗，一定能够取得最好的治疗效果。

形神共养，天人相应

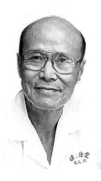

吴伯平

吴伯平，教授，享受国务院特殊津贴，中国中医科学院研究员，中国中医科学院专家委员会委员。几十年来在美国及欧洲多国受邀教授中医。

中医养生讲究形神兼养，重视人的整体性和系统性。中医把精、气、神称为"三宝"，三者有连锁的关系。

"精"指的是人体的精气，也是人体生长、发育以及生殖的物质基础。精对人的体力有着密切的影响，患有遗精的人多有腰膝酸软、背冷足痛等症状，严重时会导致神疲乏力、气短、耳鸣、脱发、双目无神、肌肤无光泽、不能久立等。《黄帝内经》有云："肾者主水，受五脏六腑之精而藏之。"因此肾为先天之本。由于肾主藏精，故养精当以补肾为主。"冬不藏精，春必病温"，藏精补肾是冬季进补的重要手段。

中医认为人体之气来源有三，即先天之精所化生的先天之气、水谷之精所化生的水谷之气和自然界的清气。其中先天之气为元气，水谷之气与清气为后天之气，也称宗气，三者结合即为一身之气。气虚者多表现为少气懒言、疲乏无力、动则气短、自汗盗汗、头晕心悸、食欲不振等症状。气虚是功能减退，不一定代表有病。气虚者需补气，补气可选用人参、黄芪等药材。

精、气构成人的形体，是有形的。人体内还有一个由形体产生的、更高级的生命机能，无形地在主持活动，中医称之为"神"。《灵枢·卫气》有"五脏者，所以藏精神魂魄者也"之句，《素问·阴阳应象大论》也有"人有五脏化五气，以生喜怒悲忧恐"之句。中医认为，五脏精气是精神情志活动的物质基础。神如果发生病变，便会产生胸膈烦闷、两胁不舒、精神不能自主、狂妄不识人、记忆力衰退等一系列症状。

神不是空洞的，而是需要物质来营养。《黄帝内经》所说"五味入口，气和而生，津液相成，神乃自生"，就是告诉我们该如何养神。中医会使用朱砂安神丸、琥珀定志丸等中成药来治疗神病。但治疗这种病不能单靠安神定志，必须结合养血补气等方法。这是因为气、精、神构成了人体内的小宇宙：气生于精，精化为气，精气充盛，神自活跃；反之，神不旺充，定然精气不足。如果神活动过度，也能影响精气，从而使形体衰弱。

中医养生还注重人与天地自然的关系。《素问·宝命全形论》表示"人以天地之气生，四时之法成""天地合气，命之曰人""天地覆载，万物悉备，莫贵于人"，意为人能应四时而知万物，有高度发展的意识和思维，是万物中最宝贵的。中医认为，人和宇宙万物一样，都是天地形气阴阳相感的产物，是物质自然界有规律运动变化的结果；人与自然是一个统一整体，相互影响、相互作用，即所谓的"天人相应"。

中医认为人是在风、寒、暑、湿、燥、热等气候变化中，生长壮大变老的。人体能自动调节身体的各项功能，以适应气候的变化，比如"天暑衣厚则腠理开，故汗出""天寒则腠理闭，气湿不行，水下留于膀胱，则为溺与气"，意为人的排泄会随季节而变化，夏天多汗多尿，冬天则少

汗多尿。所以，养生之道应该法于阴阳，和于术数，顺四时而适寒暑，符合春夏养阳、秋冬养阴，以及春气养生、夏气养长、秋气养收、冬气养藏之道，务必使内外环境互相适应，从而达到预防疾病、健康长寿的目的。

相对古人的"各从其欲，皆得所愿"而言，现代人的竞争压力较大，社会成功的标准也相对单一，因此造成了很多人精神负担重、心浮气躁。这也是目前疾病多发的一个重要原因。《素问·上古天真论》有云："恬淡虚无，真气从之，精神内守，病安从来。""恬淡虚无"指的是习性，"真气从之"指的是方法，"精神内守"指的是境界，"病安从来"则是目的。这十六个字是古人为今人开出的一剂良方，专为治疗心灵和身体的疾病。

恬淡虚无，是一种平和的心态，总结起来就是一个字——静。此与《道德经》中的"至虚极，守静笃"殊途同归。当面对财富地位等外界诱惑时，当面对羡慕嫉妒等内心情绪时，必须以平和的心态去面对。只有守住本心、淡然处之，才能远离疾病。

现代"养生达人"会吃一大堆药丸，其实这已经走入了养生的误区。健康长寿原本就是生命的

自然，并不是依靠名贵滋补品和药物堆砌出来的。只有"法于阴阳，和于术数，食饮有节，起居有常，不妄作劳"，培养高尚的品德修养，养成良好的生活方式，顺天地之道、和自然之阴阳，人类才能拥有应该拥有的健康，才能活到应该活到的年龄。正如《黄帝内经》所云："故能形与神俱，而尽终其天年，度百岁乃去。"形神共养、天人相应，才是正确的养生途径。

◆ **延伸阅读**

七情与五志

人具有完备的喜、怒、忧、思、悲、恐、惊，是为"七情"，其中怒、喜、思、忧、恐为"五志"。肝主怒，过怒则伤肝；心主喜，过喜则伤心；脾主思，过思则伤脾；肺主悲、忧，过悲过忧则伤肺；肾主惊、恐，过惊过恐则伤肾。

"五志"与脏腑有着密切的联系：怒伤肝，大怒直接伤及肝脏，肝气逆乱，出现面红目赤、急躁等现象；喜伤心，过喜则会导致伤心，范进中举后喜极发疯就是典型的例子；思伤脾，思虑过度会伤及脾胃，最典型的案例就是相思病，时时刻刻的思念会导致人不思饮食，遇到事情心里太纠结，也会吃不下饭；悲伤肺，悲忧抑郁都会伤到肺脏，《红楼梦》里林黛玉患的就是肺痨；恐伤肾，惊恐过度会伤肾，所谓屁滚尿流就是惊恐导致肾气不固、小便失禁。

当然，"七情"和"五志"是人对客观事物的不同反应，在正常的活动范围内一般不会使人致病。只有突然强烈或长期持久的情志刺激，超过人体本身的正常生理活动范围，才会使人体气机紊乱，脏腑阴阳气血失调，直接伤及脏腑，导致郁证、不寐、癫狂、脏躁等。因此就养生来说，切忌大喜大悲、忧极恐甚等极端情绪。

《遵生八笺》，一本值得阅读的养生书

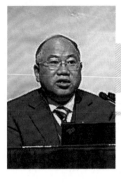

连建伟

连建伟，1951年2月生，浙江嘉善人，浙江中医药大学原副校长，主任医师，教授，博士生导师，第十、十一届全国政协委员。现任浙江省文史研究馆馆员。

《遵生八笺》，明代钱塘（今浙江杭州）人高濂著。高濂，字深甫，号瑞南道人，约生活于公元16～17世纪（明嘉靖至万历年间）。《遵生八笺》初刊本为明万历十九年（1591）雅尚斋本。

"遵生"又通"尊生"，即尊重、珍爱生命，亦即养生之意。作者高濂在《自叙》中说："不知生所当尊，是轻生矣。轻生者，是天地父母罪人乎……故余《八笺》之作，无问穷通，贵在自得，所重知足，以生自尊。"

所谓《八笺》，是指全书由相对独立的八个部分构成，或源自古书，或断以己意，分别为《清修妙论笺》《四时调摄笺》《起居安乐笺》《延年却病笺》《燕闲清赏笺》《饮馔服食笺》《灵秘丹药笺》和《尘外遐举笺》。纵观全书，乃汇聚明朝以前历代养生与中医药文化之精华，并有作者独特见解的养生学专著。

《清修妙论笺》属于养生理论篇。高濂在本笺中摘录历代经典著作与前贤的养生格言300余条。高濂认为："养生总是教人修身、正心、立身、行己，无所欠缺。要养德养生，兼而得之。"如引《庄子》曰："能遵生者，虽富贵不以养伤身，虽贫贱不以利累形。"引《黄帝内经》曰："外不劳形于事，内无思想之患。以恬愉为务，以自得为功，形体不敝，精神不散，可寿百岁。"引苏东坡曰："心上有刃，君子以含容成德；川下有火，小人以愤怒殒身。"引《道林摄生论》曰："年至五十以外，以至百年，美药勿离于手，善言勿离于口，乱想勿生于心。常当少思、少念、少欲、少事、少语、少笑、少愁、少乐、少喜、少怒、少好、少恶。"若反少为多，则为伤身之本。引白玉蟾曰："薄滋味以养气，去嗔怒以养性，处卑下以养德，守清净以养道。"引扁鹊论曰："大用则神劳，大劳则形疲也。"引《彭祖摄生论》曰："目不视不正之色，耳不听不正之声，口不尝不正之味，心不起不正之念。四者忘魂丧精，减折寿算者也。"以上金玉良言，若能谨记一二，并付诸实践，对延年益寿大有现实指导意义。

《四时调摄笺》介绍如何顺应四时季节变化而采用相应的养生方法。高濂说："时之义大矣，天下之事未有外时以成者也，故圣人与四时合其序……余录四时阴阳运用

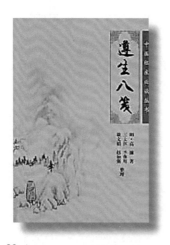

之机，而配以五脏寒温顺逆之义，因时系以方药导引之功……随时叙以逸事幽赏之条，和其性灵，悦其心志。与时消息，则疾病可远，寿命可延。"笺中记载高濂春时幽赏有：孤山月下看梅花、虎跑泉试新茶、苏堤观桃花等；高濂夏时幽赏则有：三生石谈月、飞来洞避暑、湖心亭采莼等；高濂秋时幽赏则有：宝石山下看塔灯、满家巷赏桂花、水乐洞雨后听泉、北高峰顶观海云等；高濂冬时幽赏则有：西溪道中玩雪、登眺天目绝顶、除夕登吴山看松盆等。杭州人读到此处，最是赏心悦目，感同身受。

《起居安乐笺》论述了日常生活起居养生的要义与方法。高濂认为："知恬逸自足者，为得安乐本；审居室安处者，为得安乐窝；保晨昏怡养者，为得安乐法；闲溪山逸游者，为得安乐欢。"若人能安所欲而尊所生，无日而不自得，则自然安乐矣！笺中有《高子自足论》一篇。高濂说："居庙堂者，当足于功名；处山林者，当足于道德……知足者，虽富贵不艳于当时，芳声必振于千古；否则不辱于生前，必灾祸于没世。随在皆安，

无日不足，人我无竞，身世两忘，自有无穷妙处，打破多少尘劳。"高子此论，真是世事洞明，人情练达。

《延年却病笺》，正如高濂所说："生身以养寿为先，养生以却病为急。《黄帝内经》曰：'我命在我，不在于天。昧用者夭，善用者延。'""人能养气以保神，气清则神爽；运体以却病，体活则病离。"笺中介绍了调气、咽气、行气、炼气、胎息、坐功、按摩导引等法。其中记载擦涌泉穴法："其穴在足心之上，湿气皆从此入。日夕之间，常以两足赤肉，更次用一手握指，一手摩擦。数目多时，觉足心热，即将脚趾略略动转，倦则少歇。"又有擦肾腧穴说："临卧时坐于床，垂足解衣，闭气，舌拄上腭，目视顶门，仍提缩谷道，以手摩擦两肾腧穴，各一百二十次，以多为妙，毕则卧。"功能补肾缩溺。笺中还有高濂自撰的《高子三知延寿论》，即《色欲当知所戒论》《身心当知所损论》《饮食当知所损论》，并有八段锦导引法图、去病延年六字诀等。

《饮馔服食笺》介绍了日常膳食和饮食中应注意的各种问题。高濂说："饮食，活人之本也。故饮食进则谷气充，谷气充则血气盛，血气盛则精力强。脾胃者，五脏之宗，四脏之气皆禀于脾，四时以胃气为本。由饮食以资气，生气以益精，生精以养气，气足以生神，神足以全身，相须以为用者也。"饮馔服食则分为茶泉类、汤品类、熟水类、粥糜类、果实粉面类、脯鲊类、家蔬类、酝造类、曲类、甜食类、服食方类等。最后有《高子论房中药物之害》一篇，明确指出房中药物大多"构热毒之药，真是应有尽有、尽善尽美，称海上奇方。一时坚举，为助情逸乐"。实则药毒误人，难以解救。深入分析误服壮阳药物之弊端，迄今仍有其现实意义。

《燕闲清赏笺》介绍了钟鼎、书画法帖、窑玉古玩、文房器具的鉴赏把玩，文学作品欣赏，以及焚香鼓琴、栽花种竹的经验。高濂认为"闲可以养性，可以悦心，可以怡生安寿"，故好古敏求，编成此笺。笺中记载唐太宗酷好书法，有王羲之真迹三千六百纸，率以一丈二尺为一轴，独以《兰亭序》为最爱惜，置于座右，朝夕观赏。偶一日，附耳语高宗曰："吾千秋万岁后，与吾《兰亭》将去也。"后用玉匣贮之，藏于昭陵。笺中有高濂自撰的《论藏书》《论历代碑帖》《论帖真伪纸墨辨正》《论古玉器》《论画》《论砚》《论墨》《论纸》《论笔》《论文房器具》《论香》《论琴》等篇，均有其精心研求的心得体会，值得研读。

《灵秘丹药笺》乃高濂经过数十年的多方搜求及自身体验而成。高濂说："余幼病羸，复苦瞆眼，癖喜谈医。自家居客游，路逢方士，靡不稽首倾囊，以索奇方秘药，计今篇篇焉盈卷帙矣。即余自治，羸疾顿壮，瞆疾顿明，用以治人，应手奏效。""余宝有年，计所征验，不可枚举。兹不自秘，并刻以助遵生一力。"笺中有各种制药法，如制何首乌法、制茯苓法、制熟地黄法、制人参法等，还记载了很多配伍精当的处方，如度世丹、大补阴膏等，并有眼目症方、风症方、寒症方、痨症方、噎膈症方、泻痢症方、痔漏症方、痛疽疖毒症方、乌须发方、口齿症方、时疮症方、下疳疮方、疮肿症方，还有高氏有闻随记，不便类聚者，命名为《日抄客谈经验奇方》。笺末还有《四方珍异药品名色》，其中

记载"三七根，止血圣药也"。比起明代李时珍《本草纲目》最早的版本明万历二十四年（1596）金陵本的记载"三七止血"，还早了整整5年。

《尘外遐举笺》收录了上古至唐代共100名高人隐士的事迹。高濂说："《易》云：不事王侯，高尚其事。"收录其生平景仰的具有大德高风的先贤和隐士，他们心无所营而神清气朗，志逸身闲而养寿怡生，故名"尘外遐举"。如笺中记载，贤人善卷，乃尧舜时人，舜以天下相让，善卷曰："予立于宇宙之中……日出而作，日入而息，逍遥于天地之间，而心意自得，吾何以天下为哉！"汉严遵，字君平，时有富人罗冲者，问君平曰："君何以不仕？"曰："益我货者损我神，生我名者杀我身，故不仕也。"陶潜，字渊明，宅边有五柳树，尝著《五柳先生传》，自叙云："闲静少言，不慕荣利。好读书，不求甚解；每有会意，便欣然忘食。"陶弘景云："读书万余卷，一事不知，以为深耻。为人圆通谦谨，心如明镜。"其尤明阴阳五行、医术本草，著《本草经集注》《效验方》《肘后百一

方》等。孙思邈则年高百岁，提出"心欲小而胆欲大，行欲方而智欲圆""养性必先自慎，慎则以畏为本"，均为千古名言。

总之，"命有可延之期，生有可尊之理"。《遵生八笺》全书博采众长，内容涵盖儒释道三教、经史杂著、医药著作中丰富的养生与中医药文献，取材精当，文笔隽永，意趣高雅，是一部流传甚广，值得后人反复研读的养生学专著。当然，作为明代人的高濂，书中不免存在一些不符合现代科学的内容，如符咒等，我们不应苛求于古人，而当"取其精华，弃其糟粕"，以供当今养生之用。

无独有偶，早在明朝洪武年间，也是杭州人的范立本编撰了《明心宝鉴》一书。《明心宝鉴》劝人要修身养性、立德行善。该书虽然在国内濒临失传，却风行了东亚、东南亚600多年，成为修身励志经典。我在浙江中医药大学授课30余年，深感中医人不能不懂国学，医术固然重要，而医德更为重要。

◆ **延伸阅读**

2017年5月14日，习近平主席在"一带一路"国际合作高峰论坛发表了主旨演讲。演讲开头的"孟夏之日，万物并秀"之句，出自高濂的《遵生八笺·四时调摄笺》。高濂原文为"孟夏之日，天地始交，万物并秀，宜夜卧早起，以受清明之气，勿大怒大泄"，讲的是根据时令养生的道理。孟夏指的是农历四月，是夏季的第一个月。"一带一路"高峰论坛开幕之日为农历四月十九日，正值孟夏草木茂盛之时，故才有"孟夏之日，万物并秀"之说。

研读《〈黄帝内经〉述要》，把握健康主动权

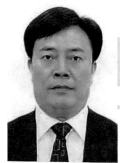

赵荣福

赵荣福，曾任浙江省杭州市体育局党委书记、局长，熟练掌握杨式太极和刀、枪、剑、棍、拳、推手等功夫，2000年被中国武术协会授予武术七段。

《〈黄帝内经〉述要》是我师秦兆虎先生所著，是近年来讲述《黄帝内经》比较通俗又不失精要的一本好书。平时也常听师父讲《黄帝内经》与传统医学的关系，但当我反复拜读这本书后，对养生与健康的理解就更加深切了。

我是太极导引功的创编者，现结合自身多年的养生实践体会，来感悟本书中所阐述的精妙观念，与热爱养生健康者分享。

《黄帝内经》是我国医学宝库中现存成书最早的一部医学典籍。秦师的《〈黄帝内经〉述要》，对《黄帝内经》进行了深入的科普解读，把《黄帝内经》这部传统医学巨著中与我们息息相关的养生道理深入浅出地展示给大众，我体会有以下几方面与人的健康关联度最大。

"治未病"思想

《黄帝内经》指出："圣人不治已病治未病，不治已乱治未乱""上工治未病"，这实际上就是现代预防医学的思想，包括了"未病先防、既病防变和愈后防复"的全过程养生、终身养生并持之以恒的道理。但是在现代社会，"治未病"的思想在医者和患者中都逐渐被淡化。

天人合一思想

《黄帝内经》特别强调"顺四时而适寒暑"，也就是说人体的生理功能随着天地四时之气的运动变化而进行着自身调节，将人体作为与自然和外界环境不可分割的、有机统一的整体来养生。希望人们能够从人与自然环境、人与社会环境的关系中去理解和建立养生观与防治疾病的理念。《〈黄帝内经〉述要》特地指出："人以天地之气生，四时之法成。"强调人体的生理功能随着天地四时之气的运动变化而进行着自身调节。

《黄帝内经》认为四时养生的原则是："春夏养阳，秋冬养阴。""春三月，此谓发陈，天地

俱生，万物以荣，夜卧早起，广步于庭……生而勿杀，予而勿夺，赏而勿罚，此春气之应，养生之道也……夏三月，此谓蕃秀，天地气交，万物华实，夜卧早起，无厌于日，使志无怒，使华英成秀，使气得泄，若所爱在外，此夏气之应，养长之道也……"这些道理和方法至今仍然是中国人顺应四时养生的基本依据。

阴阳平衡的原则

《黄帝内经》的养生理念认为，阴阳四时的变化是万物生长、衰老、死亡的根本，违背了它，就要产生灾害，顺从了它，疾病就不会产生，这是养生保健的原则。阴阳两气在人体内能够维持正常的相对平衡，就是健康，如果失调，就会患病。现代生态医学认为：人类要充分利用有益因素，控制和消除有害因素，有病治疗，未病防病，无病保健，才能达到延年益寿的目的。而两千多年前中国的《黄帝内经》中重点提示"阴平阳秘，精神乃至""正气存内，邪不可干"的健康理念，认为保持机体内的气血调和、阴阳平衡是人体健康之"道"。可见，《黄帝内经》所阐述的养生思想就是生态医学、预防医学和适度运动的健康思想。

我多年从事体育工作，对书中的"生之本，本于阴阳"有很

深刻的感受。人体的形成和生长离不开保持阴阳动态平衡，若阴阳之一方相对衰、亢，则人的常态失衡。失衡是过度和不足造成的，是致病的根本原因。因此，当尚未达到已病状态时，人就应该自我反省，并从精神、生活起居、饮食结构和运动方式上入手，调整到阴阳动态平衡。

养生先养性原则

《黄帝内经》要求养生注重"形与神俱"，防止病由心生；特别告诫七情可以致病，强调"养性"的重要性。

当喜、怒、忧、思、悲、恐、惊这七种情志变化超过正常的精神活动范围时，势必引起许多内伤疾病。《〈黄帝内经〉述要》指出："喜怒伤气，寒暑伤形……喜伤心，怒伤肝，忧伤肺，思伤脾，恐伤肾。"也就是说，突然或者强烈的情志刺激，或者长期持久的不良情志影响，会使人体气机紊乱，升

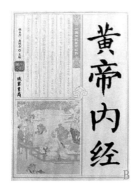

降无序，脏腑功能失常，阴阳气血失调，容易生病；并且认为在五脏六腑中，心是主帅，是统摄各脏腑的。因此，七情中任何情志失调都可伤心，而心伤则会导致其他脏腑功能的失调。

因此，保持良好心态，减少过多的欲望，方能安定人心，进而平静性情，才能养生健康。反之，如果违反自然规律，放纵任性，情绪激昂，那么就会因气血不和、阴阳失调而致脏腑经络功能紊乱，引发疾病。

动静相宜原则

《〈黄帝内经〉述要》反对"久坐、久卧"，强调要"形劳而不倦"，等等，总之《黄帝内经》将养生中的动与静归纳为："动以养形，静以养神。"

膳食平衡原则

饮食养生在《〈黄帝内经〉述要》中有多篇专题论述，占有很大篇幅，是《黄帝内经》养生思想的重要组成部分。饮食在人们的生活中占有非常重要的地位，与人们的健康养生密不可分。饮食是气血生化之源，"谨和五味"和"食饮有节"则"长有天命"。

《黄帝内经》认为病后饮食调养也很重要，指出"食饮者……寒温中适，故气将持，乃不致邪僻也"。如此正气能够维持正常，阻止疾病进一步转化和恶变。

保养精气神原则

"天有三宝日月星，地有三宝水火风，人有三宝精气神。"精气神为人身三宝的基本含义是：精——包括精、血、津、液；气——指宗气、荣气、卫气；神——指神、魂、魄、意、志。《黄帝内经》说："人之血气精神者，所以奉生而周于性命者也。"精和气是构成人体的基本物质，气和神又是人体的复杂功能，也可以认为气为精之御，精为神之宅，神为精气之用。因此，一要保养"精"。而保养"精"，首要的是节欲，也就是指男女交合一定要节制，因为精主要是肾精。要"积精全神"，只有把精蓄积在那里才能有饱满的精神，否则"水库"里水干了，鱼是要死的，即"节阴阳而调刚柔"，这样才可以"长生久视"。

《〈黄帝内经〉述要》也讲述了一些养精技术，如按摩下丹田，下丹田准确的位置是肚脐下1.5寸，而肚脐下面3寸有一个穴位叫关元穴，在关元穴和肚脐连线的中点就是下丹田。把两手掌相叠，劳宫穴对准下丹田，整个手掌覆盖肚脐（神阙穴）和脐下3寸关元穴之间。同时，还要按揉命门穴，命门穴和肚脐相对应，在人体的后背上，肚脐相对的正后方，方法同按揉丹田。

二是保养"气"。人是离不开"气"的。气是介于精和神之间的东西。气可以推动经气的运行、血液的循行以及津液的生成、输布和排泄。气维持并调节着人体的正常体温，是人体热量的来源。气具有抵御邪气的作用，既可以护卫肌表，防止外邪入侵，又可以与入侵的邪气作斗争，把邪气驱除出去。气可以保持脏腑器官位置的相对稳定，并可统摄血液防止其溢于脉外，控制和调节汗液、尿液、唾液的分泌与排泄，防止体液流失，固藏精液以防遗精滑泄。气化作用即通过气的运动可使人体产生各种正常的变化，包括精、气、血、津液等物质的新陈代谢及相互转化。

三是保养"神"。"神"在人体生命活动过程中是调控生理系统及其活动规律的。

人有七情六欲，受外界客观刺激会有各种各样的情绪；特别是精、气不足更易直接引起精神上的反应。所以，《〈黄帝内经〉述要》认为《黄帝内经》强调要"积精全神""恬淡虚无，真气从之，精神内守"是根本之养。也就是说，人有不良情绪并不可怕，关键是要善于控制它、调节它，要及时地排解它，而不能让它任意发展，否则就会受不良情绪的刺激和危害。

"恬淡虚无"是使思想安闲清静而无杂念的状态，对养生是大有益处的。告诫人们要调和情绪，保持心态的安闲清静，排除杂念，防止情绪的剧烈波动而干扰气的正常运动，以便维护体内正常气化活动的进行。

秦师认为，学习《黄帝内经》的养生理念，必须把握根本，这个根本就是阴阳。"阴阳离决，精气乃绝。"各种养生方法的共同目的就是不让阴阳离决的状态发生。我也非常赞同这个观点，人生病的主要原因在于，人不法天，不法地，不法自然。从古到今，懂得养生的人，是取法于天地阴阳自然变化之理而加以适应的。领会掌握了《黄帝内经》的养生原则，才能精、气、神兼具，获得健康长寿。

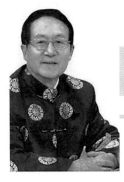

合理膳食，方得健康

洪昭光

洪昭光，1939年出生于福建厦门，是我国著名的心血管专家，中国首席健康教育专家。首都医科大学附属北京安贞医院研究员，教授，主任医师。

为什么我们提倡每顿饭要一荤一素一菇？因为这是一个最合理的搭配。首先，我认为人一定要吃荤。有人说，我学和尚只吃素行吗？这样不好。因为我们一般有32颗牙齿，4颗尖牙是用来吃肉的，8颗切牙是用来吃蔬菜和水果的，20颗磨牙用来研磨五谷杂粮。人不是老虎、鳄鱼，只吃肉，也不是牛羊，只吃草，人类的生理结构决定了我们需要合理搭配我们的膳食。比如孕妇，如果只吃素不吃荤，那生出来的小孩子可能会畸形、无脑、有先天性心脏病，等等，怀孕更要注意均衡饮食。动物蛋白主要分成五大类，第一类牛奶、鸡蛋，第二类鱼虾、海贝类，第三类家禽，第四类猪肉、羊肉、牛肉，第五类大豆、豌豆等植物蛋白。选择你喜欢吃的，但要适量调配。

但是也不能只吃荤，不吃蔬菜、水果会导致大便干，引发癌症概率大。有一项研究发现，美国人因为动物蛋白吃得多，纤维素吃得比较少，所以大多数美国人两天到三天才有一次大便，而非洲人粗茶淡饭，一天就有两次到三次大便。研究结果还表明，美国人的结肠癌、直肠癌、乳腺癌是非洲人的4倍到6倍之多，所以摄入纤维素非常重要，蔬菜富含纤维素、维生素、矿物质，这些营养素能保持肠道清洁干净。

另外，我们还得吃菇。菇类有三大好处：一是降低胆固醇和甘油三酯，减少心脑血管病和动脉硬化；二是提高免疫力，有效抵抗癌症；三是减慢细胞凋亡，减缓衰老过程。菇类吃得多的人群老年斑不多，老年痴呆患者很少，动脉硬化患者也相对较少。所以吃菇类对我们的直接好处是：第一，心脑血管病少了；第二，癌症少了；第三，衰老减慢，不太长老年斑。

合理膳食要讲究三个"意"：第一不刻意；第二不随意；第三要注意。什么叫不刻意，也就是说，每个人体质不一样，按照自己的感觉吃个七八分饱就可以了。第二不随意，不能想吃就吃，想吃啥就吃啥，而是应该搭配着吃。第三要注意到合理膳食对身体的确有好处。

合理膳食的原则是均衡、适量、合理。我总结出一些口诀，熟记这些口诀并以此为原则合理搭配膳食。合理膳食要做到十个字：一二三四五，红黄绿白黑。或者八个字：什么都吃，适可而止。加上"饭前喝汤，苗条健康"；或者"一荤一素一菇，油和盐要减半"。另外，还要每天喝一杯奶，每天多吃蔬菜水果，每天适量吃点

荤的。合理膳食对于健康减肥还是很有作用的。在保证营养的情况下通过调整一日三餐，即使一天的饮食总量不变也可以控制体重。"少量多餐人变瘦，多量少餐人变胖。"早饭吃得多，晚饭吃得少，体重就下降。

百岁老人为什么寿命这么长，身体这么好？虽然百岁老人的生活习惯五花八门，但是每个百岁老人一定是心态随和、心胸宽广、心地善良。百岁老人一定是吃饭七八分饱，均衡合理。爱运动、不懒惰也是他们长寿的原因之一。

食物本身没有好坏之分。任何东西吃多了都不好，哪种营养素吃少了也不好，适量最好。均衡、合理、自然、中庸，这才是健康最根本的东西。

（浙江领导干部网络学院供稿）

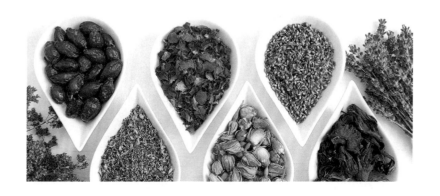

为生命筑起"护城河"

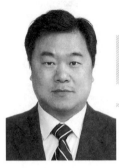

陈　溯

陈溯，首都医科大学附属北京口腔医院特诊特需及多学科诊疗中心主任，教授，主任医师，博士研究生导师，兼任中华口腔医学会委员等。

古书记载："百物养生，莫先口齿。"但生活中大多数人常常把口腔健康视为小问题，直到导致了不良后果，才引起重视。其实，牙齿健康不仅关系到饮食咀嚼、仪表等方面，它还与全身健康息息相关。让我们来了解更多与口腔健康相关的知识，维护口腔健康，提高生命质量。

牙周炎的四大预警信号

牙周炎是一种常见的慢性感染性疾病，其往往引发牙周支持组织的炎性破坏，最终导致牙齿松动、脱落。流行病学调查显示：牙周炎是我国成年人丧失牙齿的首位原因。

牙周炎的早期自觉症状不明显，待症状明显时，牙周组织的病变已经很严重，甚至已到晚期。所以，及时发现牙周炎发生、发展的征兆，对防治牙周炎至关重要。

信号一：牙龈出血

牙龈出血是牙龈炎的主要症状，而牙周炎正是由牙龈炎发展而来。所以，忽视牙龈出血，就等于放任牙周炎的发生。如果刷牙时牙刷上有血迹，咬食物时食物上有血迹，这很可能是牙龈炎的表现，应及时就医，降低牙周炎的发病率。

信号二：持续性口臭

日常引起口臭的原因有很多，口腔内积存大量致病的细菌，也会造成口臭。而通常这些口腔内细菌会感染到包着牙齿的软组织（如牙龈），还有硬组织（如牙槽骨），引发炎症反应，最后导致牙周炎的发生。所以，持续性的口臭绝对不可小视。

信号三：牙缝隙越来越大

牙缝隙的出现是由于细菌感染引起牙周组织的病变，导致包着牙齿的骨头吸收，从而表现出牙缝隙增大。此时已经是牙周炎的中期表现，如果不重视这个信号，那么牙周炎就会继续发展下去，最终有可能面临失牙的危险。

信号四：牙齿松动或咀嚼无力

由于牙周炎造成牙周组织的破坏，导致牙齿的支持力减弱，引起牙齿松动、咀嚼食物无力。这时患者通常会有明显的自觉症状，实际上这是牙周病到了中期或晚期的一种表现，务必要配合医生积极治疗。

小心！牙周炎"牵连"全身

牙周炎虽是局部疾病，但它的影响不仅仅只在口腔局部，还可能会危及全身健康。不论是基础医学研究实验，还是流行病学调查，都发现牙周炎患者与冠心病、脑血管病、糖尿病、胃病等疾病之间有着微妙的联系。

心脑血管病与牙周炎

牙周炎是一种慢性炎症，如果任其发展，久而久之，口腔中的细菌及其代谢产物，可能会潜入血液中，进入心内膜或脑组织，引发炎症反应，导致冠心病（激发或促进冠状动脉粥样硬化的病理过程）或脑卒中。近年来，许多流行病学的调查都显示，牙周炎患者发生冠心病的概率为牙周健康者的1.5倍，发生脑卒中的概率是牙周健康者的2.1倍。

牙周炎与糖尿病

牙周炎已被列为糖尿病的第六大并发症。糖尿病除了导致免疫反应低下、中性多形核白细胞功能低下等，引起肾、视网膜和神经系统病变之外，也可使牙周组织对局部致病因子的抵抗力下降，因而会增加牙周炎的患病概率。大量流行病学研究也表明糖尿病患者的牙周炎范围和程度均高于无糖尿病者。因此，当糖尿病伴发牙周炎时，一定要在治疗糖尿病的同时治疗牙周炎。

牙周炎与胃病

胃溃疡和慢性胃炎是常见的消化道疾病。近年来研究证实，幽门螺杆菌（Hp）是胃溃疡和慢性胃炎的致病菌。研究显示，牙周炎患者的Hp检出率高于牙周健康者，所检出的Hp与同一患者胃病病变部位中发现的Hp具有相同的基因型及表型，这说明牙菌斑和牙周袋很可能是Hp的一个储存库，会增加发生胃病的风险，也可能是胃病复发的一个因素。因此，慢性胃炎和胃溃疡等患者最好定期做牙周检查，减少其复发率。

需要提醒的是，治疗牙周炎的目的是清除牙石和感染的牙周组织这些细菌"大本营"，还牙龈一个健康的环境。最好每半年进行一次治疗，定期复诊。平时要注意口腔卫生，养成良好的口腔卫生习惯，如早晚刷牙、饭后漱口、用牙线洁牙等。

探析人类的"第三副牙齿"

乳牙是人类的第一副牙齿，退掉后再长出的恒牙是第二副牙齿。但恒牙并不是"永恒"的，如有牙周炎、外伤、龋齿、牙髓炎等因素，都可能造成牙齿缺失。如不及时修复会破坏牙列的完整性，从而影响咀嚼功能以及肠胃吸收功能。

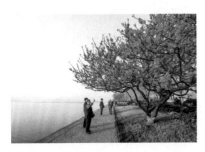

所以，牙齿缺失后一定要及时进行修复。过去，人们普遍采用活动义齿、固定义齿的方法修复缺失牙。如今，人们更多选用"第三副牙齿"——种植牙。

活动义齿、固定义齿与种植牙的特点比较

活动义齿

活动义齿由塑料基托、人工牙和有弹性的金属卡环组成。靠余留的自体牙齿和缺牙区的黏膜作支持，承担咀嚼功能。由于可自由取戴，所以称活动义齿。

优点：价格低、简单方便、适应范围广。

缺点：咀嚼功能相对较弱、有时会影响美观、易脱落、体积大、舒适度低、易引发口腔炎症。

固定义齿

固定义齿由于结构与桥梁相似，又称固定桥。它是利用缺牙区一侧或两侧的天然牙作为"桥柱"，在"桥柱"上做各种类型的固位体（如金属冠、陶瓷冠等），缺牙区作桥体，把两端连接起来，患者不能自行取戴。

优点：体积小、舒适美观、无异物感、咀嚼功能较活动义齿强。

缺点：需要磨除部分自己的天然牙，有可能会造成天然牙的神经损伤，引起敏感甚至疼痛，因此有时需先行"杀神经"处理。

种植牙

种植牙是经手术方法将钛金属材料的种植体植入牙槽骨中（相当于人工牙根），然后在其上方穿出口腔的部分安装牙冠，承担咀嚼作用的一种牙齿修复方法。

优点：咀嚼功能强、体积小、舒适、美观、使用时间长、不损伤其他牙齿。

缺点：费用高、修复时间长、需要手术。

种植牙不是人人适宜

种植牙的适应人群以能耐受口腔里小手术为标准的健康人群为主，高血压、糖尿病、心脑血管疾病稳定期患者也可以咨询医生给予种植。对于如牙周炎炎症活跃期、急性心肌梗死患者、心脏支架手术初期、长期吸烟者（一天一包烟）以及精神疾病患者等不宜实施口腔种植。长期吸烟者如果选择种植牙，需在手术之前1个月、手术之后3个月暂时戒烟。

种植牙不是"一种了之"

种植牙与天然牙一样，如果维护不当，也会患病。种植牙的成败与患者自身的保健意识及与专业医生的配合程度有着密切的关系。所以每一位患者都要像爱护天然牙一样爱护种植牙，延长它的寿命。

注意口腔清洁，预防感染

种植牙与牙龈结合部位抵抗细菌的能力较弱，而口腔内又存留大量细菌，易对种植体周围组织产生直接和间接影响，引发炎症。所以，平时一定要养成良好的口腔卫生习惯。

合理使用口腔清洁用具

种植牙患者要掌握正确的刷牙方法，也可以借助电动牙刷辅助刷牙。注意刷牙的时候不能太过用力，刷不到的邻面和死角可以利用牙线、牙缝刷来清洁，不要使用牙签剔种植牙，否则易损伤种植牙与牙龈的结合。

避免咬硬物

由于种植牙周围没有像天然牙那样的神经感受器，因此无法精确感受咬食物的力量，在使用过程中也应避免咬硬物（如咬核桃、嗑啤酒瓶）等，否则易导致种植牙部件的折断。

牙痛不一定是牙的事

牙痛常因蛀牙（龋齿）、牙神经发炎（牙髓炎）、牙根发炎（根尖炎）、牙龈发炎（智齿冠周炎）、牙齿创伤（牙隐裂、牙折）等引起。而一些与牙齿无关的全身疾病也可引起牙痛，应该引起人们的重视。

看上去像牙痛的疾病

三叉神经痛

面部的三叉神经痛常表现为牙痛。疼痛发作剧烈，如刀割一般，常放射到半侧面部，但疼痛发作时间短。典型的三叉神经痛有"扳机点"现象（如洗脸或刷牙时触碰某个特定区域会引发剧烈疼痛）。

带状疱疹

由带状疱疹病毒引起，可累及面部神经引起牙痛，表现为剧烈持续的疼痛，有时可在疼痛区域黏膜上发现成簇的小水疱，使用抗病毒药治疗后缓解。

心脏疾病

变异性心绞痛为冠心病的不典型临床表现，有时疼痛放射至牙齿、下颌骨、背部及上腹部等。劳累后疼痛加重，休息后疼痛减轻。这是危及生命的重症，需引起警惕。

脑瘤

一些脑肿瘤患者因肿瘤压迫了面神经或三叉神经也会引起牙痛，疼痛剧烈时可出现上颌或下颌牙疼痛。

专家提醒牙痛别单纯止痛

牙痛不是病，但背后一定隐藏着疾病。出现牙痛后，不要急着吃止痛药，应到正规医院的口腔科进行诊治，查明疼痛原因，对症治疗。医生一般会先进行局部处理，必要时才使用抗生素和止痛药。如果患者疼痛剧烈但无法及时就医，可暂时服用止痛药进行缓解，比如"芬必得"等带有OTC标识的止痛药物。

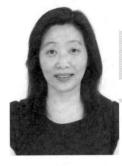

癌症的自我预防

王　颖

王颖，广东医科大学第二临床医学院内科学教授，香港中文大学医学博士，从事糖尿病等慢性病研究。

说起癌症，我们常常会感到惊恐万分，不仅让人联想到癌肿带来的难忍的疼痛，而且会实实在在地发生在身边的亲戚朋友中，最终带走他们的生命。2017年2月，国家癌症中心发布了中国最新癌症数据，资料显示，在中国，每年新发癌症病例达400多万，占全球新发病例的1/4左右。2015年我国因癌症死亡的人数高达281万例，癌症已成为我国第一大死亡原因，而我国的癌症发病率也上升为世界第一。因此，癌症的防治已成为我国最重要的公共卫生问题。

对比半个世纪以前，那时人们对癌症还很陌生，而如今它的发病率呈现了井喷式的增长！我们现在的经济状况和生活条件有了极大的改善，为什么癌症的发病会越来越多呢？还有，癌症是不是真的如此可怕？面对癌症我们就只能被动地束手无策吗？

想要回答这些问题，我们首先要了解癌症产生的原理。这应该从人体最初的起点——一个受精卵开始说起了。我们知道，人体从一个受精卵开始，不断地分裂、分化，形成了40万亿~60万亿个细胞，才成长为一个健康成熟的人，所以，我们可以把人体称为一个"细胞王国"。我们体内的这些细胞也会经历生老病死的过程，一分钟会有上亿个细胞新生或死亡。我们体内上万亿的细胞会分化成不同类型的细胞，履行着它们各自的职责，比如人的心肌细胞负责维持心脏跳动，神经细胞负责传导各种兴奋信号，而皮肤细胞主要通过快速生长新的细胞保护机体，就像一道城墙保护着人体这个细胞王国。为维持身体的正常运转，细胞的分裂、分化都遵循着严格的秩序，不能无限制地复制。在一个健康人的身体里，几十万亿个细胞爱岗敬业、各司其职，共同建设一个"文明富强的和谐社会"。然而，不可避免的是，就像每个社会都有"坏蛋"一样，人体这个细胞王国里也会出现一些不听话的细胞，叫作突变细胞。它们或许是因为自身DNA复制的时候出现了错误，或许是受了激素、紫外线、有害化学物质、病毒等的刺激，而导致DNA出现了错误，使这些细胞变得不守规矩，无限制地复制起来。而这些无限制复制的细胞，再经过一系列进化，就变成了所谓的"癌细胞"。这就是癌细胞的形成。

正常细胞的遗传位点在每次复制过程中会发生误差，因此经常会出现一些突变细胞。据估计在健康人体内，每天可产生300～400个突变细胞，随着年龄的增长，突变细胞会增加到每天3000个以上，这就是癌细胞形成的内在依据。虽然人体每天都有许多正常细胞发生突变，但只有少数细胞发展成为癌细胞。因为我们身体有一套免疫系统可以发挥监视作用，组成整个免疫系统的也就是免疫细胞，他们就像细胞王国里的警察，为了保护国民正常生活，在全国各处都布了哨卡，也会在各个城中四处游走，以便及时识别这些突变细胞，并把它们清除掉。所以，正常的人体其实一直都有突变的细胞，但它们可以被很好地控制清除掉，维护正常细胞王国的和谐社会。只要免疫细

胞"警察"还工作，有几个"小偷""抢劫犯"（突变细胞）并不会造成社会动荡。而癌肿的形成就像是小偷扩大规模，变成了有组织的黑社会，不仅如此，连警察也被拉入伙；而有了内应的犯罪组织，要想用原先的手段除掉那是很不容易了。因此，癌细胞的可怕之处不仅在于无限增殖，而且它在这个过程中形成了一个免疫抑制的微环境，攻击性免疫细胞在这个环境中被各种机制抑制了免疫反应而毫无作为。更甚者，一些免疫细胞也和癌细胞同流合污，帮助形成新的血管、掠夺资源以及促进癌细胞转移到其他器官开辟新领地。但这个过程不是一蹴而就，而是经过了三个阶段。

第一个阶段，细胞突变，免疫细胞识别突变的细胞，变异细胞被控制和消灭。体内细胞突变有各种原因，一部分因为遗传了突变基因，另一部分因为环境中的致癌物质，比如放射性照射、病毒感染，甚至是慢性炎症。

第二个阶段，部分突变细胞逃脱了被消灭的命运，从而进入了和免疫系统顽强对抗的胶着时期。在大部分个体中，这个阶段会占相当长的一段时间，有些还可能是终身性的。在这一阶段中，肿瘤虽然没有被彻底消灭，但是它的生长是被

免疫系统控制着。只是战役没有第一阶段那么轻松，只要免疫系统的控制一旦弱了就会大量增殖。

第三个阶段，癌细胞通过新的突变和微环境的改变，成功逃离免疫系统的控制。癌细胞自身也会有新的突变，通过自然选择，其中对癌细胞有利的突变（比如能够逃避免疫系统监控的突变）被保留下来。同时，癌细胞通过分泌各种细胞因子改变周围的环境，使对抗癌细胞的免疫细胞在这样的环境中不能正常发挥功能。

关于癌症是不是可以预防，世界卫生组织认为，1/3恶性肿瘤可预防、1/3可治疗、1/3可治愈。目前，公认的致癌因素很多，遗传、环境污染、不良生活方式等均是重要因素。所以，预防癌症的主动权掌握在我们每个人自己手里。美国癌症研究所也指出，77%的癌症根源是生活方式。《中国2015年癌症统计》表明，90%引发癌症的外源性风险可人为控制。这些权威机构的结论，均提示改善环境和生活方式对于预防癌症的重要性。不抽烟、少喝酒、保持健康体重、合理饮食等健康生活习惯，虽不能保证一定不得癌，但确实可以大幅降低患癌风险。所以说，健康的生活方式依然是防癌根本。

面对癌症，我们不应该是"生死由命"，而应是"尽人事，听天命"的心态。预防癌症，必须要主动，我们应主动戒烟限酒，不吃霉变、腌熏食物，合理膳食，消除不良精神刺激，加强锻炼，增加机体抵抗力，使防癌抗癌成为自觉行动。主动预防等于延缓了肿瘤的发病时间，更重要的是，秉持癌症可以预防的观念，是一种进取、主动和快乐的人生态度。

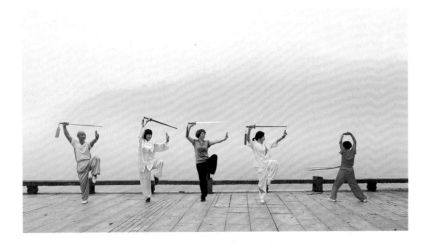

认识基因，打造健康

曹明富

曹明富，杭州师范大学生命与环境科学学院教授，博士生导师，中国遗传学会国际交流委员会委员，浙江省遗传学会教育与科普专业委员会主任。

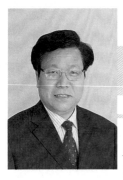

近50年来，人类的平均寿命增加了30余年，但随着人类平均寿命的增加，心脑血管疾病、癌症等各类慢性病的发生率快速增长，人得癌症的概率越来越高。据中国人疾病调查报告显示：过去10年，新增慢性病例接近2倍；心脏病和恶性肿瘤病例增加了近1倍，而且各类疾病出现年轻化趋势。2013年，慢性病的患病死亡数已占总死亡数的83%；现代人基本死于疾病，而非死于衰老。人如果不生病，生理寿命按照生物学的原理，是生物生长期的5~7倍。人的生长期为20~25年，因此人的寿命最短100岁，最长175岁，公认的人的寿命正常应该是120岁。如果我们做到人人健康不生病，人类都能活过100岁。

人为什么会生病

人的心脑血管疾病、癌症等各类慢性病的发生率不断上升，大多数人认为：环境污染是主要的诱发因素之一。但为什么生活、工作在同一环境中，有人得肿瘤，有人不得？为什么生活在同一家庭中，每天的饮食、生活方式几乎相同，有人得肿瘤，有人不得？有人通过实验观察到：本应该吃萝卜的小白兔改吃鸡蛋拌猪油（蛋黄胆固醇高，猪油是动物脂肪），1个月后胆固醇增高，2个月后动脉硬化，3个月后小白兔个个得冠心病。换用北京鸭子做实验，让鸭子吃蛋黄拌猪油。结果很奇怪，鸭子怎么吃，天天吃，胆固醇不高，动脉也不硬化，更没有冠心病。可见，不同种类的生物遗传基因不同，相同的环境诱因，因内因不同其结果也不同。那么，相同的物种，不同的个体又如何？为什么有人一多吃，胆固醇就高，动脉硬化，冠心病就来了；而有人天天吃大鱼大肉，什么事也没有。因为两个人的遗传基因不一样。又如有人看起来吃得并不多，可就是减肥减不下来，另一个吃得很多的人就胖不了，这是因为不同个体的遗传基因不同。

2013～2015年，好莱坞著名影星安吉丽娜·朱莉相继切除了乳腺、卵巢和输卵管，引来世界一片惊叹；2014年知名歌手周杰伦大方承认自己饱受"强直性脊柱炎"之苦，引来众多粉丝的心疼；2015年，年仅17岁的游泳天才庆文怡在睡梦中猝死，中国泳坛一颗冉冉升起的新星因病陨落。看似毫不相关的三个事件，背后都有着共同的原因——基因改变而引起疾病。

人生病有各种各样的因素，但不外乎内因和外因两类，内因就是遗传基因，外因就是环境因素。因此，目前的共识是：人的健康与疾病都具有遗传学基础，人生病实质是遗传（基因）与环境（即致病因子）相互作用的结果。比如说，如果父母都患有高血压，生出来的孩子45%得高血压；如果爸爸、妈妈有一个得高血压，生出来的孩子有28%的概率得高血压；如果爸爸、妈妈都正常，孩子也有3.5%的概率得高血压。

什么是基因

我们每个人都是父亲的1个精子和母亲的1个卵子结合成1个细胞（受精卵），经细胞分裂、生长发育，长成一个完整的个体既像爸爸又像妈妈，是因为父母的"基因"传给了你。研究发现，除了人类早就认识的遗传病受基因控制以外，肿瘤、肥胖、高血压、冠心病、糖尿病、痴呆、精神分裂症、暴力倾向、酒瘾也都与基因有关。基因是一个巨大的化学信息数据库，含有一套完整的生命指令，掌管着生命大千世界的千变万化和人的生老病死、喜怒哀乐及人健康、靓丽、长寿等。

人类的健康与疾病均是基因与环境相互作用的结果。现根据基因与环境作用的大小将人类的疾病分为四大类：

（1）遗传因素决定发病，看不到环境因素的作用。如人类的血友病、白化病、先天愚型、红绿色盲、家族性高胆固醇血症、镰形细胞贫血症等。

（2）基本上由遗传因素决定发病，但需环境因素诱发。如人类的蚕豆病、苯丙酮尿症、半乳糖血症等。

（3）遗传因素和环境因素对发病都起作用，但不同的疾病遗传因素所起作用大小不同。如人类的哮喘、精神分裂症、消化性溃疡、糖尿病、高血压、大多数肿瘤等。

（4）环境因素起主要作用的疾病。如外伤、中毒、营养性病等。

上述前三类都是由于基因突变所致的疾病，称为遗传性疾病。根据基因改变和传递情况的不同，遗传病主要可分为单基因病、多基因病和染色体病三大类。据1999年版《人类孟德尔遗传》记载：人类单基因病及遗传性状已达10126种。目前已发现的多基因遗传病有100多种；由细胞染色体变异而引起的遗传性疾病，称为染色体病，目前已确定的染色体病有100多种。临床常见的慢性病绝大多数是多基因病，如原发性高血压、消化性溃疡、少年型糖尿病、哮喘、精神分裂症、冠心病等，多基因病是多对疾病相关基因和环境因素相互作用的结果。

人类大多数常见慢性病的内因是由于基因DNA某些密码改变后容易导致某些疾病的发生。我们将容易导致疾病发生的这一DNA序列称为疾病易感基因，如人类BRCA1基因的变异大大增加了乳腺癌的发病危险，BRCA1便是乳腺癌的易感基因。目前已发现的1型糖尿病、卵巢癌、乳腺癌、大肠癌、肺癌、胃癌、肝癌、老年痴呆、药物性耳聋等疾病均有相关的疾病易感基因。疾病易感基因人人都有，它就像体内隐藏了一颗"基因地雷"。携带有某种疾病易感基因的人群容易患某种疾病（潜在的危险因素）。如果有环境因素诱发，一定会导致疾病的发生。肺癌患者中有90%为吸烟者。男性吸烟者得肺癌的概率是不吸烟者的23倍，女性是13倍。

为什么有人吸烟易得肺癌，有人吸烟不得肺癌，有人不吸烟也可能得肺癌？如今基因科学弄清楚了，其得病的根本原因是疾病易感基因，诱因是环境。著名影星安吉丽娜·朱莉为防止得乳腺癌和卵巢癌而先后手术切除双乳和卵巢，她做此决定的原因就是她从母亲那里继承而来的BRCA1基因，朱莉家族中多名女性，包括她的母亲很早就患上乳腺癌。朱莉个人被估计患乳腺癌和卵巢癌的可能性分别是87%与50%。

如何健康长寿不生病

人健康与患病最根本的内因是基因，而基因仅仅是生命现象的内因。按照世界卫生组织评估，影响人的健康和疾病的有四大因素：遗传因素占15%；环境因素占17%；医疗条件占8%；生活方式占60%。这四大因素中遗传来自父母，谁也无法改变、无法选择；医疗条件要受经济状况的制约。这两项共占23%，剩下的两项还占77%。对一个具体的人来说，只要牢牢地把这77%抓在手里，可使"治未病"（健康长寿不生病）的梦想成真。毛主席说：内因是变化的根据，外因是变化的条件，外因通过内因而起作用。鸡蛋可以孵化出小鸡，石头孵化不出小鸡。现实生活中，有癌基因的人，并不是个个生癌。基因时代的健康法则是了解自己的基因，主动做好自己的健康管理，根据自己的基因来调整生活环境（生活方式、饮食、社会、环境、医疗等），有目的地避免环境对身体的不利影响（疾病的诱发因素），让外因不诱发内因，预防并最终避免疾病的发生。

了解自己的基因后，就能做好个性化精准健康管理，个性化养生保健，个性化饮食、营养和运动等，以及个性化体检与医疗。

一是精准的"合理膳食"。看基因信息"下菜单"：根据不同人的自身基因的差异来设计个性化膳食，即选择适合自己基因的食物。例如有位60岁的胥先生，最近他的早餐食谱中只有一碗麦片和一杯加了少许红糖的脱脂牛奶，因为他的基因分析报告指出，他患心脏病的概率高于一般人，因此最好选择高纤维、低脂肪的早餐食品。如携带肝硬化易感基因，不能长期补铁，也不能饮酒、喝咖啡和可乐；携带红斑狼疮易感基因，不能补充大量蛋白质。

二是个性化保健。根据个人的基因信息，指导自己的健康生活，避免盲目保健对身体造成伤害。改变不良生活方式也可避免疾病的发生。比如，我们每个人都携带有一种被称为阿朴脂蛋白 ε 的编码基因。ε 基因分为 ε -2、ε -3 和 ε -4 三种。如果你携带 ε -2 基因，这意味着即使你吸烟，饮食不健康，不运动，也有可能活到90岁。如果你携带 ε -3 基因（80%的人都携带），那么就一定要保证饮食健康，控制体重，坚持运动，没有坏的生活习惯，才会不生病。如果你携带 ε -4 基因，即使饮食健康，做运动，不吸烟，还是有可能会在六七十岁的时候患上心脏病、卒中或阿尔茨海默病。

三是个性化医疗。按预知基因来指导个性化用药。现代治病都是对症下药，同样一种药对某个人而言是生命救星，但在另外一个人身上则会产生致命的反应，而第三个人在服用后根本看不出任何效果。原因是不同个体的基因不仅导致药物失活速率不同，而且导致药物产生的副作用也不同。目前，我国约有30%的肿瘤患者直接死于药物化疗。如知道自己的基因后，就可指导自己的用药，实现个性化医疗。

四是个性化体检。个性化体检与诊疗可避免临床误诊导致疾病治疗时机贻误。如携带肠癌易感基因的人25岁开始应每3年做一次肠镜，40岁开始每年做一次肠镜，发现有结肠息肉做预防性切除手术，可避免肠癌的发生。企业家王均瑶38岁死于结肠癌，如早期给他做

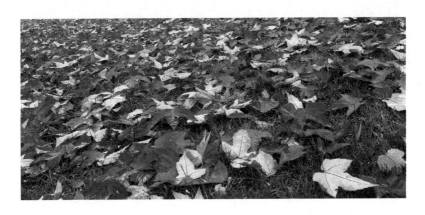

个性化体检与诊疗，就可能避免悲剧的发生。又如乳腺癌、卵巢癌、肝癌等易感基因也同样可以通过个性化体检，预知易感基因后，进行预防手术或采取避免癌的诱因等手段来早预防、早治疗。因为癌症的发生要经过三个阶段的演化，首先是启动阶段：正常细胞在致癌物的作用下基因突变转化为恶性肿瘤细胞，如癌变细胞没有被免疫细胞杀死，随之进入促进阶段，癌变细胞在促癌物作用下开始异常增殖。促进阶段是可逆的，取决于癌的早期生长是否得到有利的生长条件；当大量的晚期癌细胞进入生长期，即为恶化阶段（浸润阶段）开始，发展成晚期癌症仅需几个月时间，

肿瘤就像长疯了的草一样，可以从原发部位扩散到周围或是更远的部位。目前认为所有癌症的发生与发展都与基因变异相关，癌症早预防、早发现也均需预知基因，再通过避免或分解致癌物、营养保健来增加抗促癌剂的作用，从而预防癌症的发生与发展。

现代的基因科学研究成果，已使"上医治未病"成为可能。通过对基因的认识，生命密码被破译，可以预见，在不久的将来，以基因研究为基础的疾病预防和控制技术，将大大降低疾病对人类的威胁和伤害，使人类的寿命得以有效延长。

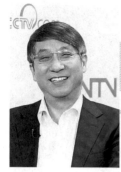

我对治疗"误区"的看法

纪小龙

纪小龙，主任医师，教授，博士生导师，全军解剖学组织胚胎专业委员会委员，全国抗癌协会淋巴瘤委员会委员。

我是做病理研究的。说到病理学，老百姓了解得不多。在国外病理研究者叫doctor's doctor，就是"医生的医生"。因为我们每天干的活，就是回答医院里每个科医生的问题。并不是我们有什么特殊的才能，而是我们都有一台显微镜，可以将病变放大1000倍，看到患者身体里的细胞变成什么样子，可以从本质上来认识疾病。

我认为，最好的保健是顺其自然。不要过分强调外因的作用，而是按照自己本身生命运动的规律，去做好每一天的事情。小孩、年轻人、中年人、老年人，各有各的规律，各有各的养生之道。大家都吃保健品，其实保健品毫无作用。比如男人喜欢吃保健品补肾，但是男性的强壮和性能力，是由身体里的男性激素决定的，不是用什么药物、吃什么食物能够补充的。对于女人来说，化妆品只能用作心理安慰。有的人皮肤干燥，抹一点润滑剂保持水分，那是可以的。但是想用化妆品变得年轻，如果相信广告里宣称的"今年20明年18"，那你就上当了。皮肤是否白皙，取决于皮肤里黑色素细胞产生的色素多和少。我去美国的时候专门考察过，黑人、白人皮肤里的黑色素细胞都差不多，差别在于细胞产生的色素多少。你以为抹了药，就能让细胞产生的色素多一点或少一点，这是做不到的。很多化妆品抹上去之后确实有效果，但它不能从根本上解决问题，你的黑色素细胞是永远不变的。每个人的皮肤都有七层细胞。如果你去做美容，其实是磨掉表层皮肤，就像原来穿着厚衣服，看不到里面的血管，现在磨薄了，血管的红色就明显，看上去就红润了，像抛光一样。所以你做美容以后，会又红润又光亮，显得年轻了。不过，人的细胞替补是有次数的，假如能替补50次，你早早地消耗掉，等你老了，再想替补就没有了。

　　还有运动。运动不能透支，任何运动形式都有最佳的频度和强度，比如心跳，正常人1分钟跳七八十下，你不能让它跳120下、150下。运动的时候，不能超过身体细胞所能够承受的限度。有些运动员并不长寿，因为他的运动强度超过了能够承受的频度和强度。就像蜡烛，燃烧得特别旺，生命一定很快就结束了。

　　我们说，平时大家心跳是每分钟70~80次，不过成年累月都是这种状态也不是好事。如果你每个礼拜有一次或两次，让心跳达到每分钟100次甚至120次（最好不要超过150次），你的血液加速流动，这就等于给房间来了一次大清扫。一个礼拜左右彻底清理一两次，把每个角落里的废物都通过血液循环带走，有助于你身体的代谢。

　　人体的结构很复杂。每个医生都希望手到病除，但是误诊难免。

　　怎样看待误诊？误诊的原因是多方面的，太复杂，但是可以告诉大家一个原则：如果在一家医院被一个医生诊断得了什么病，你一定要征得第二家医院的核实，这是一个最简单的减少误诊的方法。

　　我对癌症研究的兴趣，从20世纪70年代上学时候就开始了。开始的时候充满了幻想、充满了激情。我认为，把所有的时间与精力都用来研究癌症，总能研究出名堂来吧！1978年招收第一届硕士研究生，我就直奔着癌症研究去了。

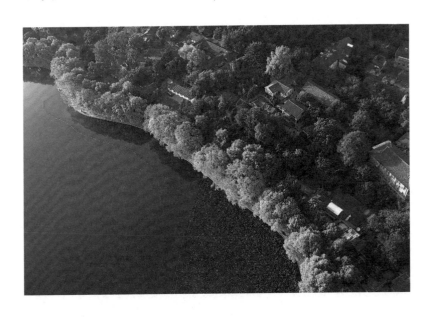

癌症中晚期的时候，想把癌细胞杀死，这个思路是错的，这个时候癌细胞是杀不死的。指望通过医学的办法来解决癌症问题，是很困难的。那么要用什么办法呢？我打个比方任何癌症，就像一个种子，你的身体就是一片土壤。这个种子冒芽不冒芽、长大不长大，完全取决于土壤，而不是取决于种子。种子再好，土壤不适合，它绝不会长出来。那么，怎样改善这个土壤？我们提倡健康体检。癌症早期要治好很简单，问题是怎么发现。著名影星傅彪最后到我这里来看病，他患了肝癌。肝癌多数都经历了乙肝、丙肝，然后是肝硬化，第三步到肝癌。从细胞突变到形成癌症需要5~10年，如果每过半年体检一次的话，它绝不会长成两三厘米的癌。只要提前治疗，在两三厘米以前，肝癌都可以通过手术治疗获得好的预后。

像傅彪这样的案例，如果提前诊治，而不因为工作忙而忽略诊治，是完全有办法挽回的。但是他找到我的时候，已经没办法控制了。他的肝脏切下来的标本我也看到了，太晚了。癌细胞像散芝麻一样，肝脏里到处都布满癌细胞。

我们有责任早期发现肿瘤、早期治疗。如果是晚期癌症，我建议针对生存质量去努力，减轻痛苦，延长生命。针对晚期癌症的治疗不需要做，因为的确没有用。

（浙江领导干部网络学院供稿）

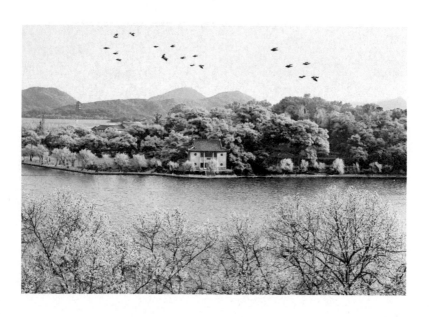

生命健康之"养"

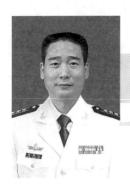

宋剑飞

宋剑飞，南京军区杭州海勤疗养院政委。

生命健康是一个系统工程，各种生命组织之间互相协调，按自身的规律有序运转，那生命就处于一个健康状态；当系统组织之间出现不协调、不和谐的状况时，人就会处于亚健康或不健康状态。当前，人们的生活节奏快，承载着相当大的工作、生活和心理压力，很容易处于亚健康状态，这就需要我们平时通过正确的休养，使机体各个组织达到平衡，促进身心全面健康。休养得当，才有效果。根据生命健康的标准，以及当前人们社会生活的状况及习惯，要重视从养德、养生、养心、养能、养气、养眼六个方面着手。

养德

中国古代哲人早就明晓养德与养生的关系。孔子曰："大德者，必得其寿。"孟子曰："仁者无敌。"老子曰："寿源于德。"孙思邈说："德行不克，纵服玉液金丹，未能延寿。"一个人积善行德，乐施好善，心理和精神长期处于良好状态，体内气血运行正常，阴阳平衡，神经、免疫系统功能调节良好，脏腑功能活动旺盛，那么抵抗力就强，就能保持身心健康。反之，一个没有道德修养的人，一味追求名利富贵，损人利己，胡思乱想，违法乱纪，骄奢淫逸，性情偏激，以及经常处于愤怒、焦虑、恐惧、痛苦、紧张等情绪中，会使体内气血混乱，阴阳失调，器官功能容易衰老，有病难以康复，寿命缩短。养德，是指通过文化交流与互动，提升人文修养，培养健康情趣，增强审美意识，达到强健身心的目的。注重个人的道德修养，培育正确的核心价值观，坚决抵制腐朽文化的侵蚀，塑造美好心灵和良好品质。提升人文素养，学习人文科学知识，在人文科学、人文氛围的滋养熏陶下建立起科学的价值取向、人格模式、审美情趣。一个人的生活情趣，反映了个人对社会生活的情感态度和趣味倾向，从一个方面折射出人的内心的精神道德世界。要全面接触丰富多彩的社会文化生活，广泛参与登山、游泳、健身、旅游、摄影、美食、购物等文化活动，这无疑有助于开阔视野，增加展现自身兴趣爱好的机会，培养和发展健康向上的生活情趣。一个人情趣高不高，关键是看他的审美观正确不正确，是否拥有健康的审美心态，能够正确地观察美、认识美和鉴赏美。就整个社会而言，进步的审美观应当是把具有积极、健康的意义，对人们的精神培养有裨益，有助于人类文明、社会进步的事物和现象视为美；反之，则应视为丑。

养生

健康，是指人的生理、心理和社会的适应度处在较完好的状态。养生，就是通过各种方法增强体质、颐养生命、预防疾病、康复身体，帮助疗养人员保持健康，祛病延年，提高生活质量和生命质量。要把中国传统和现代养生知识及理念，通过一定的文化形式和手段表现出来，使人在耳濡目染中消化吸收，并运用到自我保健中，以调理身体机能，保持和恢复健康，预防和治疗疾病。中医理论认为，人体在受到自然界的各种侵害时，具有较强的机体自愈能力，这种能力就是"真气""元气""正气""肾气""阳气"等。对于外部的侵害，通过养生和一定方式的调理，人体自身就能有效杀灭"敌人"，顺利排出"毒素"，战胜疾病，恢复健康。在中华民族五千年的文明发展进程中，积累了丰富的养生经验，形成了具有鲜明民族特色的中华传统养生文化，包括中医养生、道教养生、饮食养生、四季养生、节气养生、运动养生、精神养生、自然养生等各种理论，以及精细饮食、科学作息、自我保健、习武强身、户外活动、琴棋书画、艺术鉴赏、适度劳作和按摩、推拿、针灸、足疗等多种方法。中华传统养生文化中承载着中国传统文化博大精深的思想内涵，蕴含着"天人合一""阴阳平衡""天行健，君子以自强不息"等诸多深邃的生命哲理，对培养健康的生活方式、掌握科学的健身方法、增进身心健康具有重要的启示和指导价值。学会按照科学的养生理论补充营养、调节作息、调养身心，并针对体内疾病采取有效的疗养措施，其自身抵抗疾病的免疫力就会逐渐恢复和增强，身体也就会迅速得以康复。

养心

所谓养心，是指借助各种自然和社会因素营造的轻松活泼、恬静愉快氛围，在美好的气氛和高雅的

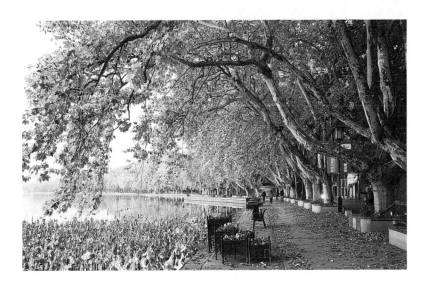

情趣中，放松身心，缓解压力，恢复精气神，预防与摆脱心理亚健康或不健康状态，为工作和生活奠定健康、良好的心理基础。

中医理论认为，"心"并非单纯指心脏，而是有两方面的生理功能，分别是主血脉和主神志。心主血脉包括主血和主脉两个部分，主要为全身的血液在脉中运行，并依赖于心脏的搏动输送至全身，发挥其濡养的作用；而心主神志则是指心统摄人体的精神、意识、思维活动。从心主血脉的功能看，心脏的搏动主要依赖于心气，只有当心气旺盛时，才能维持血液在脉中的正常运行，并营养全身，如果心气不足，就会引发心的诸多病变。而从心主神志的功能看，只有这一功能正常，机体才能保持神清智明、思维敏捷、精力充沛；如果心主神

志的功能失常，人体的精神、思维和意志活动也将受到影响。因此，"心"既主宰着人的精神活动，又能维持气血运行的通畅，是保持身心健康的关键所在。

"病由心生"，说的是保持心理平衡对健康具有十分重要的意义，应把普及心理平衡的方法作为保健的重要内容，以"养心"促进"养生"。开展放松训练活动有助于消除紧张情绪。通常用一定的自我暗示语使自身肌肉放松，学会充分放松脸、颈、臂、腿和躯干的肌肉，降低其紧张度，从而减少身体向大脑传递冲动，使大脑得以休息。肌肉的放松通常与深呼吸密切配合。用文化艺术的形式，普及、练习心理平衡的常用方法，有助于疗养人员恢复快乐的情绪。常用的心理平衡方法有：找人倾诉烦恼、

帮助别人做事、对人表示善意、不要处处与人争斗、对亲人期望不要过高、把困境放一放、对自己不苛求、适当让步、积极娱乐、知足常乐，即心理平衡十要诀。

养能

养能，就是通过健康的生活方式，恢复体能，平衡机能，增强技能，挖掘潜能。通过多种富有文化信息的活动，提高自我保健能力。首先，要树立科学的健康观念。思想引导行为，有了科学的健康观念，才会有科学的保健习惯和能力。要树立"健康最重要，健康主要靠自己"的观念，自觉培养"合理膳食、适度运动、戒烟限酒、心理平衡"的文化素养和行为习惯，尤其是懂得劳逸适度，把工作与休息的关系处理得当，合理安排工作与休息时间。工作任务尽量在上班时间内完成，做到工作时全神贯注，下班后心神松弛，用于休息和完成其他事情；坚持锻炼身体，培养兴趣。要提高健康认知，主动学习健身养心、防治疾病的科学知识，弄清健康的生活方式和行为习惯应该如何养成。尤其是应学会及时排除不良情绪，比如到室外走走，使自己脱离不良环境；找知己者交谈，使不良情绪得以宣泄，得到规劝和安慰；或者搁置起来，把引起烦恼的事情放一放，使不良情

绪淡化；或者换个角度想一想，让不良情绪得以化解，等等。注重学习基本保健技能。学会观测身心变化、早期诊治的常用健身或医疗技术，如测量血压、脉搏、腰围，以及简单的急救处置方法等，提高自我防护的意识和能力。端正对待健康的态度，积极主动地预防和保健。比如，某些人把定期体检当成"麻烦事"，常常忽视自己身体的早期异常和潜隐性变化，丧失了"有病早治"的时机，到头来反而影响到正常的工作和生活。要养成个性化运动习惯，学习体育锻炼的方法，以及太极拳、八段锦、韵律操、广场舞等拳操活动，提高科学运动的能力和效果。

养气

气者，人之根本也。中医理论以中国古代的"精气学说"为基础，认为人是"天地之气"之产物。人的形体构成，以"精气"为最基本的物质。气是人体内活动力强盛的、运行不息的、无形的极精微物质，是构成人体和维持人体生命活动的基本物质之一。它运行于全身脏腑、经络、组织器官，是激发和调控人体生命活动的动力源泉，是感受和传递各种生命信息的载体。人身之气，既有温煦、推动、兴奋、升发等作用的阳气，也有凉润、宁静、抑制、沉降等作用的阴气，两者在对立制约、互动互用中

升降出入、交感合和。气的运动分为升、降、出、入四种基本形式。气运行不息，推动和调控着人体内的新陈代谢，维系着人体的生命进程。气的升降出入运动一旦停息，也就意味着生命活动的终止和死亡。气对人体的生理功能，主要表现为推动、温煦、防御、固摄、气化五种作用。它们密切地协调配合，相互为用，都是人体生命活动中不可缺少的。人的机体各种生理活动，实质上是气升降出入的具体体现。当人体之气运行协调有序时，即"气机调畅"，则人体生命活动稳定有序。一旦出现气机不畅，如气化生不足或耗散太过所导致的气不足，气的某些功能减退，气的运动失常等，则会导致人体血和津液的多种病理变化。因此，养生离不开养气。养气不仅要养生命之气，而且要养阳刚之气，始终保持蓬勃朝气、昂扬锐气和浩然正气。北宋大文豪苏轼说"腹有诗书气自华"。因此，还要以多读培养儒雅、书卷之气，始终保持中气满盈。

养眼

养眼，就是通过浏览风景名胜、历史古迹、人文景点，领略和观赏大自然的美景，帮助开阔视野，缓解压力，调养身心，陶冶情操，培养积极向上的心态和健康丰富的情感。科学研究表明，当人们尽情领略优美的自然风光和人文景观，陶醉于精神享受之中时，机体的各种感觉器官就会最大限度地调动起来，尽可能捕捉更多的信息。形形色色的景观文化信息传入疗养人员的神经系统后，会迅速传导上行，通过对大脑皮质的良性刺激，影响其机体各系统的活动。丰富、美好的景观文化信息对人的机体能够产生以下作用：一是促进和调节机体免疫功能。优美的自然风光和人文景观能使人赏心悦目，陶冶情操，开阔胸怀，提高乐趣。通过神经—内分泌系统环路，可调节机体免疫功能，从而使人们较少患病，或患病较轻容易治愈。二是调节和改善神经系统功能。优美的自然风光和人文景观能起到消除精神紧张和心理矛盾、稳定情绪、改善睡眠和增进食欲的作用。三是心理治疗作用。优美景观能使焦虑、烦躁、忧伤、悲观或苦闷的心态趋于平复，代之以清新、悦目、愉快和欢乐，同时有镇静、放松和陶冶情操的作用。四是血压的调节作用。疗养地环境多优美幽静，空气洁静，适于静心养神、调节机体和大脑功能，可以改善睡眠，调整血压。长期处于景观环境中，能使人情绪稳定，有利于降低血压。

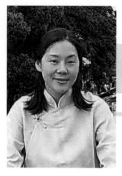

不可小视的四季养生

麻浩珍

麻浩珍,毕业于上海医科大学,乾宁斋国医(药)馆传承人,浙江乾宁健康产业有限公司、杭州正岚文化创意有限公司董事长,中国中医药研究促进会理事兼副秘书长。

在中国传统文化中,一年有春夏秋冬四季,四季当中又分为二十四节气。《黄帝内经》记载"必先岁气,无伐天和",就是从四季和节气与人的养生中,阐明了养生理论的渊源、养生防病的原则和方法。比如,农民种庄稼,什么时间耕、什么时间播、什么时间收,在二十四节气中说得非常准确。时令对人的健康有影响,很多人有慢性病,会在不同的时令交接时犯病,或在不同的季节交替时发病。同样,什么季节、什么时令吃什么食物,以怎样的方式生活,这些也都应与大自然的节律相一致。在养生学中,春夏养阳,秋冬养阴。春季是生发季节,夏季是茂盛季节,秋季是萧瑟季节,冬季是凋零季节,这四个季节的特点直接影响人们的健康。

中医讲究的是"食治病",正如《黄帝内经》里所说:"故智者之养生也,必顺四时而适寒暑。"因时而治,适时而调,这是中医饮食养生的重要内容之一。另外,食补重于药补。随着四季时令的变化,人的一脏一腑、一经一络都与人们日常饮食和生活方式密切相关。一年中阴阳消长,春之温,夏之热,秋之凉,冬之寒,所以,四季应该选择不同的饮食,即中医所说的一年四季的"食治病"。

春季阳气升发,肝脏易受到伤害,宜选择一些平补阳气的食物,例如用高粱、绿豆、红豆、红枣四种食物熬粥,可平和盛阳之气,保护脾胃,同时多吃蔬菜瓜果,有利于肝脏健康。常言道"春令莴苣似黄金",常吃莴苣有助于消除紧张,帮助睡眠;韭菜是良好的抗突变蔬菜,对预防疾病有一定的作用。民间素有"尝鲜无不道春笋"

之说，所以春天是吃笋的好时节。

夏季宜以养脾胃为主，可用莲子、芡实和薏米三种食物熬粥，以祛湿、调节脾胃。夏季骄阳盛而阴气弱，应少吃辛辣、干燥的食物，多吃一些凉性、苦味的食物，如苦瓜、西瓜、丝瓜、绿豆、百合、莲藕等；同时，被称为"初夏水果三姐妹"的枇杷、杨梅、樱桃，都有解热除湿、健脾开胃的功效；同时，夏季也要注意避免心火内生、劳神伤气，还要预防中暑和"空调病"。

到了秋季，暑气逐渐减退，早晚越来越凉爽，但立秋后还有一伏，所以依然要注意防暑。随着立秋后的气温下降，空气湿度也开始下降，人们会感觉到口干、唇干、皮肤干燥乃至大便干燥，所谓的"秋燥"就到来了。立秋则是由热转凉的交接时节，这时阳气渐收，阴气渐长，由阳盛逐渐转变为阴盛，人体也进入了阳消阴长的过渡时期。因此，我认为秋季养生，无论饮食起居，还是心情调整，皆要以养收为原则。从现代生活方式来看，秋冬养阴首先要"润燥"。秋之主气为"燥"，《饮膳正要》中提到"秋气燥，宜食麻以润其燥，禁寒饮"。面对秋燥，要注意补充充足的水分和维生素，适当进食甘润的食物，如芝麻、秋梨、百合、银耳、蜂蜜、荸荠、柚子、萝卜等能起到润燥的作用。秋冬养阴还要注意"安神"，要做到内心宁静，神志安宁，心情舒畅，切忌担忧伤感，即使遇到伤感的事，也应主动予以排解，以避肃杀之气，同时还应收敛精气神以适应秋天容平之气。秋冬养阴的第三个重点是"滋补"，温阳则阴不穷。天气由热转凉，脾胃功能健旺，正是蓄积营养物质的好时机。秋冬可选择一些温润滋养的食物，如防燥不腻的南瓜、莲子、桂圆、黑芝麻、红枣、核桃等有助于阴阳协调平衡。

秋季宜养肺。肺是娇脏，喜润而恶燥，燥邪犯肺，最容易伤其阴液，伤肺会引起干咳少痰。因此，有肺部病史的，如哮喘、慢性支气管炎、慢性阻塞性肺疾病患者，从立秋开始，就要注意对肺的保健，多进食甘润食物，及时补充水分。秋季养肺还要注意"通便"，便秘会导致气逆不降、咳嗽、气喘，因此要养成良好的排便习惯，保持大便畅通。养肺还要注意"减辛"，少吃葱、姜、蒜、八角等辛辣食物。

冬季寒冷，人体阳气潜藏于内，此时人体阴阳消长代谢也处于相对缓慢的水平。冬令进补，是我国传统的防病强身的保健方法之一。"虚则补之，寒则温之"，冬季要适当多吃具有御寒功效的食物，进行温补和调养，促进新陈代谢，提高御寒能力。同时，立冬时节，进行跑步运动能很好地锻炼我们的筋骨。

古代养生保健讲究的是阴阳平衡，"天人相应""天人合一"，人与自然是一个整体。中医从诞生之日起，就与人们日常生活紧密联系在一起，任何人都不能不依赖自然界而独立存在，所以我们要尊重自然规律，顺应自然规律，顺季养生，树立"防病胜于治病"的养生理念，形成顺应自然规律的起居方式，发扬"食补重于药补"的中医饮食文化，形成内外兼修的养生锻炼方式，让中医养生真正融入现代生活，为芸芸众生的健康生活做出贡献！

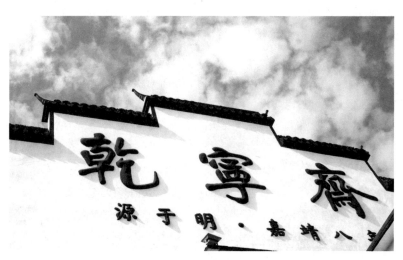

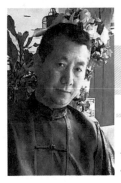

素斋养生

王思源

王思源，浙江绍兴人，现任中国佛教慈善基金会副秘书长，香港国际商会联合体名誉主席。潜心研究医学养生保健，传承古籍秘方。

素食，不等于素斋，并不为佛教所独有，但中国的素食文化与佛门更为亲近则有其渊源。世易时移，素食文化在社会发展中历经流变，并日趋成为时尚。值得关注的是，"新素食"与佛教文化仍然有着难以割舍的"缘"。

佛教传入中国之前，汉地已有素食之风，《黄帝内经》等医书中即记载着古人"养、助、益、充"的饮食观念，提倡"五谷为养，五果为助"，并视素食为一种美德。老庄清静无为的哲学思想，也提倡寡欲养生型的饮食观。很多隐逸的文人志士，崇尚自然，认为吃肉使人气浊，吃素使人气清，因而追求清气，奉行素食原则。

原始佛教并没有规定僧人吃素，而是随缘随化，因此律仪中并没有禁止食鱼肉的戒条，所以今天的南传佛教、藏传佛教的僧人以及北传中的日本僧人都被允许吃鱼肉。佛教在传入中国的初期，还来不及形成中国特色。汉地僧人食素是在1400多年以前，由南朝的梁武帝萧衍首先提出，所以素食是汉传佛教僧人特有的规定。

梁武帝萧衍虔信佛教，曾三度以身舍佛。因其对佛教经典熟稔于心，根据佛经"戒杀生"的规定，于天监十年（511），梁武帝写了四篇《断酒肉文》，并在皇宫"凤庄门"集僧尼千余众，宣唱此文。此文第一次提出禁止僧尼"食一切肉"的主张，并以"王法治问"的强制措施严加管制，从而形成汉地僧人吃素的制度，并一直坚持至今。同时，梁武帝还提倡臣民吃素，并规定祭祀天地神明祖宗的供品，不准用三牲猪头，而改成面粉做的牺牲品。自梁武帝规定僧人吃素之后，佛教倡导素食可谓最力，很多大乘佛教经典明文规定不得食一切众生之肉，并以因果报应、三世轮回观点论证食肉之过失，因此素食便结下了源远流长的佛缘。

过去，素食常常与持斋念佛联系在一起，佛门净素是素食的主流；但近年来，随着健康、环保、慈悲、和平理念的推广，使得民间素食成为时尚，甚至成为个人品位高雅、现代意识浓郁和一个城市文明进步的标志。

素食的原料，过去以青菜、豆腐为主，现在已发展为大豆蛋白、小麦蛋白、魔芋、菌以及海藻提取物等。素食者主要吃的是谷物、豆类、蔬菜、水果、干果及种子。

民素流行的主要表现为个人"素食主义"的盛行和各地素菜馆的兴起。现代素菜馆融合了宫廷素食、佛门净素和民间各大菜系的素食，甚至引入很多西餐的做法。素菜馆主要有两个门派，一是仿荤，重形象逼真、"味妙味肖"；二是全素，但求原味创新，尽量不使用半成品，相比之下，后者似乎更趋时尚。很多素菜馆为了制作纯正精良的素菜，往往聘请佛门素斋掌勺大厨；店主很多都是在家居士，菜馆的布局清静雅致、供奉佛祖，厅名、菜名会选取佛门典故，背景音乐使用佛教音乐，用具也会体现佛教特色，总之在整体设计、细节安排上都会亲近佛门，同时往往会流通、助印佛教文化方面的善本。

现代民素更多积极地接引了佛教元素，秉承佛教饮食传统和文化内涵，融合了宫素的精细、民素的天然、佛素的纯正，选料严格，制作精细，命名雅致，烹饪技法博采众长，色、香、味、形、神、皿、质、养、声、境和谐统一，可称为"新素食"。

总之，中国素食在理念、取材、表现形式等方面都历经了种种流变，然而"新素食"与佛教文化的亲缘关系仍可见一斑。

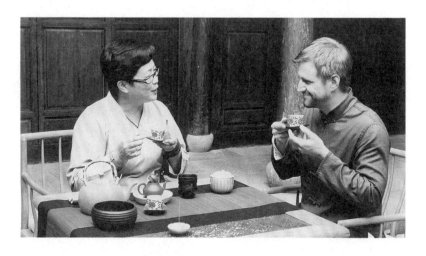

练对太极，修身养性

陈小旺

陈小旺，陈式太极掌门人，陈家沟陈式太极拳协会名誉会长，世界陈小旺太极拳总会会长，中国伍福精英会名誉会长，国家级非物质文化遗产项目代表性传承人。

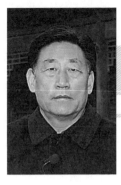

我爷爷是陈式太极拳一代宗师陈发科。我自幼随父辈习武，在承袭家传武学的基础上，继承、发展了陈式太极拳。多年来，我悉心从事太极拳教学，培养出大批国内外太极拳冠军和优秀太极拳手。

太极拳必须练习得法

太极拳有一套非常严谨的练功方法。它遵循人体循环系统的运行规律，并通过特殊的锻炼方式，进一步加强和壮大人体循环系统。练太极拳必须得法，不能以误传误，不能胡练瞎练，否则不仅无法达到养生健体的目的，还会使身体受到伤害。

说起练太极拳，不止一人问过我："练错了怎么办？""练不到位怎么办？""练错"表明练得不得法，"练不到位"表明动作有误差，完全是两个概念。练太极拳不能练错，否则不但不能强身健体，还会起反效果。练太极拳讲究传承，就是为了杜绝练错。当然，新学者开始练太极拳时，确实会出现练不到位的情况。对此不用过分担心，因为人体能承受一定运动误差，只要不超过限值就不会对身体造成影响。

太极拳练对了可以强身健体

人体循环系统包括心脏、血管等，有点像地下的沟渠。当沟渠里水量大、水流急时，即使有尘土和树叶落进沟渠，也会被一下冲走；当水量小、水流慢时，落入沟渠的尘土和树叶就无法全部被冲走。滞留的尘土和树叶会堆积起来，天长日久越积越多，进而影响沟渠的畅通。人体循环系统受风寒湿热、喜怒恐悲惊等影响时，就像沟渠里落进了尘土和树叶。当"沟渠"水量小、水流慢，无法将这些尘土和树叶冲走时，就必须借助外力的帮助，比如练太极拳。

练太极拳时，要以丹田为核心，一动全动（即全身都在动）、节节贯串（即一个关节一个关节地贯串）、一气贯通，这样堵塞人体循环系统的障碍物便会被强大的气流"冲走"，从而达到去淤塞、保畅通的目的。常练太极拳不仅能保持人体循环系统畅通，还能使其功能进一步加强。

除了能增强体质、保健养生外，练太极拳还能防身。当然，现代社会普通人遇到强盗的概率不高，但仍有一些隐形"强盗"会影响我们的生活，比如意外摔倒。记得有一次我们去少林寺附近拍电影，街上很多卖西瓜的人，很多人就跑去买，一些行为习惯不够好的人会把瓜皮随手乱扔，过路人不小

心踩上就会摔倒，瘀青、扭伤甚至骨折的都有。我们这些练太极拳的就没事，因为即使不小心踩上西瓜皮了，身体也会迅速地作出反应，及时调整姿势保持平衡，以避免摔倒或受伤。在日常生活中，许多人喜欢一边走路一边看手机。这些人遇到隐形"强盗"的概率就比其他人高，我建议他们都来学一学太极拳，不仅能增强体质，还能在遭遇意外时保护自己。

太极拳"站桩"里有大学问

人体的"气"像交流电一样无法储存，但练太极拳的人都知道"十年练功，十年养气"。在遵循人体循环系统运行的基础上，通过练太极拳将其进一步加强和壮大，就是养气。反之，练不得法，损害了人体循环系统，就是伤气。《黄帝内经》提到"通则不痛，痛则不通"，意为只要人体循环系统贯通，身体就不会有疼痛。健康人的循环系统是贯通的，各方面平衡且自然。如果人体循环系统出现不贯通，轻则感觉不舒服，重则产生疼痛，甚至患上疾病。中医采用汤药、针灸等治

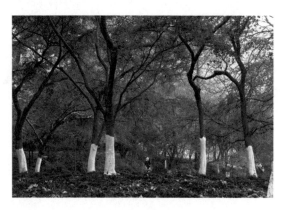

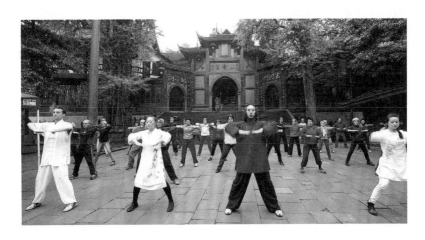

疗方法，目的就是为了疏通堵塞的部位，让人体循环系统恢复正常，最终达到让患者恢复健康的目的。

站桩式是太极拳的基础。站桩的目的是形成以丹田为全身气的核心（注：丹田是小腹部位，脐下三横指为丹田的核心），让身体八面支撑，全身上下左右一气贯通。很多人觉得练站桩式很容易，不就是站着嘛。没错，站桩式就是站着，但绝非是简单地站着。不少人练站桩式时会挺胸抬头，看起来雄赳赳气昂昂很像回事，可这恰恰是错误的。错误的站桩式不仅无法达到强身健体，还可能造成横气填胸，严重时甚至会对身体造成伤害。

正确的站桩式必须双脚方向一致，身体适度放松，手抬起时不多用力，身体站起保证姿势时也不多用力等。

怎样才知道自己站对"桩"了呢？站对"桩"时，身体会发出一些信号：首先是两手感觉发热发胀，接着胳膊感觉发热发胀，最后全身都感觉发热发胀。这是因为我们身体里的"气"已贯通全身，内贯通脏腑，外贯通肌肤。只有站对"桩"，你才感觉到脚底生根、丹田饱满、胸部轻松、头脑安定，有天人合一的感觉。

太极拳用一个站桩式就能达到让人体循环系统贯通的目的。大家别小看了这简单的一站，站桩式是太极拳的预备式，练太极拳就是在预备式的基础上做前后左右、各种各样的动作姿势变化，所以我们习惯把练太极拳动作称为"活的桩"。我们不管练哪个动作，都要以丹田为全身气的核心，这样才能让人体循环系统贯通。一旦气能够全身贯通，就能起到防病或治病的作用。

练太极拳有一个从粗到精的过程：不断缩小动作上的误差，从"练不到位"到"练到位"，是为修身；不断缩小思想上的误差，达到并保持心理平衡，是为养性。练对太极拳就能修身养性，收到养生保健的效果。我们不但要全民的小康，还要有全民的健康，我希望今后有更多的人来学太极拳、练太极拳。

◆ 延伸阅读

太极拳

太极拳是以中国传统儒、道哲学中的太极、阴阳辩证理念为核心思想，集颐养性情、强身健体、技击对抗等多种功能为一体，结合易学的阴阳五行之变化、中医经络学、古代的导引术和吐纳术形成的一种内外兼修、柔和、缓慢、轻灵、刚柔相济的中国传统拳术。

作为一种技击术，太极拳的特点为"以柔克刚，以静待动，以圆化直，以小胜大，以弱胜强"。它的技击法遵循阴阳之理，以"引化合发"为主要技击过程。技击中，由听劲感知对方来力大小及方向，"顺其势而改其路"，将来力引化掉，再借力发力。太极拳可归纳为八种劲：掤（用于化解或合力发人）、捋（用于借力向后引力）、挤（对下盘的外掤劲）、按（对上盘的外掤劲，或作反关节拿法）、采（顺力合住对方来力，或作拿法）、挒（以侧掤之劲破坏对方平衡）、肘（以肘尖击人）、靠（以肩膀前后寸劲击人）。

传统太极拳门派众多，常见的太极拳流派有陈式、杨式、武式、吴式、孙式、和式等派别，各派既有传承关系，相互借鉴，也各有自己的特点，呈百花齐放之态。2006年，太极拳被列入中国首批国家级非物质文化遗产名录。

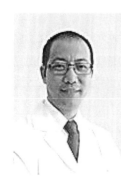

生命在于动与静的平衡

尤玲华

尤玲华，运动医学副主任医师，国家游泳队、浙江游泳队科研医务人员，曾任浙江体育职业技术学院体育医院副院长，杭州尤看运动医学诊所创始人。

有人说"生命在于运动"，有人说"生命在于静止"……经常会有人问我，跑步好不好？爬山好不好？到底是像运动员那种运动型的人更长寿，还是像乌龟那样慢慢地行动或静止不动的人更长寿呢？运动对于人来说是好处多还是坏处多？什么样的运动才是我们需要的？

要回答这些问题，真的就像问我们要不要吃饭一样，不是该回答吃不吃，而是吃什么、怎么吃、吃多少、什么时候吃。那么，我们就从科学的角度谈谈人们最熟悉的跑步运动吧。

运动的这些好处，你不一定知道

人体有八大系统：呼吸系统、循环系统、消化系统、神经系统、运动系统、内分泌系统、泌尿系统、生殖系统。它们就好像一个公司的八个部门，当其中一个部门运营不畅时，就会影响到其他部门的运营。当其中一个部门出现问题时，要在尽可能保证其他部门正常运营的情况下，解决该部门的问题，而不是让其他部门都停止或减少运营。跑步这项运动和八大系统的功能都有密切的联系，当身体进行运动时，运动系统负责运动功能，呼吸系统摄入氧气，循环系统运输氧气，消化系统提供能量物质，神经系统发挥指挥协调作用，内分泌系统控制身体的激素水平，泌尿系统排泄代谢废物，生殖系统生产肌肉分解和合成的激素。运动是一把"双刃剑"，跑步亦如此。当运动强度和运动量不足时，不能对机体形成有效的刺激，机体各系统能力也就不会提高；当运动强度和运动量超过机体的能力范围时，机体就会出现各种疾病。因此，科学的运动可以通过提高八大系统的功能从而提高身体的健康水平，反之就会对身体造成伤害。

究竟什么运动适合我

人体运动的能量来源于糖、脂肪、蛋白质的分解代谢，这些物质的代谢顺序和我们传统花钱的方式是一样的（在没有支付宝的年代）。如果自己身上的现金用光了，最快的方法是向身边的朋友借，然后花光银行卡里的钱就开始卖债券、股票割肉，最后是拆房、卖地。

能量的供应顺序和花钱一样，短时间运动分解的是糖，长时间运动分解的是脂肪，如果开始分解到蛋白质时，就说明我们的运动量实在太大，开始威胁到身体的基本结构了。因此，运动的目的决定我们将要选择什么样的运动，提高跑步的速度，还是锻炼心肺功能，或是减肥，所采取的运动强度、运动时间、运动密度就会不一样（见下表）。

代谢供能的顺序与传统花钱方式一样

代谢类型	供能物质	供能时间	作用	花钱方式
磷酸原供能	磷酸原	6~8秒	冲刺跑	现金
糖酵解	糖	2~3分钟	快速跑	向身边的朋友借
糖的有氧氧化	糖	1~2小时	锻炼心肺功能	去银行取
脂肪的有氧氧化	脂肪	1小时以上	减脂肪	卖债券、股票
蛋白质的有氧氧化	蛋白质	更长久	减肌肉	拆房、卖地

随着"互联网＋"时代的到来、智慧运动的普及，仿佛一夜之间，全国人民都爱运动了，大大小小的马拉松比赛，各种跑步软件支持大家日晒万步，跑步成为一种社交方式、一种时尚。但是，如果不分年龄，不了解自己的能力，不了解身体受伤的风险，就会产生各种伤病，甚至付出生命的代价。

以健身和减肥为目的的跑步，要注意以下问题：

（1）强度应该控制在有氧运动范围，专业运动员可以用心率和血乳酸表示，一般人群可以用心率掌握自己的运动强度：最大心率＝220－年龄，有氧运动的强度为最大心率的60%~80%。

（2）每次运动时间以不出现症状为标准，比如胸闷、气急、头晕、恶心、关节疼痛等。最好采用间歇跑（跑停）。

（3）运动总时间控制在1~2小时以内。

（4）对于初学者或老年人，不要用脚跟着地方式，建议使用全脚掌着地，避免出现膝关节损伤、跟腱炎、应力性骨折。相对专业的人员，可以用前脚掌着地跑，但要加强肌肉力量训练。

（5）跑步时，通过呼吸和步频的关系控制节奏，比如呼吸一次跑4步，达到匀速跑。

（6）跑步时，了解自己的足弓是扁平足、正常足还是高弓足，选择适合自己的鞋子。

你真的适合跑步吗

（1）在决定把跑步作为自己的锻炼项目前，要进行体检，了解身体各机能的健康状况，比如有没有高血压、心脏病、糖尿病等。

（2）自我测试两个动作

单脚站立：一腿支撑，另一腿抬至大腿平行地面、小腿垂直地面，观察支撑腿是否稳定，踝关节、膝关节、髋关节是否在一条直线上，骨盆有没有倾斜和旋转。

单脚站立微蹲：单脚站立后，让支撑腿微蹲15°左右，观察支撑腿是否稳定，支撑腿膝关节有没有内扣、踝关节、膝关节、髋关节是否在一条直线上，骨盆有没有倾斜和旋转。

单脚站立是走路分解动作最困难的支撑期，如果没有疼痛，说明可以完成步行运动。单脚站立微蹲是跑步、爬山、爬楼梯分解动作最困难的支撑期，如果没有疼痛，而且稳定，说明可以完成跑步运动；

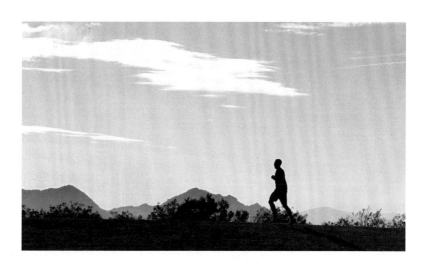

否则，就像汽车没有做四轮定位一样，跑得越久，跑得越快，关节的损伤就会越大，这也是膝关节滑膜炎久治不愈的主要原因。

（3）通过国民体质检测11项，初步了解自己的运动能力：体重、身高、纵跳、台阶试验、坐位体前屈、俯卧撑、选择反应时、闭眼单脚站立、握力、肺活量、一分钟仰卧起坐。可以到各体育中心接受免费的国民体质检测。

（4）到专业的运动医学康复机构，通过生物力学检测了解运动损伤风险。

（5）关节活动度检测：踝关节、膝关节、髋关节、肩关节、腰椎和胸椎活动度。

（6）关节力量检测：踝关节背曲、趾曲、内外旋、内外翻，膝关节屈伸等。

（7）平衡测试：静态平衡、动态平衡。

（8）足底压力测试：了解足弓类型、压力分布、重心位置等。

运动不能承受之痛

急性运动损伤

在运动中如果发生急性运动损伤，需要及时处理，以避免对机体造成不可逆转的损伤，急性运动损伤我们需要记住RICE原则：

R：休息(Rest)　当伤害发生时，应立即停止运动，经医生诊疗包扎后才可继续。千万勿逞强，以免伤害扩大。

I：冰敷(Ice)　冰敷冷疗法，就是将冷剂或冰块、冰水袋，直接覆盖于受伤部位，受伤后愈早冰敷愈好，勿隔着衣物或绷带冰敷，直接接触皮肤最好。冰敷时间以15分钟为原则，暂停10分钟再做一次；严重扭伤或肌肉裂伤时，可重复4次。

C：压迫(Compress)　通常以贴布或弹性绷带包扎，略紧压迫可预防患部出血、肿胀，减轻疼痛感。

E：抬高(Elevate)　让患者抬高受伤部位或躺下，让受伤部位高于心脏，使血流速度减缓，降低血流量与肿胀程度。

肌肉拉伤

如果是肌肉拉伤，应让受伤肌肉处于拉长状态下愈合，在下次用力运动时，正常的肌肉就会先受力，避免受伤产生的瘢痕组织反复拉伤，即所谓的"拉长愈合"。

踝关节扭伤

人们一般认为踝关节扭伤，只要休息一段时间自己就会痊愈，但实际上，很多患者碰到长期反复疼痛，走一段时间路就会肿胀，同一只脚反复扭伤的现象。主要原因是没有进行很好的功能康复，没有恢复踝关节的活动角度、力量、平衡、本体感觉功能，长时间出现以上症状的患者，需要寻求专业的运动康复机构帮助。

滑膜炎、跑步膝、髂胫束综合征

对症处理：利用药物、手法治疗、针灸、推拿、封闭、小针刀、手术等方法解决肿胀、疼痛问题。

对因处理：从生物力学和运动学角度分析受伤原因。膝关节是一个稳定关节，踝关节和髋关节是需要灵活的关节，由于某种原因引起踝关节和髋关节的活动受限时，要想完成下蹲、步行、跑步等功能动作，膝关节就会出现不稳定动作，由此产生的压力就会传递给周围的滑膜、软骨、韧带、肌腱，引起炎症反应；由于关节周围的肌肉力量不足或力偶的不平衡，造成关节不稳定或骨骼运动轨迹异常，比如臀中肌无力引起大腿外展无力，运动时膝关节就会出现内扣现象，造成膝关节周围压力异常，产生各种疼痛；扁平足患者，足外旋带动小腿外旋，膝关节造成一种旋转的压力，产生症状；如果同时有臀中肌无力和扁平足，膝关节就会产生"拧毛巾"效应，造成非常大的压力。同时，如果肌肉耐力不能承担运动需求时，肌肉疲劳后也会造成骨关节不稳定现象。因此，对因处理的原则是恢复关节的活动度和稳定平衡，形成正确的运动模式，然后增强肌肉耐力，用功能性鞋垫矫正扁平足。

运动损伤后恢复

运动损伤后常用的恢复方法有：训练学恢复手段、营养恢复手段、医学和生物学恢复手段心理恢复手段。特别强调小腿、大腿、臀部肌肉的拉伸。

损伤康复后还能运动吗

我在医院门诊时常会遇到这类患者的提问，因为各种原因参加运动，出现伤病，就认为运动不好或"我不能运动"，从此不再运动，导致肌肉萎缩，关节不稳定产生疼痛，然后到医院治疗，严重的甚至导致瘫痪。其实这些都是错误的认知造成的。正确的做法是受伤后或出现疼痛时，立即到骨科或运动医学门诊，医生会先排除手术治疗（如果需要手术的话就手术），患者经过治疗后，在专业医生指导下进行一段时间的康复训练，完全康复后就可以进行科学运动了。

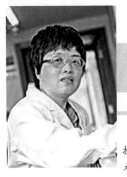

从小练习太极拳，肾炎悄悄跑了

俞东容

俞东容，主任医师，浙江中医药大学兼职教授，硕士生导师，国家级名中医王永钧教授的学术继承人。

肾病，许多人在不经意间发现，谈之色变，不过我就是用中医方法和太极拳治好了自己的肾病。

我小时候体质不好，还得过肾炎。为了治病，我开始练习太极拳，常年坚持食疗食补。如今，肾炎好了，我还专门做了研究课题，研究太极拳对于肾病患者康复的好处。

为治肾炎从小练习太极拳

我小时候体质差，医生说我有肾炎，读小学时，因为身体不好，我基本没上过体育课。我练习太极拳的渊源始于小学三年级。那时因为肾脏不好，受到父亲的影响，开始练习太极拳，神奇的是，当时坚持了几年，我的肾病竟然好了。后来慢慢停下来了，没有去细细研究其中的奥妙。成为医生后特别忙碌，有时一天门诊坐下来浑身僵硬，思维也不敏捷了，我又记挂起了健身，由于太忙，只能去健身房出出汗。跳操、瑜伽我都练过，最终觉得还是太极拳好，亦动亦静，力量可大可小，尤其适合体质不太好的亚健康人群和康复患者。

每周三和周五晚上，我都要打1小时太极拳，如今18式和42式学得差不多了。这一年半下来，我感觉思维和行动更敏捷了，有时一天不练就浑身难受，有条件的话，晨间穿上宽松的衣服，去湖边公园打太极拳最好。

与太极拳结缘，有年少时的情结，有导师王永钧教授的提示，也有面对患者寻求康复疑问的追寻，但最主要的还是太极拳本身的魅力。太极拳不仅舒展身姿，调整经脉血气，而且放松内敛，精神压力在太极运动中得到化解；太极拳的很多理念与中医有相通之处，中医讲究阴阳和谐，调和阴阳为其治疗目的，而太极拳以静制动，以柔克刚，与此相同。平时，我常推荐身边人打太极拳，不过许多年轻人一听就摇头，误以为太极拳是老年人的运动，其实不然，打得好、打得到位的太极拳，运动量是很大的。

为此，我还专门做了一项课题，研究太极拳对于肾病患者康复的好处。许多肾病患者在我的影响下，也跟着练起了太极拳。

十七八岁开始吃膏方

许多人认为，年纪太小不适合进补，但是因为我自己身在中医世家，受父亲影响，很小就开始吃起了膏方。

我大概从十七八岁就开始吃膏方。记得那时上高中，家里人自己熬膏方，主要原料就是阿胶，补血、养颜。我从不上体育课，也是因为体质的问题，每年冬至，都要吃膏方调补。老底子吃的阿胶，其实就是现在的清膏，特别适合气血不足的人服用。

每次买来阿胶，都要先加热熔化，放入黄酒，开小火搅拌；再加入炒过的核桃、芝麻碎后放凉冷却。每天早晚各吃两次，每次空腹吃一勺。后来年纪大了，我会在膏方里加入补气、补血的中药食材。不过这些还是要因人而异，阿胶并非适合每个人，如慢性肾功能不全的患者就不宜服用阿胶，也不宜过多食用核桃、芝麻等含磷高的食物。

膏方一年四季都可以吃，但冬季是进补的最佳时节，冬至开始吃最好。每到秋季，我还会用梨、冰糖、百合煮水喝，可以养阴。如果体质偏干，还可以喝喝花茶。

我睡眠质量不太好，平时生活和工作中很少喝绿茶、咖啡，我喝得最多的就是花茶。花茶怎么喝也有讲究，我会用玫瑰花、茉莉花泡水，加入蜂蜜，特别适合体质偏干的人。

秘制芝麻膏健脾补脑

在饮食调补方面，我总结了一些心得。天凉快了，我会买来芝麻，炒熟后磨成粉，放入蜂蜜搅拌成膏状后常温保存。为什么要炒熟？因为生芝麻滑肠。每次，我都

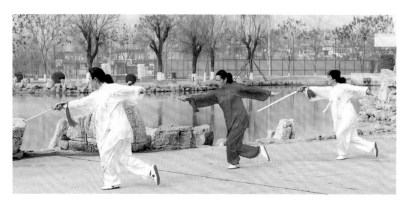

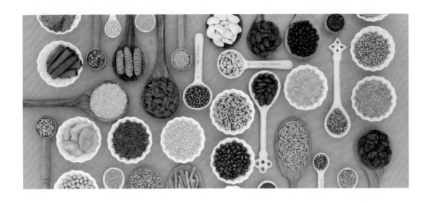

要做好几个搪瓷罐，每天早晨吃一勺，可以健脾补脑。要注意的是，舌苔腻、胃口不好、大便偏烂的人不适合服用。

秋季还可以吃核桃，我每天要生吃两颗大核桃，除了补脑，其中的氨基酸、不饱和脂肪酸都对身体有好处。

我从不吃含有多种成分的补品，在家里吃得最多的就是杂粮，早餐和晚餐都吃，种类有番薯、芡实、山药、豆类等。芡实和山药有健脾作用，红豆补血、绿豆清热。

有时，我煮饭时会在饭上蒸几段山药；有时我用芡实、小米、番薯熬粥；有时我用绿豆、红豆、红枣、米仁煮汤喝。每个周末，我都会利用空余时间熬上一锅杂粮粥，吃上一两天，这个习惯常年坚持。要说杂粮有什么好处，它的热量不会过高，还有健脾化湿的作用。

吃饭最好用餐盘

肾病起病隐匿，许多人起初连蛋白尿都没有，一旦体检查出已经比较严重了。不过得了肾病心态要好，要定期检查，饮食起居也至关重要。控制得好，疾病就能缓解。

有的患者什么都不敢吃，这是不正确的，饮食要讲究度，掌握一定的量即可，做到每天定时、定饭、定餐吃。不管是健康人还是患者，都不能暴饮暴食，我建议最好用餐盘吃饭。平时聚餐，往往不知道自己吃了多少，家里烧好菜，可以将菜适量夹到餐盘里，这样就不会多吃。

要预防肾病，应该坚持每年体检，尤其要注意生化指标，看看其中的肌酐、尿酸有没有升高，这是肾功能是否损害的标志。平时，如果身体容易疲劳、夜尿增多、晚上脚肿、小便泡泡多消不掉就要重视，赶紧去医院看看。

为什么节食这么"难"

桑德拉·阿莫特

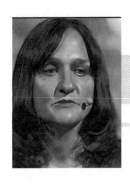

桑德拉·阿莫特，神经学家。

三年半前，我做了人生中最棒的一个决定，作为新年的新决心，我放弃了节食，停止了对体重的忧虑。我开始谨慎地对待进食。现在，只要饿了我就吃，结果我居然还减了10磅（4.54千克）。

我13岁时开始第一次节食，现在看看那时候的照片，我想我需要的不是节食，而是一名时尚顾问。但当时我认为自己需要减肥，我感到自责。在接下来的30年里，我开始了各式各样的节食，无论我采取怎样的努力，我减去的体重总是会反弹回来，我确信你们中的很多人能体会这个感觉。作为一名神经学家，我很疑惑，为什么这如此困难。很显然，你的体重取决于你吃了多少和你消耗了多少。

但绝大部分的人没有意识到的是，饥饿和消耗是由大脑掌控的。大多数情况下你甚至不会意识到你的大脑在后台做了很多事。这很

好，因为你的意识很容易被分散。当你专注于电影的时候，你不需要注意你的呼吸，亦可自由畅快地呼吸。你不会因为思考晚餐吃什么而忘记如何行走，你的大脑对于你的体重有着自己的一套想法，无论你有意识地在想些什么，这被叫作你的设定值，但那是个误导人的术语，因为事实上它是一个范围，在10~15磅（4.54～6.81千克）内浮动。你可以通过选择生活方式来改变你的体重，在这个范围内上下浮动。如果要超出这个范围，将是非常困难的。

大脑的一个部分叫下丘脑，它调节着你的体重，你的大脑有十多种化学信号会告诉你的身体去增加体重，还有另外十多种信号会告诉你的身体去减重。这系统的工作原理就像恒温器，对身体接收到的信号作出反应，通过调节饥饿感、活动、新陈代谢，根据条件的变化维持你的

体重。这就是恒温器的作用。

恒温器会根据房屋外部天气的变化不断调节，从而保持室内的温度恒定。现在你可以通过在冬季打开一扇窗来调节室内的温度。但这个动作并不会改变恒温器的设置，恒温器对此的反应是打开"火炉"，把屋内的温度调节回温暖的状态。你的大脑就是这样工作的，当你体重减轻的时候，它会用有效工具让你的体重回归，回归到它认为正常的状态。如果你减重过多，你大脑的反应就是你快饿死了，无论你最初是胖还是瘦，大脑的反应都是一模一样的。我们非常希望我们的大脑可以感知自己是否需要减重，但它不能。如果你真减去了很多体重，你会感到很饿，你的肌肉会消耗更少的能量。哥伦比亚大学的鲁迪利贝尔博士发现那些减去体重10%的人们消耗的热

量比未减重之前少250~400卡路里（1.05～1.67千焦），因为他们的新陈代谢被抑制了。这些热量等于相当多的食物中所含的热量，这意味着一个成功的节食者必须比和他相同体重的人少吃那么多食物。

从进化的角度，人的身体对减重的抵制情有可原，当食物匮乏时，我们的祖先依靠身体中储存的能量生存。当食物充足的时候，依靠食物中的能量生存。当食物充足时增加体重，将会确保他们在下一次食物短缺的情况下能够生存下来。在人类历史进程中，饥饿一直是比吃撑更大的问题，这说明了一个非常可悲的事实，设定值可以增加，但几乎不会减少，现在如果你妈妈跟你说，生活很不公平，这就是她所说的情形，节食成功并不会降低设定值，即便是你已经减轻体重长达7年之久，你的大脑一直会想着把减掉的体重增回来。如果减重是因为长时间饥饿造成的，这是合情合理的反应。在充斥着快餐的现代世界，这种反应并不适用于大多数人。

改变饮食环

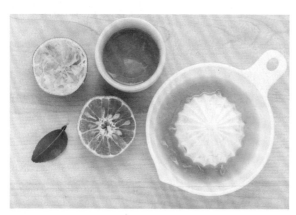

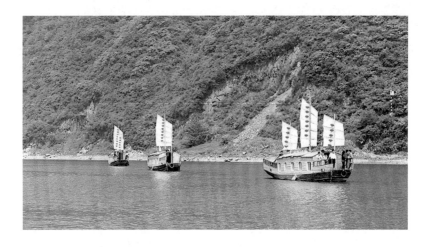

境将成为解决肥胖问题最有效的方法。不幸的是，短暂的增重可变为永久的增重，如果你长时间处于超重状态，对于我们大多数人来说可能是若干年，你的大脑就会觉得这是新的正常状态。

心理学家把"吃货"分成两类，一类人靠本能的饥饿反应去吃，另一类人则是用意志去控制饮食，就像大多数节食者一样，我们称他们为本能型食者和自控型食者。有趣的是本能型食者很少会超重，而且他们会花较少的时间思考吃什么东西，自控型食者则更容易受到广告、超大分量和自助餐的影响而造成饮食过量。一个小小的放纵，比如一勺冰激凌更有可能在自控型食者中导致暴饮暴食的结果，在这种节食和暴饮暴食的循环下，孩子们特别容易受到伤害。一些长期研究表明，青少年初期节食的女孩在5年之后超重的可能性，是未节食者的3倍，即使他们一开始体重正常。所以这些研究发现预示体重增加的因素，也预示着饮食失调的产生。

现在我们看看在超重者身上会发生什么。那些没有任何健康习惯的人有更高的死亡风险，仅仅增加一个健康的习惯就会让超重的人回到正常范围。对于那些没有健康习惯的肥胖者，这种风险极高，比那些在研究中最健康的人群高7倍。健康的生活方式也能帮助肥胖的人。事实上如果你只看有4种健康习惯的组，你会发现体重无关紧要，你可以通过控制生活方式来控制自己的健康。

节食并不是非常值得信赖的，节食5年之后，大多数人体重会反弹，其中40%的人甚至比原来还要重，如果你想到这些解释的一般结果是在长期过程中更有可能增重而不是减重，如果我已经让你相信节食会带来一些麻烦，那么下一个问题便是你会做些什么？我的答案简单说，就是留心，我并不是说你需要学着调整或开始练习瑜伽，我指的是在吃上面多加注意，学会了解身体发出的信号，这样可以让你在饿的时候吃，在饱的时候停下来。因为大量的增重归结为在并不饿的时候吃东西，你该怎么办？允许自己尽可能地吃，然后找出吃多少才能让你感觉舒服。你需要一心一意坐下来吃一日三餐，当你开始吃和吃完之后，想想你的身体感觉如何，让你的饥饿感决定，你应该什么时候停止。

我花了差不多一年才学到这些。但是我做这些确实很值得。在食物面前，比起之前，我变得更加释然，我经常不去想它。我会忘记家里有巧克力，这就像外星人控制了我的大脑一样，生活变得完全不同了。我需要说的是，如果你不是经常在你不饿的时候吃东西，这个方法可能不会让你减重，但是医生们并不知道可以让很多人都能显著减重的方法。这就是为什么现在很多人专注于防止体重增加，而不是让体重减轻，我们需要面对现

实，如果节食有效的话，所有人现在已经瘦下来了。

为什么我们一直做同样的事情，并且期待不同的结果，节食似乎是无害的，但是它确实会带来很多附带的危害，在最坏的情况下，它会危及生命。体重的困扰会导致饮食混乱，特别是在小孩子当中出现。在美国，80%的10岁女孩说她们在节食，我们的女儿们学会的是用错误的标尺来衡量她们的价值，即使结果很好，节食还是既浪费时间又浪费精力。它消耗一种意志，而你可以将其用在帮助你的孩子完成作业，或者完成一项重要的计划，因为意志十分有限。任何依赖坚持不懈的行动计划，当你把注意力分散到其他方面的时候，最终一定会以失败告终。

我来让大家做一下最后的思考，假如我们告诉所有节食的女孩们，当她们觉得饿时吃东西是可以的，将会怎么样？假如我们教她们控制她们的饮食，而不是惧怕它，我想她们大多数会变得更加快乐健康。当成年之后，她们中很多人可能会变瘦，我真希望在我13岁那年，有人告诉我这些。

（浙江领导干部网络学院供稿）

看手辨健康

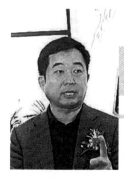

刘剑锋

刘剑锋，医学博士，中国中医科学院广安门医院干部特需门诊主任医师，中国中医科学院医史文献所民间传统医药研究室主任、研究员，中国中医科学院研究生院导师、教授。

一个人的身体状况除了通过体检看具体的指标之外，是否还有更简单的方式？答案是有。我们出门前习惯于照照镜子看看自己的头发、服饰、妆容是否得体，那么，看我们自己双手的气色同样可以了解我们每个人的健康状态，双手的气色在一定程度上反映出我们身体内的情况。

经过几十年的实践，目前有43个国家和地区的3万多名学生经过专业培训，通过看手辨健康已有一定的准确性，但它只是一个提示性的诊断，并不是万能的。

那么，如何辨别我们是否健康呢？首先，观察颜色。正常人的手掌颜色通常是红润有光泽，颜色比较均匀。如果发现手掌晦暗枯槁，白、红、青、黑、黄五种颜色比较突出，或者在某个位置上特别明显，那么这个位置对应的区域可能会有问题。不同的疾病呈现出不同的颜色，经过20多年的临床实践，发现有70多种常见病、多发病，都能在手掌被发现。在观察手掌的时候有个"灯下不观色"原则，在自然侧光的情况、放松的状态下观测就可以，同时注意手不要举得太高或放得太低，否则因重力作用会对颜色产生影响。

如果观察到手色偏红，多有湿热。这类人群通常舌苔偏厚，在饮食结构上多食用肉类、油腻的偏咸的食物，其本身比较怕热、容易上火。按照西医的说法是血脂高、血糖高、尿酸高。对于这些人群，平时可以选择生普洱来品饮，它性偏凉，有清热降脂的作用。而除了普洱茶之外，可选择代茶饮的方子，口感较好且综合效果较前者更佳，如山楂、荷叶、绞股蓝以1:1:1的比例结合的饮品，山楂健脾开胃、荷叶利尿、绞股蓝有降血脂的作用，从标到本，其清热、降血脂的功效比较明显。在饮用时，建议大家最好煮一下，效果比单纯用开水泡好。若希望清热的作用更强劲些，更好地祛除身体内的热同时还能降血脂，可选用三七粉，一次3～6克，一天不超过9克，用汤勺服用即可。

如果手掌红得不严重，或仅停留在一个小区域中，也代表体内有热，心脏病的热、胃热、糖尿病阴虚内热都是热，不同的部位反映不同的情况。心区有热是比较常见的一种情况，心烦、胸闷、失眠都是心区有火的表现。心区的热反映在手掌上的大鱼际位置，即拇指的掌指横纹以下的部分。有心火，可选择莲子心茶来品饮，因为它有去心火的作用，也可通过在大椎下放血拔罐的方式达到去心火的目的。

中指第三节（近手掌）反映的是头区，这个位置发红说明肝阳上亢，肝阴虚后产生的肝阳上亢会导致高血压，产生头涨、头蒙以及耳鸣的现象。而这个位置呈现老茧色，说明病程有些长，红色发棕，一般是病情有些减轻，这是疾病引起的成色，用刀片刮去上皮的方式不管用，是刮不掉的。而引起高血压的因素很多，需要治病求因，因此治疗比较麻烦。年轻人的高血压多半是由颈椎引起，吃降压药、喝芹菜汁没什么用。高血压本身不可怕，怕的是并发症，需要预防脑血管的问题。三七粉在临床试验对预防心脑血管和高血压引起的并发症中有确切疗效。三七的植物类叫作五加科，有补气、活血的作用，它和人参同为一科，所以又叫参三七，可以在医生的指导下适当服用一些。高血压分阳亢、气虚、血瘀几型，降血压需要标本兼治，从中医讲，需要根据不同的体质来控制血压。

小拇指的下方，从无名指向下画一条直线，下三分之一处叫小鱼际，此处发红的人阴虚内热，往往血糖会偏高。阴虚内热者体内阴液亏虚，会出现口渴口干的现象。若需控制血糖，首先要将体重调整到相对比较正常的状态，药只能治标，我们需要治病求因。药食同源，西洋参可以补气养阴，葛花可以解肌生津，麦冬可以滋阴，三者相加可补气养阴。血糖高的人往往不太有力气，经常有疲劳的感觉，饮此三者相加的代茶饮，能补充力气，口干口渴的现象也能得到缓解，可以解决阴虚内热，且麦冬、西洋参偏甜，口感比较好。年轻女性如果小鱼际发红，反映的是雌激素分泌不足。

看病是认识问题，调理是解决问题。调理的方式多种多样，在我们生活中最简单的方式叫作击掌疗法。方法是：双脚与肩同宽，脚尖稍微内扣，大脚趾有肝经的井穴，脚尖内扣时会刺激穴位，经络之气开始运动，有略胀的感觉，手臂升起手肘朝下，双手放松，掌心向内击掌，敲打十几分钟后，会发现手掌微红、微紫，接着用手掌打手背，若是颈椎和腰椎不好，会有相应的反应。坚持一段时间后，对身体会有好处。

炁脉养生，激活你的免疫系统

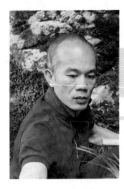

刘清源

刘清源，炁脉养生文化体系始创人，道家修炼者，中医世家之后。

我们或多或少都曾有过这样的疑惑：为何体检没问题但人总是觉得不舒服？为何同样的疾病总是反复发作？坊间的解释非常多，这种状况其实就是我们常说的亚健康，按照炁脉学说来看，其真正的根源在于"炁"（与"气"同音）。

虽说"炁"同音"气"，但并非单指空气。我们的祖先造这个字的本意，是既用肉眼无法看见但又存在的那种能量。而每时每刻都在影响着我们的这股能量在人体内运行的轨道就是"炁脉"。

炁也分阴阳：一个都不能少

和中医传统的"阴气""阳气"概念不同，"炁脉养生"将降生时带来的体内能量称为"阳炁"，依靠消化系统摄取的五谷能量称为"阴炁"。"阳炁"决定了生命的长短荣衰，"阴炁"提供了人体必需的营养和日常能量。炁脉学说认为，普通人的"阳炁"不足，必须要靠"阴炁"的补充、荣养才能维持身体的健康运作，"阴炁"在滋养人体的同时却又产生大量的废物与垃圾，也就是我们所说的"病气"。仅通过排泄系统排出"阴炁"之残余远远不够，依然有大量的"垃圾"留存体内而影响健康。

我常常跟来做调理的朋友打这样一个比方，以帮助人们了解祛除"病气"的重要性：潮湿的屋子中有张木头桌子，有个部位（病灶）腐烂了（生病）需要修理（治病）。木匠（医生）用刀切除了腐烂的部分（手术等治疗），镶嵌了新木头并重新上漆。一切完美如初。可是不久，桌子的老地方或者其他部位（病灶）又烂了（复发、转移）！另一个人，招来木匠重新处理后又打开了窗户，散去了屋内的湿气（病气），并时时保持屋内的干燥（调理），那张桌子再也没有腐烂过！

丹田洗百脉：人体免疫的"隐形担当"

那么，如何让身体维持健康的动态平衡，什么才是"治未病"的关键，如何才能提高自身免疫力？

炁脉是否就等于经络呢？经过临床研究，源自道家养生学的"炁脉养生"所指的炁脉，可说大部分和经络相合。所有炁脉所属的轨道其实都会经过丹田，我们在长达20余年对炁脉的研究中发现，丹田实际上担任着清洗全身"炁脉"之中运行的"炁"的重任。去芜存菁，滋养全身，以丹田为枢纽的炁脉系统，就像是我们人体免疫力保障系统的隐形担当。它和西医所指的免疫功能系统协同作战，为人体健康日夜护航。

可是问题来了。常人的丹田基本处于休眠状态，微弱的功能使之无法全部完成身体所需的转换"阴炁"的工作。日积月累，人体内"阴炁"产生的"毒余"物质和能量越来越多，西医所说的免疫力下降情况日益严重，亚健康便随之而来！这该怎么办呢？

外挂丹田：人工激活免疫系统

炁脉学说认为，既然丹田是阴阳二炁的枢纽过滤器，既然常人的丹田休眠了，那就外挂一个丹田。只要激活丹田的部分功能，身体清洗"阴炁"的能力就会大幅增强。其功效等同于用外力帮助人体完成自我修复与更新，激活人体免疫系统。

炁脉理论认为，正因为炁脉受到"垃圾"的阻塞，无法顺畅运行产生了"痹证"，才导致了所谓的"亚健康"，只要清除"后天之炁"造成的瘀滞，使体内的"先天之炁"得到净化，就能改善"亚健康"状况。这也正是"治未病"的道理。

改善亚健康：炁脉养生这样做

那"炁脉养生体系"到底是怎么做的呢？一般来说，炁脉养生用三种方法进行：洗炁式泡脚、排毒式行罐、循经式推拿。看似简单，实则内涵丰富：泡脚出大汗，实为"洗炁"，将体毒翻江倒海一样激荡起来更易排出；排毒式行罐，通过道家秘宝"洗髓脂"将深藏血肉、经络、脏腑之毒渐次排出体外；最后的循经式推拿，依循人体炁脉循行规则并兼顾个体动态变化，打通炁行通道。泡脚仿佛"吃药"，行罐，仿佛"打针"，推拿仿佛"手术"，三者综合起来，就是"外挂丹田"之法。

女人爱美，驻颜有方

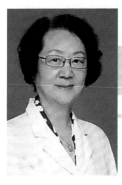

何嘉琳

何嘉琳，主任医师，国家级名中医，何氏妇科第四代传人。

女人都爱美，怎样才能变得越来越美丽？我从事中医妇科几十年，给女性一些建议，谈谈我的美容经。

年轻白领卵巢早衰

先给大家讲一个故事。

有一位漂亮妈妈姓丁，是一家外企的白领。前年她28岁准备结婚时，突然发现自己"大姨妈"要么"罢工"，要么量特别少。小丁说那段时间工作特别忙，经常要出差，还要装修婚房，觉得人压力很大。刚开始，她想慢慢调整，可观察了几个月，仍不见好转。于是，小丁到医院检查，结果指标显示是卵巢早衰了。拿到诊断报告，她脑子一片空白，回过神来就开始号啕大哭，30岁还不到，还没结婚，怎么会这样呢？

小丁哭哭啼啼地来找我。我耐心地给她讲解，导致卵巢早衰的原因很多，有先天遗传的，也有后天医源性的创伤，比如放化疗、腹部手术、试管婴儿反复取卵、穿刺等。而对现代都市人影响最大的还是不良生活习惯、心理因素、环境因素等，半数以上的卵巢早衰因此而来。熬夜上网、吸烟喝酒、减肥过度，可导致生理环境失衡、内分泌失调、经期紊乱。平时工作压力大、节奏快，精神压力过大，会影响受孕。环境污染，如装修后空气中的有害物质会刺激卵巢功能，导致早衰。

我跟小丁说，不要再哭了，也不要东想西想，晚上11点前必须上床睡觉，然后好好吃药，相信我，一定会转回来的。就这样，小丁吃了大半年的药，每次看病，各项检查指标越来越好，小丁也越来越有信心。一年后，她成为幸福的新娘。两年后，她成为美丽的辣妈。

这些事一定要重视

现在临床碰到越来越多的年轻化卵巢早衰患者，有些才二十出头，一来就是"世界末日了"的感觉。

其实，心情很重要。卵巢早衰前期是有"蛛丝马迹"的，月经不调就是身体给出的警示。如果女孩子过早地出现月经，或者量异常多或量异常少甚至闭经，如不及时治疗，就可能会发展为卵巢早衰，所以一旦出现月经不调，要及时就医。

对于卵巢功能减退者，可适当补充一些富含雌激素的食物，鸡蛋的蛋黄和豆浆都是营养卵巢的经济食品，还可以吃点木瓜、哈士蟆等，这些食物的雌激素含量较高。但是，对于卵巢功能正常的女性不建议多吃，过多摄入含雌激素高的食物反而会导致乳腺增生等妇科疾病。

此外，不要吃过多甜食，甜食会使人发胖，影响体内雌激素水平的分泌，影响卵巢功能。

我的美容经

如今，我已经迈入七十古稀之年，但人家都说我皮肤白皙，没有一颗老年斑，腰板儿也直。很多人向我讨教美容经，其实真的没什么，我就是早睡早起，早上6点起床，晚上10点必定睡觉。女人气血足，才美丽，所以睡觉对女人来说，真的是美容觉。在吃方面，我并不讲究，有的时候中午诊室里还有很多患者，我就和大家一样，一个盒饭，然后继续看病。

即使工作再忙，也不能忘记锻炼身体。周日的时候，我和老伴经常去西湖边散步，一待就是一个早上。冬天，我们去曲院风荷，走一个多小时，晒晒太阳，看看报纸，来杯龙井茶；夏天，我们去里西湖，在绿荫里走走，心里便什么负担都没有了。

我经常跟患者说，周末那么好，不要待在家里，看看外面的风景，也是一种修行。

◆ 延伸阅读

推荐一道玫瑰养颜茶

组成：玫瑰花1克，西洋参3克，枸杞子3克。

制法：将上述药材混合，加热水一杯冲泡。

玫瑰花，色泽艳丽，婀娜多姿，有理气和血、舒肝解郁、降脂减肥、润肤养颜等作用，特别对妇女经痛、月经不调有神奇的功效。

如果你有胃寒的情况，还有一个用玫瑰来美容的偏方：将西洋参换成红枣4枚，放入杯中，加入开水300毫升，浸泡5分钟即可饮用。可根据口味调入冰糖或蜂蜜，代茶随意饮用。

这道茶适合女性朋友日常服用，尤其对血瘀体质、气郁体质的朋友，可以滋润肌肤，促进血液循环，改善肤色。

做个"粉腮似羞"的美人

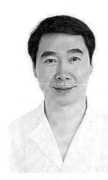

吴 明

吴明，浙江大学"现代养生学"学科主讲教授，国际养生学会副秘书长，擅长应用传统中医养生和健康管理。

《诗经》用"桃之夭夭，灼灼其华"来比喻女子美丽的容颜。面若桃花被用来形容女子娇丽的容颜，而肤如凝脂、腮似春桃、笑涡霞光更是古往今来每个女子的追求。可是现代生活中，大多女子只能眼睁睁看着自己的脸色距离"灼灼其华"越来越远。

或许你已经注意到了，当女子还是小女孩时，双颊红扑扑的就像红苹果；而等变成大姑娘后，红苹果就变成白苹果了；一旦结婚产子升级成妈妈，白苹果很快又变成了黄苹果……或者你也曾经好奇：为什么随着时间流逝，曾经面若桃花的女子竟变成了难看的"黄脸婆"呢？其实这一切的变化都与"血"有密切的关系。

《难经》中提到"血主濡之"，说的是血在脉中循行，内至脏腑，外达皮肉筋骨，它循环不息地营养和滋润着全身脏腑。如果女子血虚，就会出现面色无华、毛发干枯、肌肤干燥、四肢麻木、头晕目眩等症状。《黄帝内经·灵枢·平人绝谷》也有"血脉和利，精神乃居"的描述，意为只有血脉运行通畅，才能神志清晰、精力充沛。

假如一个人血虚，不仅会出现惊悸、失眠、多梦、健忘等症状，还会影响这个人的外貌。这就是中医所说的"血虚萎黄"，即血虚会让人的面色黯淡发黄。这就是面若桃花的女子变成肤色焦黄暗沉的妇女的原因了。

小女孩的脸色像红苹果，是因为还没来月经，所以气血充盈。20多岁大姑娘的脸色像白苹果，是因为自月经初潮起每个月都会失血，而又没有及时补血造成的。中年妇女的脸色像黄苹果，是因为经历过生产哺乳后，血虚的情况更为严重了。《景岳全书》有云"妇人乳汁，乃冲任气血所化，故下则为经，上则为乳"，意思是月经和乳汁都是女性气血所化。长期的哺乳

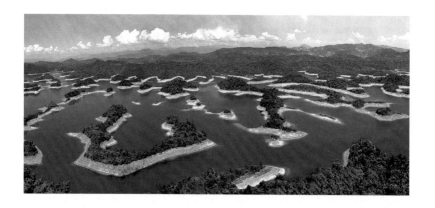

加剧了女性血虚的状况，所以"白苹果"就变成了晦暗长斑的"黄苹果"。女性想要摆脱"黄脸婆"的威胁，成为灼灼其华的女子，归根到底是要养血补血。

那么，怎么做才能达到养血补血的效果呢？回答这问题前，我想先请大家看一首元曲。

《秋夜梧桐雨之锦上花》：阿胶一碗，芝麻一盏。白米红馅蜜饯。粉腮似羞，杏花春雨带笑看。润了青春，保了天年，有了本钱。

元曲中所提到的阿胶是一种传统的补血药。看到这里，你或许会反驳说："我每年都吃阿胶进补，可脸色还是不好。"别急，且听我慢慢道来。中医认为，气血是食物经过脾胃运化而生成。阿胶虽然是一种补血"神药"，但想要它发挥作用仍需经由脾胃的运化。《黄帝内经》中提到"五七，阳明脉衰，面始焦，发始堕"，说的就是女性从35岁开始出现脾胃功能下降的

情况，气血随之不足。

中医的脾胃不是现代医学解剖学上的脾与胃，就生理和病理而言，中医所讲的脾胃包括了整个消化系统，远远超出解剖学意义上的脾和胃的范畴。中医认为"胃主受纳，脾主运化"。食物进入胃以后，由胃进行磨化腐熟，初步消化食物，将其变成食糜，然后由脾进行消化、吸收，化生为精微营养物质。

脾为后天之本，气血生化之源。脾在中医中的主要功能是运化食物与水液，并主统血。脾虚会导致运化食物能力受阻，出现食欲不振、大便不成形、完谷不化等症状。这时人往往会因气血不足而精神倦怠、形体消瘦。当脾的运化水液的功能失调时，就会脾虚生湿、水肿，即所谓"诸湿肿满，皆属于脾"。这时人会感觉到身困体乏、头重如裹、形体肥胖。如果脾统血的功能受到影响，就容易出现各种不规则出血、崩漏等症状。

现代女性因为生活不规律、工作压力大，多多少少会有一些脾胃上的问题。想要达到补血的效果，不光要食补、药补，还要调养好脾胃。否则就算吃下再多的阿胶，因为身体无法吸收也是白费。那么，该如何调理脾胃呢？说简单也简单，只要克服饮食不节、暴饮暴食、三餐不定时等不良生活习惯，就能最大程度地保护好自己的脾胃。如果你已经出现了胃痛、胃胀、嗳气和胃灼热等各种胃部不适，除了要积极就医、配合治疗外，还要在日常生活中养胃。所谓养胃就是少吃多餐，饮食清淡，以粥、面为主，忌食生冷、刺激、油腻、不易消化的食物，忌烟酒。

或许有人会一脸郁闷地表示"以上这些我都做到了，但还是脾胃虚弱、气血不足"。这不奇怪，因为脾胃的健康不仅与人的饮食相关，还跟人的情绪有关。中医认为"思伤脾"，脾运不佳会导致气血不足。张锡纯在《医学衷中参西录·资生汤》中说道："心为神明之府，有时心有隐曲，思想不得自

遂，则心神拂郁，心血亦遂不能濡润脾土，以成过思伤脾之病。"

思虑过度会导致脾的运行失常，引起气结，导致腹部胀满，出现食欲不振、纳呆食少、形容憔悴、神疲力乏、郁闷不舒等症状。健脾的中成药有四君子颗粒、健脾丸、参苓白术散、归脾丸等。当然，大多数人只需要日常多食小米、山药等健脾食物，少食生冷、油腻的食物就行了。

现代女性和古代女子相比，不仅要主内（家庭）还要主外（职场），面临的压力更大，气血虚亏的概率也更大。想摆脱"黄脸婆"，做一个"粉腮似羞"的现代桃夭女子，靠美容院或化妆品是不够的，必须健脾调胃、补气养血。只有把内在调理好了，才能由内而外，最终体现到容貌上，成为一位面色红润、体态窈窕的桃夭女子。

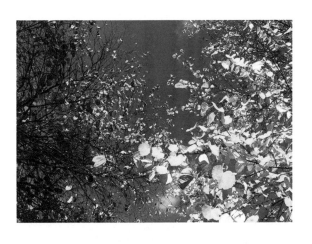

最后，跟大家分享《黄帝内经》的一句话——"志闲而少欲，心安而不惧，形劳而不倦"。记住，就算工作再忙也要让心灵感觉安适与放松，只有这样才能神采奕奕、青春常驻。

◆ 延伸阅读

两千多年前的《黄帝内经》以7年为一个阶段，揭示了女子一生的生理变化规律。

"女子七岁，肾气盛，齿更发长。"——女孩7岁开始换牙。

"二七而天癸至，任脉通，太冲脉盛，月事以时下，故有子。"——女孩14岁左右开始来月经，有了生育能力。

"三七，肾气平均，故真牙生而长极。"——女子21岁，牙齿都长全，发育完善。

"四七，筋骨坚，发长极，身体盛壮。"——女子28岁，毛发长齐，身体状态达到鼎盛。

"五七，阳明脉衰，面始焦，发始堕。"——女人35岁，足阳明胃经的气血不再旺盛，脸色开始变黄，头发开始脱落。

【注：足阳明胃经循行于面部，途经嘴角，向上直达眼睛下方，所以足阳明脉衰表现为脸色越来越差，有人出现眼袋，嘴角肌肉松弛。】

"六七，三阳脉衰于上，面皆焦，发始白。"——女人42岁，三条经过面部的阳经经脉全都气虚血弱，面色枯槁，头发开始变白，容颜渐衰。这是女人一生的分水岭，标志着从青年到中年的转变。

"七七，任脉虚，太冲脉衰少，天癸竭，地道不通，故形坏而无子也。"——女人49岁，任冲二脉虚衰进入绝经期，月经停止，更年期到来，女性生育能力消失，不能再生育子女。

一荤一素一菇，
健康养生好味道

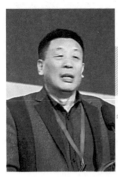

韩省华

韩省华，菌物学家、分类学家、书法家、画家、诗人、评论家、摄影家、杂家。学贯中西，是具有实际操作能力和创造性思维的学者。

近些年，我们的餐桌上，食用菌堪称绝对"新宠"，且大有霸主之势。1995年我提出"一荤一素一菇"的理念，被誉为21世纪最合理的膳食结构。从事菌类研究和生产几十年，大家都称我为"蘑菇大王"。我想通过本文跟读者谈谈我总结的"蘑菇养生经"。

蘑菇营养丰富

我认为餐桌上"一荤一素一菇"，是适合人类的健康稳定的食物结构。

首先蘑菇中的蛋白质含量非常高，比一般的蔬菜和水果要高出很多。有些蘑菇中蛋白质的氨基酸组成比例甚至比牛肉更好。研究发现，蘑菇的营养价值仅次于牛奶。

蘑菇中的维生素含量也很高。每100克鲜蘑菇中的维生素C含量高达206.28毫克，比富含维生素C的番石榴、柚子、辣椒等水果、蔬菜还要高出2~8倍。它还具有解毒作用，帮助将如铅、砷、苯等有害物质排出体外，同时也有良好的抗癌功效。蘑菇还有"维生素A宝库"之称，并且维生素D含量非常丰富，能够很好地促进人体对钙的吸收，有利于骨骼健康。

蘑菇的纤维素含量也很高，远远超过一般蔬菜，可以防止便秘，降低血液中的胆固醇含量，减慢人

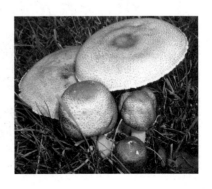

体对碳水化合物的吸收。

小小蘑菇能抗癌

我在庆元的10多年里，四处采集野生菌，研究人工栽培的技术和方法。在食用菌分类、育种、栽培、加工和产品开发上成果不断。1991年，终于成功从灰树花中提炼出多糖，出口瑞典、美国等国，并用它制成了菌类抗癌辅助药——保力生，也因此，我被誉为"灰树花之父"。

《英国泌尿学杂志》的一项研究指出，对于前列腺癌和膀胱癌患者来说，这种又称为舞茸的灰树花可有效抑制癌细胞的生长。舞茸之所以具有如此神奇的功效，主要是因为从这种蘑菇中可以提取出一种抗癌蛋白质，产生了能够抑制肿瘤细胞生长的干扰素，从而改善癌症患者的生存质量。

除了舞茸，整个蘑菇家族都具有抗癌的能力。"蘑菇中含有的多糖体是抗癌活性物质，可以促进抗体形成，使机体对肿瘤产生免疫能力，抑制肿瘤细胞的生长。"从中医的角度来讲，蘑菇滋阴、益气、健脾，可以减轻化疗等治疗带来的毒副作用。另外，经常化疗还会伤害患者的肝脏，而蘑菇具有保肝护肝的作用。因此，癌症患者应该多吃菇类食物。此外，平菇、草菇对肿瘤细胞也有很强的抑制作用。

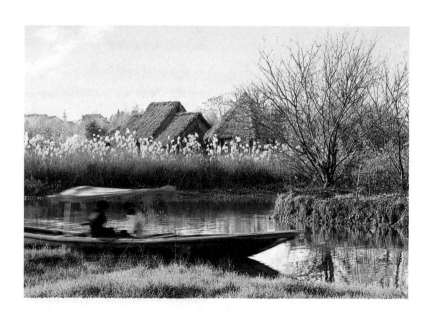

在防癌方面，菇类更是技高一筹。多吃蘑菇等食用菌可以有效提高机体免疫力，使机体非特异性免疫功能、体液免疫功能和细胞免疫功能全面提高，还能促进肿瘤坏死因子的产生。常见的菇类有金针菇、平菇、香菇、猴头菇、草菇等。不管是哪种菇，都是防癌的首选食物。

蘑菇的文化养生

"蘑菇之道，广博深远，山中采菇识之，田园栽菇食之，室内写菇画之，歌之，颂之，咏之。"我在60岁时写下这些文字。实际上，这也是我过去40年与菌菇的情缘写照。

近些年，有人说我"不务正业"。我经常发表与菌菇相关的散文、诗歌、辞赋；到浙江龙泉山区用青瓷制作菌菇工艺品；还用国画、油画、蜡笔画、白描等多种形式，创作了风格多样的与菌类相关的绘画。

尽管赞誉不断，但仍有许多人表示不解，一个菌类研究专家，为何半路出家从文？其实，在我看来，画、歌、颂、咏，是我发现的"新大陆"，也是我养生的方式。这些年，我一直致力于菌类文化的挖掘与弘扬，除了创造大量文艺作品，还协助多个地方建立菌类文化村、博览园和专题小镇等。

通过绘画、诗歌等形象思维，让观赏者领略其独特的视角和深切的感悟之同时，又感知了充满灵动和灵性的菌类世界，以此传递着作为菌类人的满腔情怀，能让大众更易接受和喜欢菌菇文化。

蘑菇有没有毒一看就知道

杭州自宋代以来都是中心城市，山林保护得很好，加上气候温暖潮湿，为野生菌生长创造了得天独厚的自然条件。我估计杭州有1000多种蘑菇，目前我已经采集到近600种。每年5~9月间的湿热天气过后，野生蘑菇就会大量生长。

民间有各种鉴别毒蘑菇的传言，但是我觉得以人们传说的方法鉴别蘑菇有没有毒是不靠谱的，根据我的经验，一般有毒的蘑菇大多是长在地上的，也就是草生菌，又叫草腐菌。长在树上的大多没有毒。不过也有例外，我曾在西湖边栖霞岭江南文学会馆后门外的树桩上找到过裸伞菌，这是一种有毒的蘑菇。另外，毒蘑菇还有一个特点，很鲜美，往往这也容易迷惑人。

我已经在杭州找到了10多种有毒蘑菇，其中包括鹅膏菌、毒杯

伞、鬼笔菌、臭黄菇等。虽然区别
野生蘑菇是否有毒有一定的方法，
但是提醒读者不要随意采摘蘑菇食
用，以防中毒。

◆ 延伸阅读

蘑菇的选购窍门

看形状　选择形状比较完整的蘑菇，千万不能有畸形。

看大小　蘑菇并非越大越好，某些长得特别大的蘑菇是被激素催大的，经常食用会对人的机体造成不良影响，而小的或中等偏小的口感更鲜嫩，太大的蘑菇极可能因纤维化而使口感偏硬。因此，最好勿买过分成熟的蘑菇，七八分成熟最好。

看菌盖　特别是选购香菇、口蘑等食用菌时，要选择菌盖有些内卷或没有完全开伞的，最好是菌盖下菌膜没有破裂的，这样才是富含营养的好蘑菇。如果菌盖完全开伞或展开，口感会很老，另外则说明其盖下菌褶中的孢子释放了，营养已流失了。

看颜色　好的蘑菇菇盖呈白色或灰色，菇柄为白色。如菇呈黄色则不好，发黄的原因是菇老、喷过水或受杂菌污染。含增白剂的食用菌，表面看起来很湿很亮，有水洗的感觉，在阳光下可产生紫色荧光，损伤部位颜色变化不明显；用验假钞的紫外线灯在暗处一照，如果有很亮的荧光点，肯定是含增白剂，而不含增白剂的，菇面白色或稍微带黄，损伤处颜色深黄。

看外观　最好购买表面没有腐烂、形状比较完整、没有水渍、不发黏的。菇柄粗短、菇盖圆、直径在4厘米左右、盖面光滑平展、边缘肉厚、丛生的最好；菇盖边缘薄、有褶皱、菇柄细长、下部有白色绒毛的次之；盖直径过大的则老。

看是否有虫蛀、霉斑、杂质。

你的消化系统如何

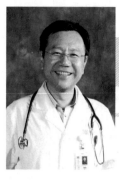

李 闻

李闻，主任医师，教授，博士生导师，解放军总医院消化科副主任，首任解放军总医院海南分院消化科主任。

俗话说病从口入。现代人由于生活工作压力、饮食习惯不健康等原因，容易受消化系统疾病的侵扰。那么，我们来看看该如何管理我们消化系统的健康。

胃出了问题很烦人

消化系统从上到下由食管、胃、十二指肠、小肠、大肠、肝脏、胰腺等这些器官组成，消化系统最基本的功能是食物的消化和吸收，为机体提供所需的营养及能量。在消化系统里，器质性疾病主要包括消化系统的常见病变和重大疾病。常见病变主要有炎症、溃疡、息肉、结石等，其中又以胃部疾病带来的困扰最为明显。另外，像炎性肠病、胃溃疡、腺瘤性息肉等常见疾病，也要引起大家的重视。由于胃炎、胃溃疡是消化系统常见病，给患者带来极大的困扰，肿瘤让人最为恐慌，下面我将以这两类疾病为例介绍消化系统器质性疾病的诊治与预防。

胃病中比较常见的为胃炎、胃溃疡。以往的老观念认为胃病是一种遗传性疾病，且是无法治愈的疾病。但是自1983年首次发现幽门螺杆菌（Hp）以来，一系列的研究发现，幽门螺杆菌与胃炎、胃溃疡有着密切的关系，因此为治疗胃病带来了新的曙光。幽门螺杆菌通过定居在胃的黏液层与胃窦黏膜上皮细胞表面，产生各种毒素导致细胞损伤，引起上皮细胞的炎症反应，可诱发炎症，进一步导致溃疡的发生。我国因为饮食习惯常为共餐（不分餐），幽门螺杆菌的感染率很高，可达到60%。幽门螺杆菌可通过共餐、共用牙具、喷嚏、亲密接触等途径传染，因此幽门螺杆菌感染者的家人及亲密接触的人也要注意筛查。随着对幽门螺杆菌与胃病相关性的认识越来越清楚，一旦发现，建议进行规范根治性治疗。

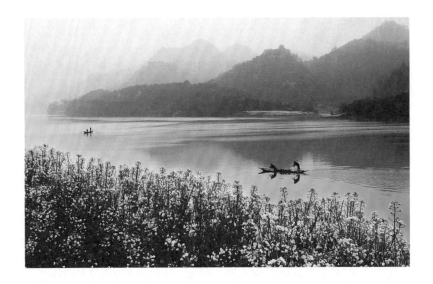

目前，患者只要规范服用抗生素辅加抑酸剂、铋剂，同时服从医嘱，不滥用抗生素，幽门螺杆菌感染是可治愈的。不过，没有幽门螺杆菌感染也不能等同于不生胃病，药物、胃排空障碍、十二指肠-胃反流、自身免疫、应激等很多原因都可能导致胃病。

要诊断何种胃病还需要做胃镜检查，依据病因对症治疗。像溃疡及消化道疾病治疗后，部分疾病根据病情的需要，仍要复查，有利于防止病变的进展及复发。像肠上皮化生、轻度不典型增生等，建议1~2年复查一次胃镜，中度、重度不典型增生患者，建议内镜下治疗，防止进一步癌变。饮食不规律及饮食习惯不健康，同样可引起消化道的不适，因此饮食上也要注意，不吃霉变食物，少吃熏制、腌制、富含硝酸盐和亚硝酸钠的食物，避免过于粗糙、浓烈、辛辣的食物及大量长期饮酒，停用相关引发胃病的药物。由于消化性溃疡会呈现周期性，如秋冬之交和春天是属于消化性溃疡多发的季节，因此除了要规律饮食外，还需要注意保暖和服药。

消化道肿瘤这样防

组成消化系统的器官多，肿瘤的发生较其他系统多而复杂，但是很多消化道肿瘤的症状不是很明显，患者往往在出现严重不适时才来医院就诊，而此时大部分已处于疾病的晚期，错过了最佳的治疗时期，从而体现出体检的重要性，早诊断和早治疗是根治消化道肿瘤的关键。

消化道的肿瘤若能早期发现，可以通过内镜下进行治疗，这样能避免外科开腹手术及化疗、放疗等，并且能减少创伤、患者的痛苦及并发症的发生，起到事半功倍的效果。

建议没有胃肠疾病家族史的人，50岁做第一次胃肠镜检查；有家族史的人，30~40岁做第一次胃肠镜检查；当第一次胃肠镜检查没有异常发现时，根据内镜检查结果，可以5~10年以后做第二次内镜检查。这对于消化道癌症的早期发现和早期治疗是十分必要的。

同时注意解除与肿瘤发病相关的致病因素，如幽门螺杆菌感染是胃癌的致癌原，根除幽门螺杆菌同样可减少癌症的发生率；乙型病毒性肝炎也是乙肝的主要病因，在乙型肝炎感染早期阶段的治疗同样可减少肝炎向肝癌的转变。除了疾病的诊断与治疗外，治疗后的复查也具有举足轻重的作用，而且也是容易被大家忽视。对于早期癌症治疗术后的患者，也要重视术后的定期复查，以防癌症的残留及复发。

同样，生活习惯也影响着疾病的发生发展。比如吸烟，大量研究表明，长期吸烟的人不仅易患肺癌，同样与胰腺癌也密切相关。而对于胰腺癌这种恶性程度极大的

疾病而言，目前还没有有效的治愈方式。除了吸烟外，酗酒同样也是危害健康的习惯之一。长期过量饮酒，可导致酒精性脂肪肝的发生，进一步引发酒精性肝硬化，从而出现不可逆的改变，进而可引发肝癌。而不恰当的饮食习惯与胰腺炎密切相关。暴饮暴食及酗酒是胰腺炎的主要致病因素，重症胰腺炎作为一种危急的疾病，严重时可危及生命。除此之外，膳食营养的平衡也同样具有重要作用，新鲜的蔬菜水果有利于预防癌症的发生，膳食纤维丰富的食物可加快胃肠的蠕动，促进食物残渣的排出，有利于预防结直肠癌的发生。霉变的大豆、花生等富含黄曲霉菌，黄曲霉菌与肝癌的发生具有直接关系，长期食用含硝酸盐较高的食物后，在胃内被细菌还原成致癌物质——亚硝酸盐，长期作用于胃黏膜也将导致癌变。因此，要学会对不恰当的生活习惯说"不"。

消化道疾病也可能是"心病"

有些患者因为身体不适，辗转于各个医院看病检查，却未发现任何脏器的病变，这时引起身体不适主要为功能性疾病。功能性消化系统疾病包括功能性消化不良、肠易激综合征、功能性便秘、功能性腹泻、功能性腹痛等。

功能性疾病的发病机制十分复杂，目前认为这些病与胃肠动力障碍、神经功能紊乱、精神心理和应激、肠道菌群的改变等多种因素有关。随着生活节奏的加快，人们承受的压力越来越大，功能性疾病的发病率也越来越高，而我们的大脑就如同司令部，出现问题可导致全身系统调节紊乱。器质性疾病和功能性疾病虽然为医学的两个大类，但是在一定条件下可以相互转化，也就是说功能性疾病时间长了也可能引起脏器的损伤，导致器质性疾病，而脏器病变时间长了，也会引起人体功能紊乱，导致功能性疾病。

功能性疾病往往对生活质量的影响更大。对于功能性疾病的防治，目前尚没有治疗的特效药物，基本上以缓解患者的症状为主。有研究显示对患者进行电刺激的物理治疗，可在一定程度上改善功能性疾病的症状。除此之外，心理干预具有不可替代的作用，要注意保持正常的生活节奏及生物钟，注意休息。压力较大时，注重减压，自我调节。存在心理及睡眠障碍无法自行调节时，不要羞于看心理医生，每个人都可能出现心理问题。当出现心理问题时，首先需要找到引发心理问题的原因，对症处理。先自我调节，若不能有效地自我调节，可咨询心理医生，对症处理，配合药物进行综合调节。适当运动可以促进肠胃蠕动，加快体内废物及毒素的排出，提高身体的免疫力，不仅可以增进健康，还可以预防疾病，同时有利于促进睡眠，在一定程度上改善睡眠障碍等问题。

盘中餐如何吃出健康来

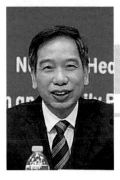

丁钢强

丁钢强，主任医师，医学博士，博士生导师，中国疾病预防控制中心营养与健康所所长，中国营养学会、中国食品科学技术学会副理事长。

民以食为天。早年人们面临的主要问题是吃不饱，因为那个时候物质匮乏，人们挖空心思地想填饱肚子；而现在物质是极大丰富了，营养过剩成了很多人面临的困扰。美食当前，诱惑难挡，吃不好，有可能吃出病来；而吃好了，就能吃出营养健康和美味。怎么吃，就成了一门学问。

吃的量过多或过少或搭配不合理，都会导致疾病，尤其是慢性病。常见的慢性病有高血压、糖尿病、癌症、心脑血管疾病等。越来越多的证据表明，膳食结构跟慢性病的形成关系非常密切，甚至会是因果关系。

看见这些字眼，每天都吃饭的你有没有一些担忧？别害怕，其实反过来想，这恰恰说明远离慢性病的主动权就在你自己手上，合理安排膳食结构，我们就能把健康吃出来。

吃进去的食物怎么就变成了身体上的病

有时候是因为某种东西吃得太多，有时候又因为某些东西吃得太少，举几个例子就很容易明白了。

油吃得太多了

油是我们生命活动中非常好的供能物质，快速直接。所以，当你饿了的时候，就会非常想吃油腻的食物，炸鸡腿、红烧肉，而且由于太好吃没控制住，就很容易吃过量了。此时，身体机能最初的设置是把这些过剩的能量存起来，等你下顿没吃饱的时候拿出来用掉。可谁知道，你几乎顿顿都吃过量，根本没机会消耗之前存储的，于是日积月累，肝脏存成了脂肪肝，腹部变成了"大肚腩"。就连血液里都充斥着脂肪，阻塞着血管里的交通，血液流通都不畅了，那离各种疾病还会远么？《中国居民营养与慢性病状况报告（2015年）》显示，我国居民平均每天食用的烹调用油是42.1克，而《中国居民膳食指南》（以下简称《指南》）中的推荐量是25~30克，这就意味着，我们每天多吃了40%~68%。因此，减油行动，迫在眉睫。

盐吃得太多了

食盐（主要成分为氯化钠）不仅是维持生命活动必不可少的物质，更是保证菜品美味不可或缺的调料。以前有句俗话说得好："好厨子一把盐"，说明对于烹饪来说，盐使用量的掌控是多么重要。从营养健康的角度看，盐量的掌控，甚至决定着慢性病尤其是高血压病的防控。

身体机能的运转的确离不开盐，体液和细胞液之间通过细胞膜发生着物质交换，才得以完成人体的代谢。如果把细胞膜看成两岸之间的一条大河，钠离子的作用之一就是充当"船夫"。"船夫"太多，那生存压力肯定会变大，反映在人的身体上，可能就会患高血压病了。2012年中国居民营养与健康状况数据显示，我国居民平均每天食用的烹调用盐是10.5克，而推荐量是5~6克，这就意味着，我们食用了过量盐，已超出了推荐量的75%~110%。减盐行动，任重道远。

糖吃得太多了

喜爱甜味是人类的天性，这可能跟葡萄糖是人体最直接的供能物质有关，我们吃进去的很多食物，最终都会被转变成葡萄糖而吸收利用。基因密码决定了人类的喜好。可是作为一个理智的人，一定得明白过犹不及的道理，再喜欢也得有个度。吃过量糖最直接的问题就是发胖，跟油一样，它太容易被我们的身体储存起来了。而肥胖是很多慢性病的"原因"，控制好体重是远离慢性病的有效方法之一。膳食推荐中，每天添加糖的摄入量要控制在50克以下，最好是25克以下。很多饮料的含糖量是20%，按300毫升计算，一瓶饮料其含糖量就已经超标。

国家卫计委提出"三减三健"生活方式，三减即减油、减盐、减糖。国家的这个倡导是有原因和需要的，这三样东西对于我国居民来说，摄入过量是个普遍现象。因此，我们每天的膳食中，只需要在原有的饮食结构中有意识地减少这三种食物，就对我们的健康大有裨益。

除了有"三减"，我们还有"四加"

根据近几年中国居民膳食消费的一些数据，发现有四种食物我们吃得还不够，需要多吃。

大豆及豆制品

大豆是非常好的优质蛋白来源。跟西方相比，我们吃得更偏素，但蛋白质不比老外少，可能是由于我国自古以来就有吃豆制品的习惯。此外，很多亚洲人乳糖不耐受，豆浆可以用来代替牛奶的营养。大豆异黄酮作为植物活性物质近年来更是受到无数追捧，功效虽然没有传说的那么神奇，但能为健康带来益处是毋庸置疑的。《指南》中推荐每周吃105~175克大豆，或等量豆制品，这基本等于50~100粒豆子，或1~2杯豆浆，或25~45克豆腐干。

奶类及奶制品

吃奶这件事，并不是小宝宝的专属，最好坚持一辈子。奶类的营养价值不用多说了，奶类中所含的优质蛋白、钙、微量元素，人人都需要。如果乳糖不耐受怎么办呢，用豆浆代替是一个好方法，也可以换成其他奶制品，如酸奶、奶酪等都是不错的替代品。《指南》推荐每天300毫升液态奶。

鱼类水产

水产动物性食物含有丰富的多不饱和脂肪酸，比较耳熟能详的有DHA（二十二碳六烯酸）、EPA（二十碳五烯酸）。对于孩子来讲，它们可以帮助大脑和视觉发育；对于成年人来讲，它们不仅不会造成一般脂肪那样的负担，还能疏通血管。在对动物性食物的摄入中，我国居民凸显的问题就是，吃畜禽肉太多，而吃水产较少，因此更要注意调整。《指南》推荐每周吃280~525克水产品，那平均到每天就是40~75克。这基本等于每天吃一两块带鱼段，或一段清蒸鱼，或10~20个虾。而中国居民实际水产消费量远远不够。

粗粮杂豆

粗粮是指没有精细加工，还保留了谷壳的全谷物，而杂豆指大豆以外的其他豆子，如红豆、绿豆、芸豆等。这些没有被碾磨去掉的部分是日常膳食最好的搭档，不仅提供给人体丰富的维生素，更能提供不可或缺的膳食纤维。

以上四种食物，我国居民没吃够，所以在日常膳食结构搭配中，可以有意识地增加大豆、奶类、水产和粗杂粮的摄入。

当然，以上说的是普遍现象，更精准的做法，是结合自己的实际情况合理搭配膳食。古人教导我们要每日三省吾身，那我们也每天反省我们的一日三餐吧：早上想想鸡蛋、牛奶、豆浆、稀饭、蔬菜、水果有没有换着花样吃起来；中午思考一下有没有认真对待午饭，深色蔬菜有没有，咸淡怎样，是否吃了鱼；晚上的总结最重要，今天种类吃够没，油盐糖是不是超了，明天要不要调整一下。

健康吃出来就是这么简单，前三种降下来，后四种升上去，加上多种多样的蔬菜水果，您就是膳食搭配小能手。

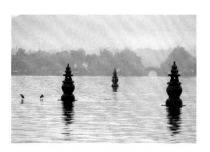

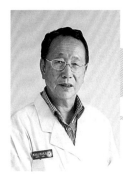

劝君吃好"健康饭"

胡大一

胡大一，主任医师，教授，博士生导师，北京大学医学部心血管内科学系主任，北京大学人民医院介入中心主任。

我曾多次说，活不到90岁，那是自己的错。活到90岁，听起来似乎不是那么容易，中国人均寿命为76.3岁，最长寿的日本人，平均才能活到83岁。那么怎样做才能健康长寿，活到90岁甚至更长？其实，健康长寿是有诀窍的，总结起来就是4句老话——戒烟限酒、合理膳食、适量运动、心态平衡。这16个字，做到了，坚持了，就等于吃了4颗"长寿丸"。

6个心梗，5个可以被预防

"心血管事件，与其说是治疗的开始，不如说是医疗的失败。"这句话是美国的心血管内科专家威廉教授说的。我是一名心血管内科医生，在很多年的医疗实践中，我认为很多的心血管病是可以预防的，而预防心血管病的唯一方法就是健康的生活方式。即便是患上了心血管病，但是如果建立健康的生活方式，也可以预防发展到心血管事件。很多人不懂"心血管事件"的意思，举例说，急性心肌梗死、心力衰竭、卒中等就是威廉教授所说的心血管事件。

急性心肌梗死是一个典型的心血管事件。10年前，我在北京大学人民医院1年接诊的心梗患者不到5例。然而如今，1个月至少有5个心梗患者来就诊。并且如今的心梗患者越来越趋向年轻化，原来城市居民患者居多，几年内迅速向农村转移。究其原因，主要是人们的生活水平提高了，但是生活方式越来越不健康了。

30多年前，我接待了一个来访的美国医学代表团，住在当时非常高档的燕京饭店。代表团的一位负责人早上拉开窗帘，看到长安街上的自行车流非常壮观，感慨地说："中国人很健康！"30年后，还是这位负责人，又一次来到北京，住在更加豪华的饭店。早上，他推开窗户，只见长安街上高楼林立，富丽堂皇，车流滚滚，但这个"车"已由自行车变成了小汽车，他长叹一声："中国人得病了！"

目前，危害人类健康的最大敌人是心脑血管疾病，其发病率及其死亡率高居榜首，占总死亡率的34％左右。在我国，吸烟、高血脂、高血压、糖尿病、肥胖是导致冠心病和急性心肌梗死的五个最危险因素。如今，人们生活水平提高了，出门就打车，进门坐电梯；烟酒不离身，洋快餐不离口……不健康的生活方式是国人心血管病发病的主因。大家都知道有病去看，但真正的预防没人重视。

健康提示：疾病发展几十年，致残致死一瞬间。10个心梗，9个可被预测；6个心梗，5个可以被预防。人类告别癌症，可多活3年，人类告别心血管病，可多活10年。

如何让运动不艰苦

我是一个有"运动依赖症"的人。人在运动后，体内分泌产生的内啡肽能使人产生愉快感，所以说运动是抗抑郁、抗焦虑最

好的"药"。

对于中老年人来说，走路是最好的运动方式。我自己身上时刻带着计步器，里面储存着最近7天的走路步数，计步器每天下午4点回零。16年里，只有几次没达标，说起来也是因为坐飞机，身不由己。

之所以下定决心要坚持运动，源于在16年前的一次体检。那次体检后，我发现自己并不是一个健康的人，我1米78的身高，体重却达到90多千克，重度脂肪肝。我也曾经尝试减肥药，发现副作用太大。只有"管住嘴，迈开腿"才是减肥的最佳方法。于是，我作出了一个改变我人生的重要决定——坚持运动。我选择了最省事的锻炼方式——随时随地走路，而且每天不能少于一万步。我将"日行一万步"定为自己每天必须完成的养生作业。时间一长，走路健身成为我

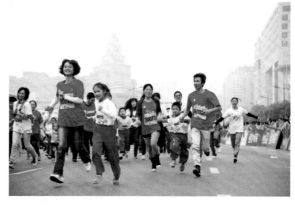

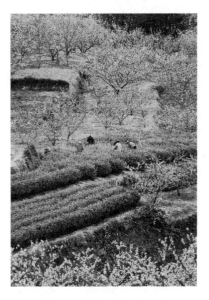

的一种习惯，哪天如果由于某种原因没有完成一万步，我还会觉得浑身不舒服。有一天晚上，我已经睡下了，但是一看计步器上的数字显示还未到一万步，我翻来覆去睡不着，然后爬起来，愣是完成一万步后才上床睡觉。

走路是所有锻炼里最容易做到的。即使是开会中间茶歇的几分钟，别人凑在一起聊天时，我也会一个人在会场外走来走去。我出行喜欢选择公共交通工具。而且无论在什么地方，只要有楼梯，只要楼层不是很高，也总会选择爬楼梯。16年坚持下来，我的血糖、血脂、血压都管理得很好，体重也下降了20千克并保持至今。

健康提示：现在没有时间运动，就是积攒时间来看病。

如何让"健康饭"不难吃

对膳食平衡，我有一个原则，就是"保持适度的饥饿感"。总结起来就是八个字：总量控制，合理搭配。总量控制就是饭要吃得八成饱，人无饥饿感是不健康的表现。人要有食欲啊，如果连饭都不想吃了，生活乐趣可就大打折扣了。多数人理解吃饭应合理搭配，但严格做到论斤论两是不可能的，我在此告诉大家一个原则，所谓合理搭配，首先是肉不宜过多。二是吃健康的肉：四条腿的最不好，所以猪、牛、羊肉要尽量少吃；两条腿的鸡、鸭就好一些了；而没腿的鱼是最好的。三是蔬菜可以多吃点，没糖尿病的人可吃水果，有糖尿病的人，就多吃点黄瓜、番茄。蛋白质不是越多越好，多了身体负担大。脂肪也不是没有就好，只是别过分。最后，主食还是要吃一点。这就是合理搭配，什么都有，什么都不过分，适可而止。

很多人都知道饭要吃八成饱，可最困难的是如何做到八成饱？其实也简单：第一，启动要慢，菜一上桌别吃得太猛，以至于上了三道菜就吃饱了，等第七、第八道菜上来，觉得想吃再吃几口，八成饱肯定没希望了，这就是说吃饭时要控制节奏。第二，要有选择地吃，不喜欢吃的坚决不吃，喜欢吃的留有余地，比如说四喜丸子喜欢吃，两个吃下去，饱了，这就不行。最后是整体找齐，菜全上完了，这时还有两成才到八成饱，那就看喜欢什么再吃一点。这样的吃法，质量好，该吃的吃了，又吃得很健康。

在健康饮食行为的建立中，家庭成员的相互影响会起到很大的作用。我经常说"一人健康，全家健康"，意思是说，一个人注重健康的生活方式，能带动家庭里的其他成员生活得更健康。比如，一家人生活方式很健康，膳食平衡，他们家的宠物狗也一定是一个"健康狗"。

健康提示：吃饭也有学问，总量控制八成饱，合理搭配不过分。

戒烟限酒，对自己的健康负责

关于烟草和大量饮酒对人体健康的危害虽然大众都知道，但是作为心血管内科医生，我还是要反复强调烟酒对心脏血管的不良影响。

吸烟是诱发多种疾病的危险因素，是动脉粥样硬化性心血管病的独立危险因素，因此高血压患者更应重视戒烟。有人以为高血压患者可以喝酒，因为酒精有扩张血管的作用。我认为这种说法是错误的。大量饮酒可致血压急剧波动，可能导致出血性或缺血性卒中，高血压

患者喝死、喝瘫在饭局中不是罕见现象。长期大量饮酒致血压进一步升高，而且难以控制。

饮酒的机制非常复杂，对于如何能喝点酒又不至于对身体造成影响，我强调了三点：一是不喝酒的人没必要买酒预防心血管病，喝酒不舒服尽量不喝。二是喜欢喝酒的人要少喝，白酒一天1两，葡萄酒一天不超过2两，啤酒300毫升。三是酒后不开车，对自己和他人的安全负责。

现在不少人宣传某某人既吸烟又喝酒，活到很高龄。在这里我要辟谣，其实，超过90%的人会因为吸烟提前死亡。相比高血压、糖尿病这些难以根治的疾病，只要大家愿意控烟，烟草这一危险因素是可以消除的。

健康提示：健康不在别处，就在自己手中。

冠状动脉支架，放还是不放

放心脏支架是一项先进技术，但是好技术使用得当才对患者好，好技术使用不当或使用过度则是危害。

哪些患者是该放支架的呢？首先最应该做的是急性心肌梗死患者，时间就是生命。放支架也是目前治疗急性心梗最佳的技术，如果能快速地在心肌梗死患者出现血栓之前在血管中放入支架、开通血

管，是目前挽救生命、挽救心肌的最佳治疗措施，治疗效果超过溶栓药物。因此，急性心肌梗死是安放冠脉支架最明确的指征。 其次是具有典型心绞痛症状的患者，如果是不稳定型心绞痛，比如近期发生、恶化加重等，尤其伴糖尿病和高血压的高危人群，支架也可能是有效的治疗措施，但它不需要像心肌梗死那样达到分秒必争的程度。因此，这很容易造成支架的过度使用或不当使用，这类患者使用支架前应经过慎之又慎的评估，因为不必要地植入冠脉支架将降低患者生存质量。

哪些是不该做的？第一类是部分稳定型心绞痛患者，他们使用支架只起到缓解症状的作用。对于大部分稳定型心绞痛患者，支架不会延长生存时间。如果稳定型心绞痛患者经过药物治疗，症状控制非常稳定，他们的最佳治疗是改变生活方式和药物治疗。若否，通过运动检查及造影结果选择搭桥或介入治疗，并不都需要支架。 因为支架对于稳定型心绞痛患者来说并不能延长寿命。稳定型心绞痛是稳态，因

为斑块的破裂才出现血栓。支架只有破坏斑块才能扩开血管，所以支架是一个破坏稳态的措施。做完支架后一定要使用"双抗治疗"（即阿司匹林与氯吡格雷双联抗血小板治疗），就是因为它破坏了斑块，有致血栓风险。而药物支架因为更长期的应用，使支架不能和血管壁紧密贴合，也存在长期风险。还有少数支架存在支架断裂的可能，同样能导致血栓形成。所以何苦用支架破坏一个稳定型心绞痛患者体内的稳态？ 第二类是在健康筛查中，无症状的患者在体检中发现冠状动脉狭窄程度达到临界值，达到50%~60%特别是70%时，应不应该安放支架？现在有个很坏的现象，就是认为狭窄程度达到70%就要安放支架，如果不安支架随时就可能猝死或心肌梗死。这是错误且片面的认识，如果患者症状不明显，需要进一步评估；如果有丰富的侧支循环代偿，就应减少不必要的支架植入。

健康提示：有了症状才治病已经是过时的观念，没有症状不等于没有风险。

防胃癌，
请做好这三件事

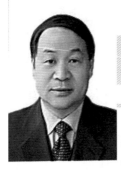

叶再元

叶再元，主任医师，博士生导师，外科学二级教授，原浙江省人民医院院长。现任浙江省人民政府参事、浙江省胃肠病重点实验室主任。

中国属于胃癌高发国家，胃癌发病率居全球胃癌第五位、死亡率居第三位，超过70%的病例发生在发展中国家。胃癌在我国恶性肿瘤中发病率居第二位，死亡率居第三位。好发年龄在50岁以上，男女发病率之比约为2:1。

胃癌的发生和死亡受多种因素影响，不仅与年龄、性别、遗传等个体因素有关，还与当地的经济文化、饮食习惯、生活方式、医疗水平及幽门螺杆菌感染等有关。一方面居民的某些不良生活习惯，如吸烟、饮酒、高盐饮食、摄入加工肉类及腌熏煎烤炸食物、水果蔬菜摄入不足、长期摄入亚硝酸盐类物质及三餐不规律等，可增加胃癌发生风险；另一方面，随着我国经济社会快速发展，人们生活节奏加快，为适应快节奏的生活，快餐业得到快速发展，特别是涌现了各种风味不同的洋快餐如汉堡包、炸薯条、炸鸡、爆玉米花等食物。世界卫生组织、联合国粮农组织及瑞典国家食品管理局公布的一项研究结果表明，这些洋快餐含有致癌毒素——丙烯酰胺化合物（简称丙毒），食品饮食结构发生的改变对人们的身体健康特别是消化系统带来了很大的冲击，致使胃病如胃炎甚至胃癌的发生明显增加，且这些食物比较容易导致营养过剩、脂肪堆积和肥胖的发生，而肥胖的发生会导致胰岛素抵抗，胰岛素抵抗又是糖尿病发生的重要因素。同时，人们对于某些食物的偏爱和拒绝容易导致某些矿物质的缺乏，如钙、铁、锌、硒等。而矿物质的缺乏会导致电解质的失衡，使人体抵抗力下降，容易诱发疾病。

管住嘴

自20世纪以来，随着经济社会发展、人们生活条件改善、医疗水平提高，我国的胃癌发病和死亡呈下降趋势，良好的生活方式、健康的饮食习惯及有规律的运动可以对胃起到很好的保护作用，并保持身体健康。养成良好的饮食习惯，即"管住嘴"，做到合理均衡膳食，每餐只吃七八分饱，忌暴饮暴食，合理限制食物中碳水化合物的摄入，控制总能量的摄入，多吃纤维膳食类食物，包括谷薯类、蔬菜水果类、大豆坚果类等，每周食物品种至少25种。但每天玉米、大豆等粗粮的摄入应以30~60克为宜，不宜过多，因其易增加胃肠负担，尤其是青少年，易影响钙、铁吸收，甚至影响生长发育。推荐每人每天吃2份水果、3份蔬菜，每份约等于200克，不能以水果代替蔬菜，因其糖分高，也不能用果汁来代替鲜果，因会影响纤维素摄入，同时日常饮食应合理补充微量元素，以增加机体免疫力。

迈开腿

养成有规律的运动习惯，即"迈开腿"，适量的运动对于保持人体的身心健康非常重要。规律的体育锻炼可以增强人体心肺功能，改善血液循环系统、呼吸系统、消化系统的机能状况，有利于人体的生长发育，提高抗病能力，增强机体的适应能力。然而现代人生活节奏快，工作压力大，锻炼的时间少，甚至很多人没有时间做运动。这一人群应该抓住日常生活的运动机会：多利用楼梯，少乘电梯；争取机会多走路，少乘汽车；看电视时，可在广告时间做一些伸展运动，如弯腰、踢脚等。培养自己对个别运动的兴趣，养成有规律的运动习惯，做到日行一万步，保持稳定的体重和愉悦的心情。

定期体检

胃癌的预后与分期密切相关，早期胃癌术后的5年生存率高于95%，而进展期胃癌术后的5年生存率通常低于30%。因此，胃癌的早期发现、早期诊断和早期治疗对降低病死率具有重要的意义。早期胃癌多数无明显症状，有时出现上腹部不适，进食后饱胀、恶心等非特异性症状，个别病变位于胃窦部出现类似十二指肠溃疡的症状，按照慢性胃炎和十二指肠溃疡治疗，症状可缓解，易被患者及医护人员忽视。因此，对40岁以上，既往无胃病史而出现上消化道症状，或已有溃疡病史但症状和疼痛规律明显改变者；有胃癌家属史者；有萎缩性胃炎、胃溃疡、增生性胃息肉、胃大部切除病史者；原因不明的消化道慢性失血或短期内体重明显减轻者，应定期进行胃镜检查。胃镜检查不仅能直接观察胃黏膜病变、部位和范围，还可以对可疑病灶钳取小块组织做病理学检查，因此，胃镜检查是目前早期诊断胃癌最有效的方法。

膳食与肿瘤

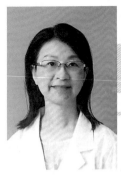

郑培奋

郑培奋，主任医师，硕士生导师。现任浙江医院消化内科、营养科主任，中国老年医学学会流行病学与疾病预防分会常务委员。擅长食管、胃肠、肝胆及胰腺疾病的诊断和治疗。

经常会遇到一些关于如何吃才能预防肿瘤的问题，类似于吃了某些食物或者营养制剂能不能预防肿瘤，或者"我这么吃长肿瘤的可能性有多大"等。人们发现80%~90%的肿瘤是由于环境、营养、饮食、遗传、病毒感染和生活方式等多种不同的因素相互作用而引起的。谁知盘中餐，安全知多少！我们每天吃的食物就像是一把双刃剑，不仅提供了生命所需要的营养，也摄入了一些有害的物质。因此，安全的食品和健康的膳食应放在第一位。

健康的膳食在肿瘤的预防方面发挥着重要作用，一些研究表明单种食物或者营养素的摄入与肿瘤之间存在正相关或负相关。然而，现实中人们不单独摄入营养素，而是摄入各种食物。因此，膳食模式的研究已越来越多。

健康的膳食模式可以降低肿瘤发生的风险，是因为它含有丰富的抗氧化营养素，如维生素A、维生素C、维生素E和其他类胡萝卜素化合物、硒等，这些营养素可以保护细胞免受氧化应激的损伤，从而发挥抗氧化作用。叶酸是合成DNA甲基化的一种必要组件，而在维持正常的细胞功能中起着重要的作用。高膳食纤维的摄入可以降低结直肠癌、胰腺癌等的风险，膳食纤维是人体的"清道夫"，它能吸附大量水分，增加粪便量，促进肠蠕动，加快粪便的排泄，缩短致癌物质如黄曲霉毒素、亚硝酸盐、多环芳烃等在肠道内的停留时间，从而减少人体对它们的吸收，预防肠癌发生。水溶性纤维（主要来自水果和蔬菜）可以延缓淀粉的吸收，从而降低血糖负荷，改善胰岛素代谢，而这些都与肿瘤发生风险相关。ω–3多不饱和脂肪酸可抑制结肠黏膜上皮细胞过度增生而形成癌前病变，还能抑制结肠癌细胞增殖。它主要存在于哪些食物中呢？三文鱼、沙丁鱼、金枪鱼、秋刀鱼等深海鱼中含量最为丰富。除了以上这些营养元素，还有大豆中的异黄酮，茶叶中的茶多酚，蔬菜、水果所含的多种植物化学物等都具有抗肿瘤作用。

健康的膳食模式都有相似之处，而不健康的膳食模式则多种多样。国外一些研究报道，西方膳食模式可以增加肿瘤发生的风险，尤其是消化系统肿瘤，这跟西方膳食模式的主要特点是分不开的。首先，西方人偏爱油炸或烧烤类食物，而这个过程会产生杂环胺、多环芳烃类化合物，这些物质都属于强致癌物。由于烹饪时加热温度过高，一些烧焦、烧煳的瘦肉、鱼、蛋、奶、豆等富含蛋白质的食物中均含有很高浓度的致癌物质。其次，红肉和加工肉类摄入过多能导致结肠癌、直肠癌、胰腺癌、乳腺癌的发生增加，红肉（指牛、羊、猪肉及其制品）中的高脂肪、高能量很可能会增加乳腺癌、结肠癌、直肠癌、胰腺癌、前列腺癌和肾癌的危险性。这些饱和脂肪酸会增加胆汁酸的分泌，促进结肠黏膜细胞的增殖，从而增加结直肠癌的发生率。硝酸盐作为食品添加剂（发色剂）用于肉类食品加工，它可以在体外或者体内变成亚硝酸盐与胺类结合产生一类致癌性很强的致癌物，就是N-亚硝基化合物。

对于中国的膳食模式来说，有哪些因素是致癌的呢？20年前中国的膳食模式是偏向于植物型的，碳水化合物摄入过多，蛋白质偏少，随着经济水平的发展、人民生活水平的提高，膳食模式也发生了改变，虽然还是以植物性食物为主，但是肉类的摄入量均有提高。碳水化合物摄入过多、蛋白质摄入量过低或者过高等都会导致一些肿瘤的发生。蛋白质过高主要会增加结肠癌、乳腺癌、胰腺癌的发生风险，过低容易引发食管癌和胃癌。所以适量的蛋白质摄入显得尤为重要。精制碳水化合物（如白糖、白面包、白米饭、馒头等）与乳腺癌、结直肠癌的危险性增加有关。精制碳水化合物提供的能量较高，容易引起超重或者肥胖。人们的腰围每增加2.54厘米（即1英寸），得癌症的风险就会增加8倍以上，所以说腰围决定人的寿命。

在江南一带，我们都知道过了梅雨季节就要注意花生、豆类、谷物有无发霉。这些发霉的食物中，以花生含黄曲霉毒素最高，黄曲霉毒素是一种具有极强致癌性的物质，因此霉变了的食物不能吃。说到霉变，我们就会想起很多腌制食品，比如中国式咸鱼、咸肉，正是通过高盐高渗透压来抑制细菌的生长。这些不新鲜的鱼、肉等蛋白质食物会产生大量的胺类和亚硝酸盐，故最好不要食用。

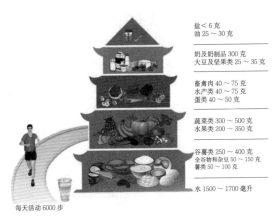

每天活动6000步

盐＜6克
油 25～30克

奶及奶制品 300克
大豆及坚果类 25～35克

畜禽肉 40～75克
水产类 40～75克
蛋类 40～50克

蔬菜类 300～500克
水果类 200～350克

谷薯类 250～400克
全谷物和杂豆 50～150克
薯类 50～100克

水 1500～1700毫升

中国居民平衡膳食宝塔（2016）

除了膳食模式以外，饮食习惯也是预防肿瘤的关键。首先，饮酒不仅可促癌，还会增加其他致癌物质的致癌作用。长期大量饮酒会增加肝癌、结直肠癌、口腔癌、咽喉癌、食管癌、乳腺癌等的发病率。研究表明，每天酒精摄入量增加25克，结直肠癌发生风险增加27%。尽管酒精诱发人体癌变的具体机制尚不清楚，但研究者一直认为酒精是导致结直肠癌的一个重要且独立的危险因素。对于肝脏来说，大量饮酒会增加肝脏分解酒精的负担，肝细胞易发生炎症、坏死，最终可导致肝硬化，也可以使脂肪在肝内沉积而引起脂肪肝，影响肝脏的正常功能，增加诱发肝癌的可能性。其次，吸烟与肺癌呈高度正相关，每日吸烟20支以上患癌的可能性明显增高。除此以外，还有大多数口腔癌患者都有嚼槟榔的习惯，可能是加工槟榔中的添加剂致癌，机制有待研究。

健康的膳食模式可以预防癌症，1/3的肿瘤与营养有关。病从口入，健康的人生从吃开始。根据国际癌症研究机构最新发布的降低癌症风险的方法，浙江医院营养科郑培奋主任建议防癌健康膳食需具备以下几点：

（1）确保体重在正常范围，在整个成年期避免体重增长和腰围增加。中国人的体质指数（BMI）需控制在18.5~23.9。[BMI=体重（千克）/身高（米）^{2}]。成年人群适宜的腰围：男士应在85厘米之内，女士应在80厘米之内。如发现体重超重或者肥胖，应通过合理的饮食控制和运动来减重。

（2）在日常生活中积极地锻炼身体，限制坐着的时间。每周应保证有5天进行至少30分钟的中等强度有氧运动。中等强度的有氧运动可以是快走、慢跑、游泳或其他能够显著加速心率的运动。随着身体适应能力增加，适当增加活动的时间和强度，避免久坐看电视、玩电脑等不良习惯。

（3）多喝白开水，少喝含糖饮料。少吃一些高能量的食物，如面包、啤酒、可乐、方便面、汉堡包、甜点等。如果吃快餐，一定要尽量少吃。

（4）每天至少吃5份不同种类的非淀粉蔬菜和水果，深色蔬菜占一半以上。每餐都吃谷类或豆类，其中包含1/3的粗杂粮，限制精加工淀粉食物的量，如白米饭、白面包、白馒头等。

（5）每周摄入猪肉、牛肉、羊肉等红肉的量要少于500克，尽可能少吃加工的肉类制品，如香肠、培根等。

（6）如果你喝酒，需限制酒的摄入量，不喝酒更好。若喝酒，男性每天不超过2份（1份酒含10～15克酒精），女性不超过1份。25克酒精=50 度白酒 50 毫升=38 度白酒 75 毫升=葡萄酒 250 毫升=啤酒 750 毫升。不抽烟，不使用任何形式的烟草。

（7）每天保证盐的摄入量低于6克，限制盐腌食品或用盐加工的食品，如咸菜、酱瓜、豆腐乳、话梅等。不吃发霉的谷类或豆类。

（8）不推荐使用维生素等营养补充剂预防癌症。高剂量营养补充剂的确能补充营养，但也可能诱发癌症。最好通过日常膳食增加相关营养素的摄取，最好的营养来源于食物和水。平衡膳食是防癌的基础。

（9）年轻母亲要完全母乳喂养婴儿6个月，而后在添加辅食的同时进行母乳喂养。母乳喂养不仅能降低妈妈们患乳腺癌的概率，同时能防止孩子婴儿期感染，保障其未成熟的免疫系统发育。

（10）癌症患者治疗后应该遵循癌症预防的建议。随着医学的发展，不少癌症已日渐成为一种慢性病，而与其“和平共处”也应成为长期目标。

吃出来的食管癌

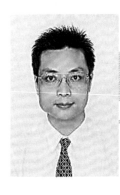

潘文胜

潘文胜，主任医师，博士后，博士生导师，浙江大学医学院附属第二医院消化内科副主任，中国医院协会临床医疗技术应用委员会常务委员。

食管连接口腔和胃，就像是一个房间的"自来水管"。如果"自来水管"不通畅，食管就会出现问题，可能是炎症、损伤，甚至是食管癌。

九成食管癌患者有不良生活习惯

食管癌是常见的消化道肿瘤，我国是世界上食管癌高发地区之一，每年平均病死约15万人。发病年龄多在40~70岁，男性居多。

食管癌早期症状不明显，慢慢地出现进行性咽下困难。先是难以吞咽干的固体食物，继而是面条、稀饭之类的半流质食物，最后水和唾液也难以咽下。当出现上述症状时，食管癌往往已经发展到中晚期了。有些患者就是因为反复反酸、嗳气，担心自己胃部有毛病，到医院一查结果发现自己患上了"食管癌"。

食管癌病因复杂，和年龄、性别、职业、地域、生活环境、饮食生活习惯、遗传等都有一定关系。不过，临床研究显示，近90％的食管癌患者有不良饮食习惯，比如趁热吃，吃得过快，常吃腌制、熏制、烧烤、辛辣、硬质食品等。

食管癌患者中有不少人长期吸烟、饮用烈性酒，或是喜欢趁热吃，吃得过快。食管黏膜正常耐受温度在40~50℃，超过这一范围就容易发生损伤，造成破损、溃烂等。虽然黏膜上皮有增生和修复功能，损伤后会自行恢复，但长期反复刺激会导致黏膜慢性损伤。

黏膜在热刺激下不断增生的同时还会增厚，增厚的黏膜对热刺激、辛辣刺激反应会越来越不敏感，从而吃得更烫、更辣，口腔黏膜就会越来越厚，形成恶性循环，容易诱导食管癌的发生。

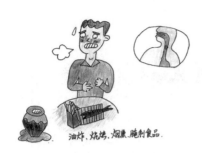

油炸、烧烤、烟熏、腌制食品.

国际癌症研究中心调查发现，每天摄入酒精40克以下、吸烟9支以下者，食管癌相对危险性为1，而每天摄入酒精120克以上、吸烟30支以上者，危险性则达 155.6。特别是那些喝酒容易脸红的人，相对来说，更容易发生食管癌。

食品中亚硝酸盐含量越高，致癌性越大。腌制、烧烤、熏制、油炸食品中都含有很多亚硝酸盐。长期食用这类食物，容易导致食管癌。

缺乏某些微量元素和维生素，如钼、铁、锌、氟、硒、维生素A、维生素B_2、维生素C等，是食管癌高发区的一个共同特点。一些农村居民，长期饮用受到污染的浅层地下水，发病也比较集中。

另外，长期坐着不动的IT职员、夜班司机，部分精神压力大、高风险工作者，由于饮食不规律或喜吃夜宵，患食管癌的风险也比较大。

留意几个信号警惕食管癌

食管癌需要早发现、早诊断、早治疗。如果等到发现吞咽困难再排查食管癌，食管癌往往已经发展到中晚期，不仅治疗难度和费用增加，治疗效果也不理想。

在内镜治疗出现前，食管切除术是治疗早期食管癌的金标准，但其复发率及死亡率较高。无论是切除术、吻合术还是胃提升术，都会对患者的长期健康状况以及生活质量造成影响。临床统计，中晚期手术后5年生存率50%都不到。

如果能早期发现食管癌，治疗要简单得多。采用内镜剥离治疗，不仅费用小、创伤小，而且术后恢复更好，5年生存率高于90%。

那么如何及早发现食管癌的蛛丝马迹呢？建议有上述不良饮食习惯和有食管癌家族史的人，要特别留意下面几个信号。

哽噎感

吃第一口食物时常感到被噎住，可自行消失，一段时间后再次出现。

咽喉部有异物感

吞咽不适或食管内异物感。

胸部不适

如胸骨后胀闷或疼痛，呈间歇性，劳累后及快速进食时加重，食后减轻或消失；打嗝、消化不良等胃病症状。

如果出现这些症状，应及时到医院进行胃镜、食管镜检查，以排除食管癌的可能。目前省内县级以上医院都可以检查确诊。

合理饮食，及早筛查，远离食管癌威胁

食管癌的发病多与人们的不良生活、饮食习惯有关。因此要做好食管癌的预防工作，就要养成良好的生活习惯，合理饮食，避免食管癌的发生。

不吃霉变食物，少吃辛辣刺激性食物，戒烟限酒，吃饭细嚼慢咽，改良水质，防止水源污染。同时积极治疗食管炎、食管白斑、贲门失弛缓症、食管憩室等与食管癌发生相关的疾病。

尤其是生活在食管癌高发地区，年龄在40~70岁之间，吸烟喝酒，喜欢吃腌制、硬质食品及有食管炎病史的人群，有家族史的遗传易感人群，长期接触致癌物的人群，患有食管癌前期病变和癌前疾患的人群，以及食管癌手术后患者，都应定期做食管镜和胃镜检查。

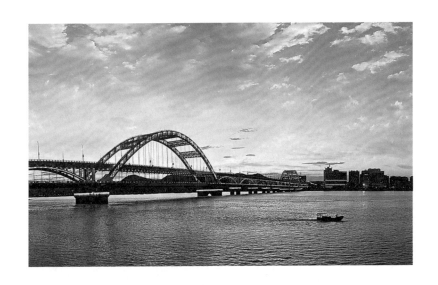

中西医结合
治疗消化系统疾病

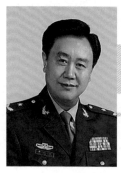

樊代明

樊代明，中国工程院院士。现任中国工程院副院长、第四军医大学西京消化病医院院长、肿瘤生物学国家重点实验室主任、教育部长江学者奖励计划特聘教授。

人一旦生病，就得去医院看病，这个时候找对医生非常重要。什么症状该看什么科，一般人都很迷糊，如今电视上养生保健节目中介绍的一些医学科普不是非常正确，还可能误导大众。今天我们来谈谈消化方面的中西医结合，也讲讲我做医生的体会。

如何看待人类医学发展史

为什么我们把医学的开拓者称为鼻祖，而木工叫鲁班？因为在大约3000年前，印度有一个教会，违反教规的人要被挖鼻子、眼睛等，偶尔有处罚出错，又让医生把错挖的鼻子缝合起来。从此以后，人们就把医学的开拓者称为"鼻祖"。传到外科领域也有五个里程碑事件：第一个是麻药的出现，第二个是青霉素的发现，第三个是消毒水的发现，第四个是微创治疗，第五个是抗生素的规范运用。

在中国，《黄帝内经》《伤寒杂病论》《神农本草经》成书至今已有2000年左右。2000多年来，还出现了很多有名的医学家，如扁鹊、华佗、张仲景等。

西医的发展在16世纪前是各种医学理论聚合的过程，而到了16世纪后就开始"分"，分成基础医学、临床医学、预防医学。比如基础医学从系统、器官、组织、细胞、亚细胞、分子来分；临床医学分成二级学科、三级学科。医学细分的好处是让专科医生能更精准地为患者诊治。

医学细分带来了什么问题

患者成了"器官"

首先，医学细分让患者成了"器官"。似乎是一个本来很完整的人来到医院，却提着自己不同的器官到各科看病去了。有一个患者跟我说："大夫，我是来看胃的，我胃不好。"我问："你休息好吗，大小便怎么样呢？"他说："医生，您是不是弄错了，我是来看胃的……"我在门诊常常遇见这样的患者。另外，疾病的症状表现器官有时候并不是原发病源，患者常常不知道该看哪个科，只知道"头痛医头，脚痛医脚"，也可能因为看错了科而导致贻误病情。

如果医生缺乏整体观念，只注重"自管"器官和病变，一边做"好事"，还可能一边做"坏事"……举个例子，对于癌症，外科医生主张"切"，切得越彻底越好；内科医生是"化"；放射科医生是"射"。如果只针对癌细胞来搞精准治疗，是要出事儿的。

医生成了"症状医生"

有些医生也是头痛医头，脚痛医脚。症状是反映疾病表现、严重程度及进展转归的重要标志。避免头痛医头，脚痛医脚。医学在发展，过去我们会诊的目的是确定患者可能患了什么疾病，而现在是排除可能的疾病，以便确定诊断。

临床成了"检验"

如今看病去医院，医生会开各种化验单，然后去查，最后凭化验单结果看病，这样就像是把人直接看成了一堆数据、一个影像。作为医生，是一定要接触患者的，不接触患者不行。

医师成了药师

现在有些医生开药都是根据药品说明书走。我的老师曾经告诉我常用的药也就20多种，关键是药物怎么搭配，怎么规范用。用药过多对肝脏也是一个损伤，我用药的原则是"用对药而不是多用药"。

心理与躯体分离

很多患者表现的症状可能都是心理问题引起的。心理很重要，尤其是老年人的心理更加重要。俗话说："当一个医生只会做手术，不懂心理，那就是一个兽医。"

传说有一个人，晚上做梦满肺长"细菌"，然后就身体不舒服，咳嗽、呼吸困难等症状全都出来了。这个人到医院拍片一看，医生告诉他肺部有大片阴影，确实长满了"细菌"。医生告诉他输液十天保证病好，果然，输液第十天，他的病奇迹般地好了。他的病为什么好得这么快呢？因为那张X光片本来就不是他的。这个人的症状表现就是典型的"疑病症"。医生用别人的X光片给他看，其实也就是心理暗示他的确是"有病"，并且让他相信经过治疗一定会好转。

医疗护理配合不佳

我们都知道三分治疗七分护理。同样一个患者交给两个不同的护士，最后的结局可能是不一样的。举个例子：冬季的同一天医院来了4个相同部位骨折的患者。但是后来，每个患者的恢复程度都不一样。这是为什么呢？因为骨折患者最怕疼，但是骨折患者的康复需要辅助功能锻炼，这时候护理就显得非常重要了。如果患者在正确的康复指导下能每天严格进行功能锻炼，就能很快痊愈。

重治疗轻预防

通俗地说，预防医学就是守门员，防患于未然。比如禽流感当时很厉害，但是全国感染发病的极少，这就是预防医学的功劳，找到了疾病的传染源，采取一系列措施，及时阻断了病毒的传播途径，保护了易感染人群，阻止了疾病的蔓延。

城乡医疗水平差距拉大

农村医生是啥都管的"全能医生"，而城里大医院的医生相对精通一种病症。农村医生看病人数相对于城市医生要少很多。

那么，该怎样解决这些问题呢？行医这么多年，我认为要解决这些，首先还是要加强整合医学的理论研究。整合医学就是把现有的各行各业的知识和经验加以整合，形成新的医学知识体系而不是现在比较孤立的体系。

怎么加强整合医学实践的推进

第一，我认为首先要经常举办整合医学的学术会议。医生们也需要相互学习，在自己这科解决不了的问题也许在别的科就很简单。

第二，要成立整合医学的学术组织，比如眼部疾病综合、心脏疾病综合等等。

第三，编撰整合医学的专业杂志，从反面来论述疾病。

第四，编写出版整合丛书、教科书或专著，要把现有的知识加以整合。

第五，成立整合医学研究所。

第六，成立整合医学专门病房。

第七，开设整合医学教学课程。

（浙江省领导干部网络学院供稿）

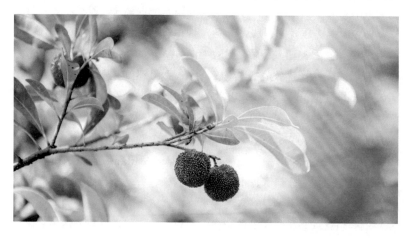

脑血管病的预防

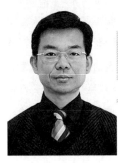

秦绍林

秦绍林，中国中医科学院眼科医院内科主任医师，教授，博士生导师，对于阳虚、肾虚疾患及心脑血管疾病多有研究。

脑血管病是指由于高脂血症、血液黏稠、动脉粥样硬化、高血压等所导致的大脑及全身组织发生的缺血性或出血性疾病。脑血管病是一种严重威胁人类健康，特别是50岁以上中老年人健康的常见病。目前，脑血管病已成为我国居民健康的第二大杀手。

脑血管病是我们现在生活中非常普遍的一个病，大概从我刚上班，也就是20世纪90年代初的时候，患者就比较多了。在我的印象里，大概在70年代或80年代，出现一个偏瘫患者人们都会觉得很唏嘘，后来就习以为常了。

据统计，在城市里，因脑血管病死亡的人口占死亡总人口的17%；在农村更高一点，死亡率为20%。

脑血管病的表现和分类

我们的大脑是一个特殊的器官，它是人体的司令部。它的重量仅占我们体重的2%，但是大脑的血流量占了心脏的20%，人体约1/5的血液需要供向大脑，全身1/4的氧气都要供向大脑。如果大脑缺血，十几秒后我们的意识就会变得不清醒；如果停止供血几分钟，脑细胞就会被破坏。人体的其他器官都没有大脑这么敏感。

我们说的脑血管病，是现代医学的说法。中医称之为中风，中风主要分出血和缺血两类。脑缺血是因为血液凝固引起血栓，造成血管堵塞，形成脑栓塞。所以不管是出血还是缺血，它的病理基础往往是很相似的。

对于中风，我们的祖先并不分出血还是缺血，因为那时候还没有CT（计算机断层扫描），但是从病因上来说，两者还是有各自的特点。所以，中医把它分成脑贫血和脑充血。脑贫血就是脑缺血，气息不够，不能够推动血液的循行，就造成大脑缺血。脑充血是指气血都往上顶，涌向大脑，使得大脑升降失调，造成局部脑出血。

中医讲究取类比象，所以我们的大脑血流供应无论如何都可以用暖气管道循环来做一个理解。比如说上水管、下水管就像我们的动脉、静脉，我们要保证供水或供热、供血，需要满足很多条件。首先需要烧煤，将其调动起来形成循环，我们的心脏也是，需要有气血不断地推动，同时还要确保管道通畅。管道使用时间长会生锈，就像我们身体的动脉硬化，时间长了，里面会有斑块形成，会造成堵塞。中医的所有理法方药都可以用这个模型来思考。

这个模型可以帮助我们解释脑梗塞和脑出血。脑梗塞源于我们气

血压力不足、气虚，推动力不够；如果是生锈块脱落了，在现代医学中称之为斑块脱落，在中医学则称之为痰湿或者瘀血，阻塞了脉络。脑出血也可以解释为气血压力过大，而管道的承受能力是有限的，年纪大的人的管道承受能力会下降，动脉硬化了血管壁弹性变差，容易破裂和出血。

当然，还有一个复杂的情况。很多老人既不是单纯的气虚，也不是单纯的上火。他们在上火的同时还夹杂着一些寒性的变化，表现在夏天不能用空调，上肢暖但是下肢凉，这就造成了一种虽然虚但是不能补的状况，这就是所谓的虚不受补。但是这样说太过笼统，如果真的完全不补，那就错了。如果你明白了一些方法的原理，那么就可以补，而且能够根据需要把身体亏的部分补上去。所以这个情况也特别像烧暖气，但是烧暖气的时候有一个问题：你点火的那天，很容易烧开锅，屋子里就开始冒热气了。冒热气不是因为火太大了，而是因为

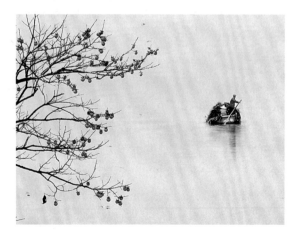

屋子里还是冷的，这种现象很像一些老年人虚实夹杂的状态。为什么有些人常上火呢？那是因为你的循环还没有带动起来，你的加热只烧开了炉膛，但是暖气不循环，不能把热带走。在不能带走的情况下，局部就会开锅，开锅之后就开始冒热气，有时候喷得满墙都是气和水，这就特别像老年人上火，当人的气血没有运行开，热量没有输送到全身，就在局部爆发了，而且这个爆发很危险。它会让你的大脑缺血，甚至是出血，很多人在特殊的情况下脑出血了，什么原因？开锅了。开锅了不是因为你的阳气太盛了，而是人体没有能力把它输送到全身。我们有一个更好的办法，让老年人的气血循行起来，让身体平衡。通过这个例子我是想让大家知道，上火也是一种虚的表现。

下面我们要讲一讲中风。什么时候我们中风了？什么时候我们要抓紧时间，不能耽误片刻？有些老年人身体不舒服就想扛一扛，这样往往会错过最佳的治疗时机。什么情况下我们可能是中风了呢？

（1）哈欠连连。天天犯困，老是打哈欠。这种情况可能是大脑弥漫性缺血。大脑缺血之后人就变得迟钝，就想睡觉，如果你最近两天比平时明显地表现出困倦很多，那就要小心一点。可能你再延迟，就会出现血管堵塞的情况。

（2）短暂的意识不清。有一两分钟觉得自己意识模糊，迷迷糊糊，过一会儿就好了。这可能是你的脑干缺血，脑干维持着我们神志清醒，脑干缺血也是非常紧要的。

（3）突然眩晕。眩晕的感觉很普遍，我们都可能经历过这种感觉。如果眩晕的同时还出现了复视，离脑干梗塞就不远了。我们的脑干和小脑是平衡器官，缺血就会眩晕，平衡器官再进一步缺血，因为脑干上还有影响我们眼睛视力的神经，如果这个神经核也缺血了，人的眼球运动就不协调了，这时候就可能出现两个影子，应该小心了。

（4）短时间失明或者视力模糊、变形。尤其是一只眼睛视物模糊，单眼黑蒙，仅仅十来秒，一只眼睛就看不见了，这个需要重视。因为眼动脉是颈内动脉的一个分支，如果眼动脉缺血了，你一只眼睛就看不见了，这也是一种缺血的信号。如果两只眼睛都看不清了，或者是变形，这个是另外一个部位，就是你的大脑的成像系统，也就是说我们的大脑枕叶部位，如果枕叶缺血，会导致大脑里的成像变形，所以这个也应该重视。

（5）说话不清楚，流口水。

（6）偏侧麻痹，活动不灵。肢体麻木，或者没劲，严重了大家都会重视，有些轻微的大家会忽视。比如吃饭的时候不经意掉了两次筷子，这种情况就要警惕了。

（7）口舌歪斜。

（8）剧烈头痛，伴有呕吐。研究表明，在脑出血的前几天，会出现预警性的头痛，跟平时不太一样，所以在这种情况下，如果你不重视，不能得到恰当的治疗，一旦爆发就会很麻烦。

我们为什么会中风

三高、糖尿病、动脉硬化斑块等都是常见的脑血管病发病因素，在每年体检的时候，我们都会注意去检查这些指标，医院的大夫也是很重视这些指标。但是把血压控制好、血糖控制好、吃降脂药，这些还不够，为什么不够呢？第一是我们的指标也许降得还可以，但是身体还是不适，这就是现在所面临的难题。在这个基础上还能不能做得更好？这是我们今天主要需要探讨的问题。这时就需要中医学的介入，我们的祖先那个时候也没有所谓血糖的监测，那个时候也没有这些名词，那我们的祖先是怎么看

病的呢？那个时候我们的祖先更注重一些五脏六腑的平衡，气血运行不畅，包括肾虚、气虚、阴虚、阳虚、肝肾阴虚、肝阳上亢等。西医学受到很多现代设备的限制，有些设备没有，有些疾病就无法确诊。但中医不一样，客观条件能给它造成的限制很少，相对来说，中医有很多优势。

我们具体来说一说为什么会得脑血管病。

气虚

动力不足，大脑缺血。

肾虚

年高体弱，髓海失养。中医看来，大脑归肾管。年纪大了，先天之本不足了，这是根本。

肝肾阴虚、肝阳上亢

阴阳不平衡的问题。阴虚就会肝阳上亢，就像暖气中水不足，烧火是很危险的。

痰湿

消化不好，总是有痰。中医认为不仅仅是你的气管有痰，你的五脏六腑也同样有痰湿存在，痰这个东西很危险，你咳还出不来。医生一把脉，脉很滑，就会跟你说，饮食一定要多注意了，少吃肉食，不然你无法及时化瘀，痰湿就在那里待着，就会堵塞血管。血管是走气

血的地方，痰湿多了不行。

瘀血

脑梗塞就是瘀血，中医主要是解决不让它瘀血的问题。人舌头底下的脉络是很丰富的，有瘀血、发暗、发黑，这是很客观的。我们在临床上经常观察到，有些老年人舌头下的静脉曲张这么严重，通过我们的努力，他的静脉曲张好了2/3，那么他就离因为缺血造成的心血管病的距离少了2/3。还有就是肝瘀，说得简单一点就是，我们要关注自己是否经常不高兴。情绪问题得想办法解决，不能只靠大夫。心情不好，天天生气，就是肝瘀血的问题。

我们现在的科学技术这么发达，这是不是意味着我们可以离开中医了呢？这个问题绝对不能这样认识，为什么呢？我们吃药只是降低不正常的指标，一种药不行就两种，或是三种药配合一起吃，但是指标降低了，不代表我们的身体就好了。我们传统医学观对这个问题认识很准确：用药如用兵，医人如治国。看病没那么容易，这是一个复杂的系统，牵一发而动全身。我刚列举的这些病，都不是降低一个指标能够解决的。

比如高血压，血压高的生理

义肯定是有的，这时候我们的身体不得不让它血压高，血压高才能解决一部分问题。这就特别像我们的房价高，房价高没有一个人喜欢，我们可以人为控制房价。但是，如果房价降下来，影响人们生活水平的一些因素也已存在，就像我们降了血压再让身体恢复到之前就不容易，这是一个系统工程。血压要管理，但是不能管得太紧。高血糖也是这样，高血糖特别像通货膨胀，以前一分钱可以买一个鸡蛋，但手中的钱越来越多，也不见得生活越来越好，就像我们血糖高了，身体不见得好，但是只降血糖，不管其他，也不行。就算现在说鸡蛋只卖一分钱一只，人们也并不能只吃鸡蛋过日子。高血脂特别像我们河流的污染，河流被污染，如果说治理污染需要关闭许多工厂，而工厂都关闭了，存在的问题肯定还有很多，这同样也是一个系统问题。

另外，脑梗塞特别像堵车。我们出门时，老担心堵车，交通堵塞它也是一个系统问题。把车都关在家里不行，都卖掉也不行，限号也不行，没有一个特别好的方法让它不堵车。所以，我们就发现了一个问题，中医整体理论是非常了不起的，它表面看上去非常简单，其实我们的祖国医学几乎是面面俱到的。入门不容易，但是里面蕴含的信息量非常大。

下面具体说一下，怎么不让动脉斑块脱落的问题。我在门诊时有太多人问我这个问题了，比如"我的斑块会不会脱落"等，这个很难回答。为什么呢？它是一个系统问题。不是大夫一个人可以做到的。有斑块不要紧，我们的动脉用了几十年了，能没有斑块吗？必须有，谁查都有。所以斑块并不可怕，你创造一个条件，让它没有"狂风暴雨"，让它维持100年，就行了。当你特别生气，暴跳如雷的时候，就相当于自然界的"电闪雷鸣"，这个时候你就应该小心，你的身体要滑坡了，所以我们要有意识地去主动避开。要保持情绪上的平和，尽量不要大起和大落。

下一个我们讲一讲，西医西药如何防中风。比如西医使用阿司匹林预防中风。中医又把脑血管病称为中风。阿司匹林有些人吃了不舒服，不知道大家有没有注意到。有溃疡病患者，服用阿司匹林治疗了一两年，结果消化道出血，到医院抢救，大夫才说，这个药不能吃了。而中医的活血化瘀药很多，有几十种，也有比阿司匹林更加高级的药。我们治疗缺血性脑血管病不是单纯地就用几个活血药，这远远不够。我们还要知道缺血的原因，才能对症下药。用中药避免了单纯活血的一些毛病。你是气虚，我把活血药补上去，把气推上去；你是阴虚，我把阴液给你补上，再把活血药加上去；你身体上火，那我把清热药补上，再把活血化瘀的药加上去；另外年纪大了肾虚，先补肾再活血，这样就避免了单纯活血出现的问题。

不可忽视的过敏性鼻炎

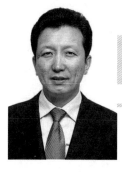

李云川

李云川，医学博士，主任医师，教授，硕士生导师，首都医科大学附属北京同仁医院鼻科主任，兼任中国医师协会耳鼻咽喉科医师分会委员等。

过敏性鼻炎是鼻黏膜对某些刺激因子过度敏感而产生超出生理范围的过强反应性疾病。统计显示，全球有近6亿过敏性鼻炎患者，其中我国发病率占10%～14%，高达近1亿人。该病的发生与基因以及环境作用密切相关。当前，随着大气污染的加剧，过敏性鼻炎的发病率有逐年增高的趋势。

过敏性鼻炎的典型症状为鼻痒、阵发性喷嚏、流清水样涕、鼻塞，有的患者呈季节性，有的患者常年如此。有学者认为，过敏性鼻炎是全身性过敏疾病在鼻部的反应，过敏性鼻炎患者婴幼儿时期常有湿疹，常同时伴发软腭、眼、咽部发痒，眼睑红肿以及喉炎、胸闷、咳嗽、哮喘发作等下呼吸道症状。过敏性鼻炎还可伴发鼻窦炎、鼻息肉、分泌性中耳炎、睡眠呼吸暂停综合征等疾病，有60%～80%的过敏性鼻炎患者可发展成哮喘。

据此，世界卫生组织指出，过敏性鼻炎已成为影响全人类生活质量的重大健康问题之一。

无处不在的致敏因素

鼻黏膜易感性是内因

鼻黏膜的易感性源于过敏原物质的经常刺激，如汽车尾气、化妆品、香烟、装饰材料和食品添加剂等，使有些非过敏性体质的人群可转变为过敏体质。广泛分布于鼻黏膜、下气道黏膜、肠胃黏膜以及皮肤下层结缔组织中的肥大细胞、嗜酸性粒细胞和嗜碱性粒细胞，通过产生和释放大量组胺、白三烯、5-羟色胺、激肽等介质参与过敏原的致敏及临床症状的产生。在芳香烃、甲醛、尼古丁、紫外线等环境因子刺激下，机体内会产生大量自由基，自由基氧化后如未及时得到清除，将会破坏肥大细胞和嗜碱性粒细胞的细胞膜，使之变性而增加鼻黏膜的易感性。

接触过敏原是外因

因引起过敏的物质不同，分为季节性过敏性鼻炎和常年性过敏性鼻炎。前者主要是由植物花粉季节播散引起，又称花粉症；后者由常年存在的过敏原（如尘螨等）引起。常见的过敏原主要有以下三种：

（1）吸入过敏原，如花粉、柳絮、粉尘、螨虫、动物皮屑、油烟、油漆、汽车尾气、香烟等。过敏原经呼吸道进入人体，可产生抗体IgE，此类抗体与鼻黏膜和扁桃体中的肥大细胞和嗜碱性粒细胞的表面相结合，可致鼻黏膜处于致敏状态。当过敏原再次进入鼻黏膜时与IgE抗体结合，可使肥大细胞和嗜酸性粒细胞的细胞膜结构发生变异，释放出组胺、激肽等致敏物质，导致鼻黏膜血管扩张、炎性细胞浸润、组织水肿，出现鼻痒、阵发性喷嚏、流清水样涕、鼻塞等过敏症状。

（2）食入过敏原，如牛奶、鸡蛋、牛羊肉、海鲜、酒精、香油、葱、姜、蒜、花生、坚果等。此类过敏原经消化道进入人体后，主要与消化道中的肥大细胞和嗜碱性粒细胞的表面相结合产生抗体IgE，IgE可再经血液途径到达鼻黏膜后引发过敏反应。

（3）接触过敏原，如紫外线、面膜、洗发水、洗洁精、染发剂、肥皂、化纤用品、手表、项链等。过敏原经皮肤致皮下结缔组织及外周微血管中的肥大细胞和嗜碱性粒细胞的表面相结合产生抗体IgE，IgE再经血液途径到达鼻黏膜而导致过敏性鼻炎的发生。

不可忽视的并发症

过敏性鼻炎患者免疫系统处于亢进失衡的状态，过敏原反复刺激会增加机体IgE抗体的敏感性，如未及时治疗，紊乱的免疫系统极易攻击正常细胞，导致病情加重，并诱发各种并发症。

睡眠呼吸暂停综合征

调查显示，中、重度过敏性鼻炎患者伴发睡眠呼吸暂停综合征的比例高达50%~70%，严重影响患者的睡眠质量，更可危及生命。据统计，全球每天有3000多人发生与睡眠呼吸暂停综合征相关的夜间死亡。

鼻窦炎

过敏性鼻炎可造成鼻黏膜肿胀，如阻塞鼻窦开口，即会使鼻窦内的分泌物无法正常排出，成为细菌滋生的温床，导致急性鼻窦炎的发生。而反复发作的过敏性鼻炎会促使鼻窦炎转变成较为顽固的慢性鼻窦炎。

支气管哮喘

支气管哮喘与过敏性鼻炎常常同时存在。研究显示，60%~70%的哮喘患者伴有过敏性鼻炎，20%~38%的过敏性鼻炎患者合并哮喘；过敏性鼻炎可使哮喘恶化，增加哮喘发作频率。

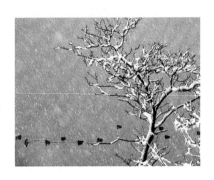

鼻息肉

研究显示，40%的过敏性鼻炎患者伴有鼻息肉。鼻息肉是由于鼻腔和鼻窦黏膜的炎性刺激导致黏膜极度水肿而形成的赘生物。随着息肉体积的增大，会导致鼻塞症状加重，造成脑供氧不足，从而出现头昏头痛、记忆力减退、高血压等症状，甚至可诱发脑卒中。

分泌性中耳炎

过敏性鼻炎导致的水肿黏膜及鼻息肉会阻塞咽鼓管咽口，阻碍鼓室压力平衡，造成鼓室负压形成积液，从而导致分泌性中耳炎的发生，引发听力障碍、耳鸣、耳痛、耳闷等症状。

行之有效的防治措施

过敏性鼻炎防重于治，患者应及早去医院做过敏原筛查检测，以便规避过敏原及对症治疗。日常生活中还应注意以下几点：

保持身心健康，防止免疫失衡

研究证实，40%的过敏性鼻炎患者存在长期的不良情绪。精神紧张、压力过大及应激反应时，机体会产生大量肾上腺皮质醇。肾上腺皮质醇是一种压力蛋白，适量分泌有助于提高人体免疫力，但身体内积聚过多，会导致人体免疫力失衡。此外，由于长期情绪低落、沮丧等不良情绪对副交感神经的反复刺激，使之功能减弱而致交感神经兴奋性增高，可引起血管收缩、血压上升，进而产生大量自由基，攻击能释放过敏因子的肥大细胞，出现过敏症状。增强体育锻炼，可以提高抵抗力，减少上呼吸道感染，减少过敏易感性，有效防止免疫失衡。

加强自身防护，减少环境刺激

空气质量不好时以及花粉、柳絮多的季节，应减少出行或戴口罩防护；尽量远离空气污染的环境及车流量大的街道；戒烟并远离吸烟场所。此外，长期处于空调等封闭环境中，过敏性鼻炎的发病率高达

50%，因空气流通差，房间角落、电脑、空调滤网、储物柜等是霉菌、尘螨高度聚集的场所，长期受到抗原物质刺激会增强鼻黏膜的易感性。再者，鼻黏膜是人体较为敏感的感知器官，明显的室内外温湿差异，也会增加鼻黏膜的易感性。

注重健康饮食，规避食源致敏

首先须避免食用自身已检测出的过敏原食物；其次，食物可选择性食用，如对鸡蛋过敏者，因蛋清中的卵类黏蛋白是主要过敏原，弃蛋清食蛋黄即可；油菜、莴笋等含叶绿素高，或柠檬、橘子、芹菜、虾、蟹等含有挥发辛辣气味和特殊气味的食物多含光敏因子，食用后避免日晒或选择晚上食用，可有效避免光敏因子与紫外线发生光化学反应形成抗原而诱发过敏。此外，维生素C是强力水溶性抗氧化剂，具有抑制柱状细胞释放组胺、加速组胺分解的作用，日常适当多食猕猴桃、番茄、青椒等富含维生素C的果蔬可有效预防和缓解过敏。

搞好室内清洁，远离尘螨霉菌

研究表明，尘螨是导致常年性过敏性鼻炎的主要元凶，70%的过敏性鼻炎患者对尘螨过敏。尘螨理想的生存湿度为65%~80%，螨虫易寄居于被褥中，床被单、枕套应勤于清洗和晾晒，可用55℃以上的水浸泡5分钟以杀灭螨虫后洗涤，或在阳光下暴晒2小时以上；霉菌释放的孢子是过敏性鼻炎的重要过敏原，大多数霉菌理想的生存湿度为85%~100%，广泛存在于人们生活的各个角落，尤其是潮湿的卫生间、浴缸、鱼缸、雾化器、花草、旧书刊等，经常开窗通风去除湿气，室内相对湿度控制在65%以下时，多数霉菌可停止生长。另外，地毯是螨虫、霉菌的良好生存空间，常年性过敏性鼻炎患者尽量不要在居室铺设地毯。

减少宠物接触，避免过敏伤害

动物的皮屑、唾液及尿中的蛋白质是重要的过敏原，猫狗身上可携带上百种病菌及寄生虫，如猫白血病病毒、弓形虫、奥杜安小孢霉菌、狂犬病毒等。因此，关爱宠物应理性对待，尤其对过敏性鼻炎患者，最好不接触。

重视鼻腔冲洗，保持鼻腔清洁

鼻腔冲洗是世界公认的预防和治疗鼻科疾病的基础措施。鼻腔冲洗时，用生理盐水或者将开水放凉后加入少许食用盐的自制盐水冲洗鼻腔，可以将鼻腔黏膜上的过敏原以及粉尘等有害物质冲洗出来，防止分泌物长期滞留刺激鼻腔黏膜，降低鼻腔黏膜的易感性，避免引发鼻窦炎、鼻息肉等并发症。

远离"甜蜜扰人"的糖尿病

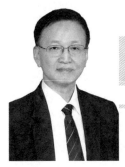

向红丁

向红丁，中国协和医科大学教授，博士生导师，中国医学科学院北京协和医院内分泌科主任医师，北京协和医院糖尿病中心主任。

据最新调查研究表明，我国成年人糖尿病患病率达11.6%，约有1.14亿成人糖尿病患者，占全球糖尿病总人数的1/3，同时有高达1.5亿的糖尿病前期人群。由此可见，我国的糖尿病防控形势不容乐观，防治工作已刻不容缓。

糖尿病离您有多远

糖尿病离谁都不远，觉得自己离糖尿病越远的人，实际上离糖尿病就越近。最新数据显示，糖尿病已经不再是老年人的专利，越来越多的中青年加入到这一行列，而久坐办公室一族逐渐成为糖尿病高发群体。研究发现，除遗传因素外，高发病率与其所处社会环境、不良生活方式密切相关。这类人群缺乏糖尿病防控意识，工作忙、压力大、应酬多、运动少，长期生活作息不规律会使人的身体陷入高压状态，随之引起精神紧张和心情焦虑。在这种状态下，人体会自动分泌很多应激激素，它们在帮助身体抗压的同时，也会有抗胰岛素和升高血糖等副作用，再加上不合理的饮食习惯和缺乏运动，长此以往就可能患上糖尿病。

帮您化解"甜蜜"困扰

应酬饭局怎么吃

在饭局面前，糖尿病患者如何"守口如瓶"？第一，改变进餐顺序。把先吃鸡鸭鱼肉等"硬菜"，再吃蔬菜，最后喝汤的吃法，改为先喝清汤，再吃蔬菜，最后吃一点儿肉食，可以减少很多热量的摄入。第二，坚持素食占胃。习惯于大吃大喝的人，可多吃些青菜、木耳、蘑菇等容易占胃，消化时间又长，还能增加饱腹感的素食。第三，做到清淡少油。应尽量选择清淡少油的凉拌菜和蒸菜，味道过重的炖菜及勾芡类菜中淀粉比较稠的要少吃。第四，加强饭后运动。饭局结束半小时后的身体运动，对降低餐后血糖很有帮助。

忘记吃药怎么办

"智者千虑，必有一失。"糖尿病患者如果忘记吃药该怎么补？这取决于药物类型和漏服时间。一般来说，忘记服药可能会引起血糖波动，所以最好是想起来就补，如果漏服时间不太长，及时补上不会产生不利影响。但需要注意的是，如糖适平等短效磺脲类药是刺激胰岛素分泌的，这类药如果接近于下顿饭才想起来，这时就不需要补服，也不可以和下顿饭前的药物一并服

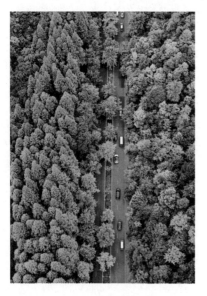

用，以免引起低血糖。而亚莫利等中长效磺脲类药每日只需在早餐前服用一次，如果不小心漏服，于午餐前想起可根据血糖情况，按照原来的剂量补服，如果到了午餐后才想起来，可以视情况半量补服。

发生低血糖怎么办

由于低血糖比高血糖更容易致命，所以我们必须牢记低血糖急救法。当发现自己心慌、手抖、出冷汗时，就要意识到有可能发生低血糖。这时，如果身边有血糖仪就立即测量，对于糖尿病患者来说，血糖低于3.9毫摩尔/升就是低血糖。如果情况严重或者身边没有血糖仪应马上服用糖类食物，如一杯糖水（含15~20克糖）、一杯甜饮料、2粒果汁糖、2块饼干、面包或一匙蜂蜜水。接着15分钟后再测量血糖，如果仍然低于3.9毫摩尔/升，就需要再次食用上述糖类食物，并尽快拨打急救电话。

需要特别注意的是，每个患者服用的降糖药物不同，出现低血糖后的处理方法也不同。服用双胍类、胰岛素增敏剂的患者，补充含糖食物或淀粉类食物就可以缓解低血糖；而服用磺脲类药物的患者因降糖药物作用较强，且代谢周期

长，补充糖类后需格外留心，低血糖缓解后也要继续观察；而服用 α－糖苷酶抑制剂的患者由于此药机理是抑制糖类在小肠的吸收，因此进食淀粉类食物无法纠正低血糖，而必须通过直接饮用葡萄糖水，或者静脉注射葡萄糖液来纠正。

诊断糖尿病三大误区

误区一：仅凭一次空腹血糖诊断

空腹血糖是指人体在 8～10 小时内无任何热量摄入，于清晨醒来后未进行体力活动时测得的血糖值。严格讲，只有住院患者在早晨醒后尚未下床活动时，由护士测得的血糖值才是真正意义上的空腹血糖值，而大部分人空腹血糖都是经过了一定的活动后所测得的数值。另外，如果空腹时间过长，人体出现饥饿感，会引起应激性血糖升高，这种情况下的空腹血糖高也不是真正意义上的血糖高。再者，大部分患者早期往往是餐后血糖升高，而后才出现空腹血糖升高的情况，因此单纯依靠空腹血糖来诊断糖尿病不准确。

误区二：用血糖仪测指尖血诊断

用血糖仪测量指尖血糖快捷方便，是糖尿病患者监测血糖的好帮手，但用指尖血糖作为诊断依据就欠妥了。由于指尖血是末梢血、动静脉混合血，理论上其血糖水平比静脉血糖略高，再加上指尖血糖检测使用的仪器比较简单，准确性较低，不同品牌的血糖仪测定的结果差别大，因此不能以指尖血糖来诊断糖尿病。而静脉血糖监测的方法和仪器都比较精密，且有标准和质量控制，准确度高，因此糖尿病诊断应以静脉血糖为准。

误区三：尿糖阴性就不是糖尿病

糖尿病虽然名为糖尿病，但病理实质是血液中含糖量增高，而不是尿中糖分高。所以糖尿病的诊断应该依靠血糖的检测，而非尿糖。当然，糖尿病的血糖升高时，尿糖也可能出现阳性，但血糖一般要高于 9.0 毫摩尔/升时，葡萄糖方能从尿中排出。也就是说，只要空腹血糖≥7.0 毫摩尔/升，虽然尿糖呈阴性，但应诊断为糖尿病。

◆ **延伸阅读**

如何确诊糖尿病

如果出现典型的多饮、多尿、多食和体重减轻症状，且任意时间的静脉血糖≥11.1毫摩尔/升，即可诊断为糖尿病；如果没有典型症状，仅空腹血糖≥7.0毫摩尔/升或餐后2小时血糖≥11.1毫摩尔/升，应再重复测定一次，仍达以上值时，也可确诊为糖尿病。要诊断糖尿病，最好做口服葡萄糖耐量试验（OGTT），即喝葡萄糖水前及服糖后半小时、1小时和2小时分别检测血糖。然后根据空腹和2小时的血糖结果来诊断：如果空腹血糖≥7.0毫摩尔/升或餐后2小时血糖≥11.1毫摩尔/升，即可诊断糖尿病；如果餐后2小时血糖≥7.8毫摩尔/升，但小于11.1毫摩尔/升时，则诊断为糖耐量受损（IGT）；若空腹血糖≥6.1毫摩尔/升，但小于7.0毫摩尔/升，则诊断为空腹血糖受损（IFG），后两种情况是糖尿病前期的诊断标准。如果您已经到了糖尿病前期，必须高度警惕，定期检查，积极预防。

	糖尿病	糖耐量受损（IGT）	空腹血糖受损（IFG）
空腹静脉血血糖浓度（毫摩尔/升）	≥7.0		≥6.1，但＜7.0
餐后2小时静脉血血糖浓度（毫摩尔/升）	≥11.1	≥7.8，但＜11.1	

筑起心源性猝死的
"防护大堤"

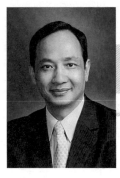

马长生

马长生，主任医师，教授，博士生导师，首都医科大学附属北京安贞医院心脏内科中心主任，国家心血管临床医学研究中心主任。

那些不得不说的警示

2013年3月18日，年仅37岁的河南滑县拘留所所长张永党突发心脏病，倒在了自己的办公室内。

2013年3月6日，十二届全国人大代表，杭州市委副书记、市长邵占维在出席全国"两会"期间因恶性心律失常导致心源性猝死，终年58岁。

2012年7月31日，浙江电台年仅25岁的女主播郭梦秋在家中突发心肌梗死，抢救无效辞世。

2011年7月2日，39岁的原凤凰网总编辑、百视通首席运营官吴征因心脏病发作不幸去世。

……

这个名单还可以列得很长很长：前辽足主帅王洪礼、男排国手朱刚、美国女排名将海曼、飞车跨黄河的柯受良、著名影视剧作家梁左、画家导演陈逸飞、毛泽东特型演员古月、演员高秀敏、相声大师马季、相声演员侯耀文……

最新流行病学调查显示，我国的心源性猝死发生率是41.8/10万。以13亿人口推算，我国每年仅死于心源性猝死的人就多达54万左右，每天至少有1000多人猝死。更可怕的是，大量高危人群并未意识到潜在风险。到底是什么原因将这些年富力强的中青年人推向死亡的境地呢？

中青年人更易"中招"

猝死是指自然发生、出乎意料的突然死亡，多指在急性症状出现后1小时内出现的死亡。其实，许多疾病都可能导致猝死，不过，大多数是由心脏原因引起的，我们称之为心源性猝死。而绝大多数的心源性猝死都可以归咎为恶性心律失常。

心源性猝死一般发生于有器质性心脏病的患者，年龄段主要集中在45～75岁，约有80%的心源性猝死是由冠心病引起的。

除了冠心病，心肌病也是心源性猝死的主要病因，占5%～15%，它是冠心病高发年龄段之前心源性猝死的主要原因，如肥厚梗阻型心肌病、致心律失常型右室心肌病等。

此外，一些先天性或遗传性疾病如长QT综合征、Brugada综合征（一种离子通道基因异常所致的原发性心电疾病）、电解质紊乱、药物（尤其是抗心律失常药物）也会导致猝死。

心源性猝死具有发病突然、进展迅速的特点。一旦疾病发生，数分钟内得不到有效急救，存活机会相当低，堪称危及人类生命的"第一杀手"。

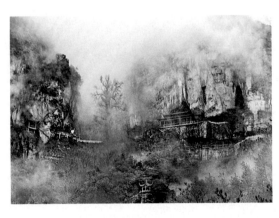

易发生心源性猝死的高危人群主要有：心脏骤停幸存者、心力衰竭患者、高血压合并左室肥厚和肥厚型心肌病患者、既往有室性心动过速发作的病史者、参与剧烈运动的心脏病患者、酗酒和嗜烟者、家族性心脏病患者等。

然而，随着时代的发展，猝死高危人群往往是一些平时看似身体"健康"的中青年人。这是因为中青年人工作相对繁重，生活压力大，平时疏于对自己健康的关注和调理，加上不良的生活习惯，如吸烟、暴饮暴食、通宵熬夜、缺乏适当运动和休息等导致抵抗力下降，诱发神经功能紊乱、冠状动脉痉挛，引起心脏突然缺血而猝死。

黄金抢救期只有6分钟

一般有心源性猝死症状患者的最佳黄金抢救时间为4~6分钟，心室颤动或心脏停搏发生3秒钟后，人就会因脑缺氧感到头晕；10~20秒钟后，就会出现意识丧失；如果在6分钟之内得不到抢救，脑细胞就会出现不可逆转的损害，患者随即进入生物学死亡期，生还希望极为渺茫。心跳呼吸骤停的患者发现得越早，心肺复苏术开始的时间越早，存活率就越高。时间就是生命，每延迟1分钟，抢救的成功率就下降7%～10%，因此抢救必须分秒必争。

一旦遇到突发心脏病出现晕厥、休克的患者，切记：

第一步：先拨打120，不要急于联系家人和亲朋，以免错过专业的抢救和最佳的治疗时机。

第二步：立即让患者就地采取坐位、半卧位或卧位，松开领口，切勿活动或搬移。如患者伴有呕吐症状，应将患者保持侧卧位（如有义齿须及时将其取出），防止呕吐物堵塞气管窒息而死。侧卧时须将患者心脏一侧朝上，防止压迫心脏加重病情。如患者裸身倒在浴室等冰冷潮湿场地，须用棉被为患者保暖。停止一切活动，就地休息，可采取坐位或斜坡卧位，以免增加回心血量而加重心脏负担。

第三步：舌下含服硝酸甘油1片（硝酸甘油具有降血压作用，故血压低者不能服用硝酸甘油），或舌下含服速效救心丸10粒。同时用手指压人中，压到患者眉头皱起为止。

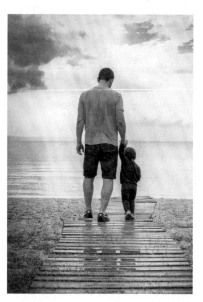

第四步：人工呼吸。简单的方法是口对口吹气，即救护者深吸气后将气吹入患者口中（一手捏紧患者鼻孔），以20次/分进行。

第五步：密切观察患者的呼吸、脉搏和意识的状况，尽快在医护人员的监护下将患者送到医院接受专业抢救。

五招教你防猝死

一旦发生猝死，抢救成功的概率很低。然而心源性猝死只需通过简单的预防，就可以明显减少悲剧的发生。概括起来，就是要做到如下五点：

（1）定时体检。无论心脏病患者还是自觉身体健康的人，都应定期进行体检。通过心电图检查或生理检查能够发现一些具有发生心源性猝死潜在危险的患者。

需要注意的是，如果患者被诊断为有明确的心血管系统疾病，应该长期吃药。千万不能中途随意停药。

（2）保持良好的生活方式。首当其冲的是戒烟、限酒。最新研究表明：吸烟者的冠心病发病率较不吸烟者高3.6倍；以啤酒为例，饮酒量每天超过2杯（400~600毫升）时，心源性猝死的风险会增加15%。

要注意平衡膳食，多吃富含植物纤维的粗粮、蔬菜，低盐饮食，控制甜食，少吃煎、炸、熏、烤和腌制食品，用餐不宜过饱。

此外，要控制体重，防止肥胖。每天按时作息，定时进餐，注意劳逸结合。保持良好的心态，避免大喜大悲、过于激动。

（3）参加规律适度的运动。适量的体育锻炼可以完善心血管功能，使身体的血液循环得到改善。步行是最简单而安全的运动。很多心源性猝死都发生在剧烈运动中。

（4）及时就医诊治。当胸闷、胸痛发作次数增多、程度加重或持续时间延长时，应立即就医。

（5）急救药物随身带。如速效救心丸、消心痛、硝酸甘油、心痛定等须是冠心病患者随身携带的药物，一旦出现胸闷、胸痛等症状须及时服用。

◆ **延伸阅读**

猝死是有先兆的。大部分患者在心源性猝死前数日甚至数月就有征兆。一般表现为胸闷、胸痛、憋气、头晕、心慌、气短、出大汗、浑身乏力等不适，有些患者还会出现恶心、呕吐、腹泻等类似消化系统疾病的表现。

◆ **知识卡片**

冠心病是指心脏的冠状动脉发生粥样硬化或痉挛，使冠状动脉狭窄或闭塞，导致心肌缺血、缺氧或心肌梗死的一种心脏病。其主要临床表现为心肌缺血、缺氧而导致的心绞痛、心律失常等。

防治子宫肌瘤，
拥抱美丽人生

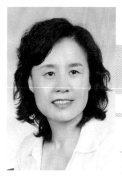

卢丹

卢丹，主任医师，教授，首都医科大学附属北京妇产医院妇科主任，兼任中国妇幼健康研究会中医药发展专业委员会副主任委员。

女性的子宫是孕育生命的摇篮，也是易受疾病侵扰的地方。女性30岁后子宫功能将以每年3%的速度逐渐衰退，而最常出现的问题之一，就是子宫肌瘤。有的人被查出子宫肌瘤后不以为然，贻误诊治，最终导致子宫丢失；有的人则恐慌不已，谈瘤色变……其实，这都是缘于对子宫肌瘤这种疾病的不了解。因此，女性朋友要学会并掌握从身体表现出的蛛丝马迹中发现端倪，从而科学有效地预防子宫肌瘤的发生。

子宫肌瘤有哪些分类

子宫肌瘤是由子宫的组织"平滑肌"的异常增生而长出的肿瘤，它是女性生殖系统最常见的良性肿瘤，也是育龄女性中最常见的妇科肿瘤，发病率高达40%～50%，其中包含未被本人发现的终身携带者。

子宫肌瘤根据生长部位可分为：肌壁间肌瘤，肌瘤位于子宫肌壁内，周围均被肌层包围，占60%～70%；浆膜下肌瘤，肌瘤向子宫浆膜面生长，突起在子宫表面，约占20%；黏膜下肌瘤，肌瘤向子宫黏膜方向生长，突出于宫腔，占10%～15%；宫颈肌瘤，比较少见，不超过10%，因长在子宫下段，容易早期发现，但医治较为棘手。

子宫肌瘤有哪些主要危害

导致月经紊乱

子宫肌瘤的主要危害是造成女性月经紊乱。月经紊乱有轻重之分，子宫肌瘤比较大或者子宫肌瘤的位置偏向于宫腔里面即黏膜附近会导致出血，这种出血表现为月经经量很多或者经期很长或者不规则流血。如果长期出血淋漓不尽容易引起其他病症，会造成贫血或继发感染。

导致压迫症状

如果子宫肌瘤往子宫前面生长，前面是膀胱，可能会压迫到膀胱，从而引起尿频、尿急现象；如果子宫肌瘤往后面生长，可能压迫直肠，造成便秘现象。

导致不孕不育

据统计，5%~10%的不孕症是由子宫肌瘤引起，如肌瘤长在输卵管开口的位置，会把输卵管开口堵住。而占据在宫腔里面的肌瘤，可能会造成不孕，或者流产、早产、胚胎停止发育等。

导致腹部疼痛

有的肌瘤长到最外面，就像一只手牵着一个扭动的球，扭转后会很疼；或者肌瘤生长较快引起红色变性，也会导致持续腹痛。

哪些人群易高发子宫肌瘤

迄今为止子宫肌瘤还是一个原因不明的疾病，没有很明显的特定高发人群，但肯定和雌激素有关系，因为肌瘤好发于30~50岁的生育高峰期，绝经以后雌激素分泌逐渐减退，肌瘤也就萎缩了。所以，雌激素水平比较高的妇女好发而且肌瘤生长比较快。

近年来，对逐年上升的新病例研究发现，当下女性工作超负荷、生活高压力、环境重污染等因素，也是子宫肌瘤发病率攀升的祸根所在。为此，建议以下五类人群尤需注意。

（1）"性冷淡"的女性。夫妻性冷不和，必伤及七情，致气血失调，进而产生肌瘤。因此，夫妻间正常的性生活刺激，可促进神经内分泌正常进行，使人体激素良好地分泌，减少肌瘤的发生。

（2）未育的女性。未育女性子宫得不到孕激素及时有效的保护，极易发生激素依赖性疾病，子宫肌瘤就是其中之一。因此，应保持良好的性生活规律，适时生育，注意房事卫生，防止外阴感染，减少患病的机会。

（3）抑郁的女性。中年女性面临着工作和家庭的双重压力，易产生抑郁情绪，有时可持续几个月甚至几年，致使气血不畅，导致子宫肌瘤产生。因此，生活中要调节自己的情绪，不要过多忧虑，保持愉快的心情，避免过度

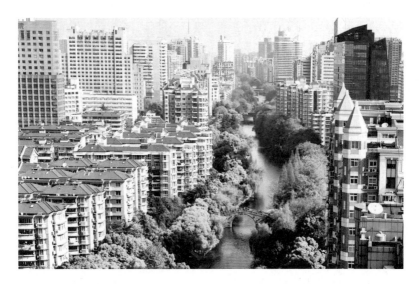

劳累，增强自身的抵抗力，以减少疾病侵入。

（4）暴食的女性。暴食会使脂肪堆积，助长"三高"发生，加重气血郁结。因此，要预防子宫肌瘤，应注意饮食结构，避免暴饮暴食和偏食挑食，多吃清淡的食物以及五谷杂粮，坚持低脂饮食。

（5）常服避孕药的女性。避孕药里面大多含有较丰富的雌激素和孕激素，继而可能会使肌瘤生长得更快更大。为此，不建议有子宫肌瘤的患者服用避孕药，可选择其他方式避孕，以减少发病概率。

子宫肌瘤有哪些突出症状

子宫肌瘤虽然发生在身体内部，却可从身体表现的蛛丝马迹中发现端倪。如果出现下列症状要格外警惕，建议尽快到医院进行B超等相关检查。

（1）月经异常。表现为月经周期缩短，20天左右一次，经期时间延长，出血量增多。

（2）腹部肿块。子宫肌瘤体积较大者，患者自己会触及到下腹部肿块，在清晨膀胱充盈时就更容易摸到，有时会伴有下坠感或伴有隐痛，此时应尽早诊治。

（3）发生贫血。因肌瘤使子宫腔变大，子宫内膜面积增大，子宫收缩不良或子宫内膜增生过长，或黏膜下肌瘤等，有半数或更多子宫肌瘤患者表现为经期延长、月经过多或不规则阴道流血。长期出血未治可导致贫血。

（4）压迫感强。压迫症状多因肌瘤压迫周围脏器而引起，盆腔静脉受压可出现下肢水肿；压迫盆腔组织及神经，可引起下腹坠痛及腰背部酸痛；压迫膀胱、尿道或直肠，会引起尿频、排尿困难、尿潴留或便秘；压迫输尿管时，可引起输尿管或肾盂积水；压迫盆腔血管及淋巴管，可引起下肢水肿等。

（5）白带增多。黏膜下肌瘤患者白带增多较常见，典型的症状为月经后水样白带。当黏膜下肌瘤发生溃疡、感染、出血、坏死时，则产生血性白带或脓臭性白带。

（6）排便异常。如果肌瘤较大或生长在子宫颈、阔韧带等处，可出现挤压盆腔邻近脏器的临床症状，如大便秘结、小便频数、残余尿增多、输尿管移位、肾盂积水等。

（7）不孕症。子宫肌瘤患者不孕症发病率约为30%。

B超诊断子宫肌瘤准确率高

一般妇科检查3厘米以上的肌瘤用手能摸出来，而B超则能确诊小到1厘米以下、大到十几厘米的肌瘤，可以从不同的方向动态观察这个肌瘤的位置、大小、血流的情况。做CT、磁共振则是过度检查，不会比B超获得更多的信息，一般的B超就足够了。

妇科超声对于子宫肌瘤诊断准确率也很高，基本上达到95%以上，而且能很好地看清楚肌瘤的位置。子宫肌瘤诊断起来不是很难，但是确诊还是要靠手术，只有手术才能取病变组织做病理检查。

应正确选择手术时机

目前还没有药物能够抑制肌瘤生长，再者绝大多数的子宫肌瘤是不需要治疗的，我们称之为期待疗法，或者"痴呆"疗法，就是观察。鉴于子宫肌瘤的复发率很高，所以不主张过早手术。还有部分肌瘤，尤其是肌壁间肌瘤，可随着患者的绝经，肌瘤逐渐萎缩，不必手术。

如果绝经以后肌瘤再长大，就要引起高度重视，因为这种情况恶变机会较多。而且肌瘤长得越大，手术难度就会越大，合并症也会越多。

因此，对于肌瘤的手术处理，医生会综合考虑病情，一般有下列四种情况之一，才考虑手术治疗。

一是肌瘤较大，子宫像怀孕10周那么大、肌瘤超过5厘米或短期内生长迅速可疑恶变者。

二是由于肌瘤生长的方向朝向膀胱，造成患者尿频；或者往后生长影响到后面的直肠，患者经常便秘。

三是大出血，月经量很多，血红蛋白指标很低。

四是绝经后还在长的肌瘤。

防治哮喘，刻不容缓

张立山

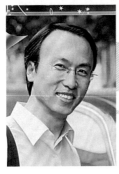

张立山，临床医学博士，主任医师，教授，硕士生导师，国家中医药管理局第四批全国老中医药专家学术经验继承人。

哮喘是全球公认的医学难题，随着环境污染等因素的影响，哮喘的发病率日渐增高。我国目前有3000万左右哮喘患者，而接受系统、规范化治疗者不足5%，虽然发病率低于其他国家，但死亡率高居世界之首。

触目惊心的并发症危害

哮喘是由多种细胞特别是肥大细胞、嗜酸性粒细胞和T淋巴细胞参与的慢性气道炎症。临床上以咳嗽、咳痰或伴有喘息及反复发作的慢性过程为特征。多数情况下，哮喘发作时的呼吸道症状可在短时间内自行缓解或通过治疗得以控制，而一旦遭遇急性发作，可因复杂的并发症导致猝死。哮喘除可诱发慢性阻塞性肺疾病、肺动脉高压和肺源性心脏病外，还常致以下并发症：

（1）气胸和纵隔气肿。哮喘发作时气体停留于肺泡，造成肺泡含气过度，肺内压突然增加，易诱发肺气肿及引发肺大泡破裂，导致自

发性气胸。此外，对哮喘发作患者应用机械通气时，气道和肺泡的峰压过高，也易引发肺泡破裂而致气胸或纵隔气肿。

（2）呼吸衰竭或呼吸骤停。哮喘发作期出现的呼吸不畅、感染，并发气胸、肺不张和肺水肿等，均是引发呼吸衰竭的常见诱因。需要警惕的是，呼吸衰竭导致的呼吸不畅等现象与哮喘发作表现类似，易被患者及家属混淆，如未及时就医可致患者严重缺氧及呼吸性酸中毒，不仅增加哮喘治疗难度，还可因呼吸骤停而危及生命。

（3）支气管和肺部感染。据统计，约半数以上的哮喘患者是因上呼吸道病毒感染而诱发。由于呼吸道的免疫功能受上呼吸道病毒感染影响，易继发支气管和肺部感染。此外，哮喘急性发作期气道平滑肌痉挛，黏膜炎性水肿、渗出，痰栓阻塞等使气道引流不畅等因素，也

可诱发支气管及肺部感染。

（4）水、电解质和酸碱失衡。哮喘发作所致的机体缺氧、脱水，及其伴发的心、肾功能障碍常致水、电解质和酸碱失衡。而水、电解质广泛参与体内多种脏器生理和代谢活动，对维系正常生命活动起着非常重要的作用。水、电解质和酸碱失衡不仅会恶化哮喘患者病情，还易诱发心律失常、循环衰竭等。

（5）闭锁肺综合征。痰栓广泛堵塞支气管，或频繁使用控制哮喘急性发作的药物β受体激动剂，均可影响β受体功能，引起支气管平滑肌痉挛，造成通气阻滞而易诱发闭锁肺综合征。一旦诱发，预后较差，严重时可危及生命。

错综复杂的致病原因

哮喘病因错综复杂，但主要缘于患者的体质和环境因素。患者体质包括遗传、免疫、精神心理、内分泌和健康状况等主观条件，是易感哮喘的重要因素；环境因素主要为各种过敏原，如刺激性气体、病毒感染、居室环境、气候、药物、食物以及食品添加剂等。

外源性过敏原

外源性过敏原分尘埃、螨虫、花粉、真菌和动物皮毛屑等吸入性过敏原，以及牛奶、海鲜、鸡蛋、姜、蒜、坚果等食入性过敏原。外源性过敏原首次进入过敏体质者体内可产生大量的免疫球蛋白E，并可固定在支气管黏膜的肥大细胞上，当人体再次接触同一过敏原时，便可引发过敏反应，导致支气管平滑肌痉挛、管腔狭窄、黏膜水肿及黏液腺体分泌亢进等而引发哮喘。

内源性过敏原

来自人体的细菌或病毒的代谢产物等内源性过敏原也是诱发哮喘的重要因素。细菌或病毒的代谢产物可使淋巴细胞产生沉淀素、免疫球蛋白M等抗体，继而与相应的过敏原结合成抗原-抗体复合物并沉积在支气管黏膜下，破坏粒细胞，释放出慢反应过敏物质SRS-A等，致使支气管痉挛和黏液分泌增加，导致哮喘发作。

行之有效的防控举措

目前，医学上多主张将引起哮喘的诸多因素细分为致病因素和诱发因素两类。致病因素是指引起哮喘首次发作的因素，是哮喘发的"扳机"和主要病因，在哮喘的发生和发展中均起重要作用；诱发因素是指在已患哮喘病的基础上诱使隐性哮喘重新活动或哮喘急性发作的因素，在促使哮喘病情复发和发展恶化中起重要作用。在上述两大类因素中，环境刺激、病毒、基础疾病、食物和药物等因素兼有双重作用。因此，慢性呼吸道疾病患者、吸烟者、过敏体质者、过敏性鼻炎等哮喘高危人群及哮喘患者，均应注意并远离这些易引发或加剧哮喘的高危因素。

远离过敏原

研究发现,30%~40%的支气管哮喘患者可查出过敏原。因此,哮喘患者应在医生的指导下进行系统的过敏原筛查。哮喘高危人群日常应远离或减少在尘螨、宠物皮垢、霉菌污染及花粉、刺激性气体飘扬环境或场所停留的时间。养成写饮食日记,记录餐后异常反应的习惯,以助医生诊断和对症治疗。

排解不良情绪

研究发现,精神紧张、情绪低落时机体会产生由胆固醇转化而来的肾上腺皮质醇。肾上腺皮质醇是一种压力蛋白,适量分泌有助于提高人体免疫力,但体内积聚过多,会导致人体免疫力失衡。此外,由于不良情绪对交感神经的反复刺激,使之功能减弱而致副交感神经兴奋性增高,可引起血管收缩、血压上升,进而产生大量自由基,攻击能释放过敏因子的肥大细胞,出现过敏症状而诱发哮喘。

防控基础疾病

睡眠呼吸暂停综合征患者睡眠时呼吸不畅易引发支气管痉挛,导致哮喘发作;哮喘和过敏性鼻炎两者互为病因,相互促进。其中,过敏性鼻炎合并哮喘比例高达20%~38%;胃食管反流病患者胃酸及胃内容物经食管向上反流至咽喉部,可引起喉和气管痉挛,是引发或加剧哮喘不可忽视的病因;

上呼吸道感染是哮喘重要的病因之一。因此,免疫力低下及哮喘高危人群应积极防控基础疾病并加强运动锻炼以增强抵抗力,降低上呼吸道感染的发病风险。

适时调整用药

临床发现,清晨4~6时是哮喘的高发时段。其原因除与晨起居室空气中灰尘、螨虫浓度较高有关外,清晨迷走神经兴奋性增强、肾上腺素敏感性增高等因素也是该时段哮喘高发的重要原因。建议清晨哮喘频发患者,可在医生指导下调整用药剂量和用药时间,以使药效覆盖高危时段。

务须遵行的专家叮嘱

长期的规范化治疗是全世界治疗哮喘的共识。尽管哮喘治疗药物无外乎长效和短效的支气管舒张剂、吸入激素、茶碱类、白三烯受体调节剂、抗过敏药等几类,但要让每个患者都能有效控制哮喘,则需由医生根据患者的具体病情选择合适的用药组合、用药剂量,并在不同的病程阶段适时调整。如盲目听从病友的用药经验或听信不法游医所谓的偏方、秘方,不仅无助病情改善,甚至还会因不对症或药物副作用而加剧病情。因此,哮喘患者应坚定战胜疾病的信心,遵医嘱接受规范化、个性化的治疗,这才是提高哮喘患者预后及有效管控病情的基本原则。

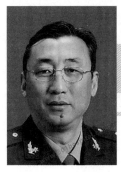

关注口腔健康

胡 敏

胡敏，主任医师，教授，博士生导师，中国人民解放军总医院（北京301医院）口腔科专家。

口腔是人体直接与外界相通的腔隙，口腔的温度、湿度及食物残渣形成的微环境很适宜微生物繁殖。当口腔护理不当，口腔卫生较差时，会导致龋齿、牙周疾病等破坏牙齿硬组织和牙齿周围支持组织的口腔疾病，出现如刷牙出血、口臭、牙齿敏感、牙痛甚至牙齿松动脱落等问题，而且口腔的健康直接或间接地影响全身健康；不仅影响吃饭、说话、美观，还会引起社交困难和心理障碍。有些微生物长期存在于口腔中，可导致或加剧某些全身疾病如冠心病、糖尿病等，危害全身健康，影响生命质量。口腔护理是我们每天都需要做的事情，只有通过正确的口腔护理，才可有效清洁口腔，预防口腔疾病及全身疾病。

口腔保健误区

用牙签剔牙

有些人喜欢饭后用牙签剔牙，殊不知采用牙签剔牙很容易损伤牙龈，加上牙缝清洁不彻底，很容易导致牙龈炎，出现牙龈红肿或易出血等症状。因此，不要使用牙签剔牙，而建议改用牙线。

以为使用牙线或洗牙会导致牙缝变大

其实，正确使用牙线和洗牙是不会导致牙缝变大的。但相邻两牙间的食物残渣长期没有清理干净，会形成牙周炎导致牙龈萎缩，而牙龈乳头炎性状态下红肿又充填了牙间隙。当使用牙线或洗牙后，可能出现炎症减轻，牙龈乳头消肿后可能出现牙间隙增大，而被误认为是使用牙线或洗牙导致牙缝变大。

长期用漱口水清洁口腔

通常漱口水分为保健性、治疗性两类。一些人会长期使用漱口水来保持口气清新或清洁口腔。对于有牙龈炎、牙周炎、口腔溃疡等口腔问题的患者，如果遵从医嘱使用治疗性漱口水，可以有效改善口腔问题。但对于健康人，如果长期使用治疗性漱口水，则会导致菌群失调，反而不利于口腔健康。事实上，每日进食后及时漱口是个好习惯，但是漱口永远无法代替刷牙，而且不管是治疗性还是保健性的漱口水都不应该长期使用。改用温热淡盐水漱口，可以更好地减少口腔疾病。

你不一定会刷牙

日常的口腔护理建议每天刷牙2~3次，至少在早晚饭后进行正确有效的牙齿清洁。刷牙时间每次至少2分钟，保证牙齿的每个面都得到有效清洁，不留下死角。每次刷牙时间过长，会导致牙齿过度磨耗。如果刷牙方式不正确，刷再多次牙齿也是弊大于利。长期大力度横着刷牙，也会因牙齿磨耗造成楔状缺损和导致牙龈萎缩。下面为常用的巴氏刷牙法：

◎正确握法。手持刷柄，刷毛指向根尖方向，牙刷与牙齿呈45°角，刷毛放在牙齿与牙龈交接的地方。

◎刷毛角度。把牙刷刷毛端放在直指龈沟的位置，刷毛约与牙长轴呈45°角。

◎轻度加压。勿使刷毛屈曲，轻度加压，使部分刷毛端进入龈沟，部分在沟外并进入两牙之间的邻面。

◎颤动牙刷。以短距离拂刷；来回颤动牙刷，颤动时牙刷移动仅约1毫米，勿使毛端离开龈沟，至少颤动10次。

◎重新放置牙刷。将牙刷移至下一组2~3颗牙，注意重叠放置。

◎重复拂刷。在上、下颌牙弓的唇、舌面的每个部位重复拂刷。

◎刷咬合面。刷毛在咬合面，略施压力，使刷毛毛尖达到点隙窝沟，作前后方向颤动4~5次。

◎刷前牙的舌面、腭侧面位置。将牙刷竖放在前牙舌、腭侧牙面，使刷毛垂直并指向和进入龈沟，作上下的颤动。

牙线应该这样用

通常刷牙后并不能彻底清洁牙齿表面，还应采用牙线将隐蔽在牙缝中的软垢和食物残渣清理干净。使用牙线时动作应轻柔，小心过度用力损伤牙龈。

牙线使用方法：取约20厘米长的牙线，缠绕于左、右手各一根指头上。拉紧牙线，轻轻地放进两齿间的空隙中，直到接触到牙龈。上下移动，清理两端的齿面，以去除牙菌斑及卡在此处的食物残渣。最好在每次吃饭后都使用牙线。

此外，为有效清洁口腔，还应采用舌苔刷清洗舌苔，不要过度用力刷洗舌苔，以免损伤舌乳头。

定期进行口腔检查

即便牙齿没有出现不适症状，也应该定期进行口腔检查。一般建议每半年或一年进行一次口腔检查及洁牙。如出现牙齿不适，要尽快找医生进行治疗。看牙也需要遵循"早发现，早治疗"的原则，避免牙齿问题逐渐复杂化，这样很多时候也会减少牙齿治疗的费用和时间。特别提醒，女性在怀孕前应该有意识地进行口腔检查，以免怀孕期间出现口腔问题而无法得到有效治疗，甚至造成严重的后果。

如何维护口腔健康

及时修复缺失牙齿，避免长期偏侧咀嚼

有的人牙齿掉了，也不急着找口腔医生补牙或治疗。殊不知，牙齿脱落后会形成缺牙间隙，长期不修复缺牙部位会导致对合牙伸长、邻牙倾斜甚至加快邻牙松动，造成咬合关系紊乱和颞颌关节不适或疼痛。此外，后牙缺失后不及时修复，会影响食物的咀嚼和营养的吸收；如果长期偏侧咀嚼，还会导致颞颌关节相关疾病。

选择优质牙刷，定期更换牙刷

牙刷刷头的大小要根据口腔大小、张口程度及个人习惯等因素进行选择，通常建议选择刷头较小的，以便在口腔中灵活地清洁牙齿。刷毛要选择软硬适中的，太软的牙刷毛无法有效清洁牙齿，太硬的牙刷毛容易损伤牙齿和牙龈。牙刷使用后最好放在通风处风干，防止细菌滋生。即便牙刷的刷毛没有倒，仍然建议每3个月更换一次牙刷。因为长期使用的牙刷刷毛更容易滋生细菌，不利于口腔健康。

选择适合自己的牙膏

市面上的牙膏种类众多，大致可以分为普通牙膏和特殊功效牙膏。普通牙膏的成分主要是摩擦剂、发泡剂、保护剂、黏合剂等。特殊功效牙膏价格要贵些，是在普通牙膏基本成分的基础上，添加了其他成分。而在牙膏的选择上，并非越贵越好。对于无口腔问题的人群，不要盲目地选择特殊功效牙膏，长期使用该类牙膏，反而可能带来问题。而对于有不同口腔问题或口腔健康需求的人群，应该根据自己的需要选择适合自己的牙膏。但牙膏本身主要是用于辅助清洁牙齿的，不能指望特殊功效牙膏来解决牙齿或口腔问题。家人的牙膏建议分开使用，除有针对性地选择适合自己的牙膏以外，也避免了交叉感染。此外，建议不要长时间使用同一个种类的牙膏，尤其是不要长期使用同一类的特殊功效牙膏。

健康的口腔需要每日科学的口腔护理来维护。细心护理好牙齿和口腔，绽放出灿烂的笑容。

糖尿病的中医治疗

倪 青

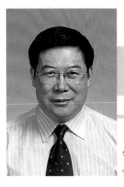

倪青，主任医师，硕士生导师，中国中医科学院广安门医院内分泌科主任，擅长用中西医结合方法治疗糖尿病及其并发症。

糖尿病属于代谢性疾病。糖尿病在中医学中属"消渴"范畴，早在2000多年前，《黄帝内经》就已有对消渴病因、病机、治疗的论述。先饮食不节，而后变胖，之后再变瘦，从胖到瘦的转化过程就是消渴的过程。

从中医的角度来说，第一是禀赋不足，就是我们所说的遗传。第二是情志失调。第三是劳累过度引起的免疫力低下。第四就是饮食失节。由于这四个因素，引起了五脏虚弱，气郁化火，虚火内生，酿生内热，导致津液亏损，形成了糖尿病。

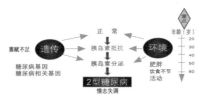

在古代，消渴是由于阴亏燥热，五脏虚弱所导致的以多饮、多食、多尿、形体消瘦、尿有甜味为主要临床表现的病证。"三多一少"不是糖尿病的独有症状，尿崩症、神经性口渴也有类似症状。以前，只有出现"三多一少"的患者才会被诊断为糖尿病。随着医学的发展，糖尿病的诊断提前，医生可根据血糖指数进行精确诊断。

2000多年前，《素问·奇病论》里面有这样几句话："肥者令人内热，甘者令人中满，故其气上溢，转为消渴。"我找到这本书，找到"三消"的症状。

上消：患者以口渴为主要症状。心肺功能会受到影响。

中消：患者以多食为主要症状。脾胃功能会受到影响。

下消：患者以多饮、多尿为主要症状。肾功能会受到影响。

后世王肯堂《证治准绳·消瘅》在前人基础上，对"三消"的临床分类作了规范。

渴而多饮为上消（经谓膈消）。

消谷善饥为中消（经谓消中）。

渴而便数有膏为下消（经谓肾消）。

其治疗方面是从汉代开始，汉代的张仲景在《金匮要略》中专立"消渴小便不利淋病篇"，首次提出治疗方药。

"男子消渴，小便反多，以饮一斗，小便一斗，肾气丸主之。"

"渴欲饮水，口干舌燥者，白虎加人参汤主之。"

金元时期，《宣明论方》提出消渴一证可"变为雀目与内障"。

《儒门事亲》指出："夫消渴者，多变聋盲、疮癣、痤痱之类……或蒸热虚汗，肺痿劳嗽。"

近代中医的法则

上消：肺胃同治，润其肺，兼滋其胃。中消：胃肾同治，清其胃，滋其肾。下消：肾肺同治，滋其肾，补其肺。

糖尿病的常见症状有多食，表现为饭量比平时多1倍；多尿，表现为尿液在3000毫升以上；皮肤变得干燥、饥饿感明显、视物不清、疲倦等。具体上消会感觉明显多尿、尿甜、口渴多饮。中消表现为口渴多饮、多食善饥、尿甜、形体消瘦。下消表现为烦渴多饮、多尿、多食善饥。

根据上述情况归结一些病机特点，糖尿病患者主要是阴津亏虚所致。在日常生活中，应避免吃辛辣

刺激、过燥、过热、过咸的食物。

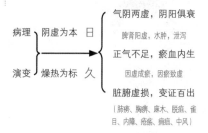

消渴病变的脏腑主要在肺、脾（胃）、肾，尤以肾为关键。将古代到现代联系起来，可总结糖尿病的病机特点：

临床症状与体征，糖尿病的现代诊断和治疗主要依据为"三多一少"、尿甜；病史方面依据有肥胖、痈疽、瘙痒等；参考依据为家族史、巨大儿等。鉴别诊断：口渴症（尿崩症）、瘿病。

"三多一少"

多尿：排尿次数增多（20次/天），尿量增加（3000~10000毫升/天），夜尿增多。

多饮：喝水量及次数明显增多。

多食：易饥，食量超出常人，常感疲乏无力。

消瘦：和以前比，体重下降。

现在技术进步了，可以进行实验室检查：空腹血糖、餐后2小时血糖、糖化血红蛋白，以及甲状腺功能检测等。

糖尿病的并发症是糖尿病诊断的重要线索。部分患者初起可能

"三多"症状不明显，常以溃疡、脱疽、黄指甲、胸痹心痛、中风、雀目、疮痈、水肿、关格、肺痨为首发症状；严重者可见烦渴、头痛、呕吐、呼吸短促，甚或昏迷厥脱危象。

糖尿病治疗实现了强化血糖检测和强化血糖控制的"双C"疗法。

糖尿病患者早期的筛查设备有：TSA-II定量感觉测定仪、周围血管工作站、免散瞳眼底照相、双能X线骨密度仪。

糖尿病的治疗方法有：中药熏治加电磁疗法、耳穴埋豆治疗失眠、便秘、空气压力血液循环治疗仪。

在治疗上患者大多数面临三个问题：第一，看西医。惧怕西药的毒副作用。看中医，降糖作用不显著，假的太多。中西医结合，既吃中药，又吃西药，药越吃越多。适当的西医与中医合理搭配，药越吃越少。

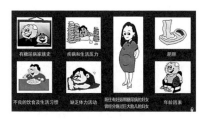

有糖尿病家族史　疾病和生活压力　　　　　　肥胖

不良的饮食及生活习惯　缺乏体力活动　曾经有过妊娠期糖尿病的妇女或曾分娩过巨大婴儿的妇女　年龄因素

糖尿病的治疗理念——辨证论治

第一个思路是三消辨证。中医治疗的思路和方法因人而异，不同的中医药方之间难以相互比较。只要是对患者的病有用的药方，就是有效的药方。三消辨证是最传统的治疗理念，从上消、中消、下消三个角度确定治疗方案。三消辨证只强调病位不问病。

第二个思路是三型辨证。三型辨证的治疗理念把病分为早期、中期、晚期，结合病程，灵活用药。

阴虚热盛——糖尿病早期。

气阴两虚——糖尿病中期。

阴阳两虚——糖尿病晚期。

第三个思路是脏腑辨证。脏腑辨证是在定位脏腑的基础上，中西医结合，确定治疗方案。

从脾论治；从气阴论治；从肾论治；从痰论治；从肝论治；从瘀论治。

第四个，复成方，微观辨证疗效好。微观辨证主要参考作用机制：促进胰岛B细胞分泌胰岛素；抑制胰岛素拮抗激素的分泌；提高胰岛素受体结合力和数目；改善胰岛素受体后效应，促进葡萄糖利用，促进肝糖原合成；抑制肝糖原分解；抑制糖异生；延缓肠道葡萄糖的吸收等。

人参、黄芪具有刺激胰岛B细胞分泌胰岛素的作用；知母等滋阴清热药具有抑制胰岛素拮抗激素的作用；山茱萸、女贞子、山药等药可增加肝糖原含量；黄精、何首乌、黄连等药可增加胰岛素受体数目、亲和力；加味桃核承气汤等可调节葡萄糖转运蛋白基因表达，促进周围组织对葡萄糖的利用；知母、黄柏等药可延缓肠道葡萄糖的吸收；黄芪、金银花等药有利于改善血液循环。中医药方贯穿着中西医结合的理念，既能改善症状，又能改善指标。

中成药，辨证选择方有效

中成药要辨证选择才有效，老百姓不能盲目从众，要理性用药。

消渴丸：治疗糖尿病，起到较好的降低血糖、稳定血糖的作用。

玉泉丸：对2型糖尿病有显著的临床疗效，且能改善患者的胰岛素抵抗。

糖脉康颗粒：治疗神经病变。

金芪降糖片：抗糖尿病的主要药效特点是改善糖代谢、脂代谢。

阴虚热盛证：养阴清热——十味玉泉片、金芪降糖片、金糖宁胶囊、津力达颗粒。

气阴两虚证：益气养阴——参芪麦味地黄汤加减、消渴丸、降糖甲片、渴乐宁胶囊、参芪降糖胶囊（颗粒）、芪药消渴胶囊、芪蛭降糖胶囊（片）、降糖丸。

阴阳两虚证：阴阳双补——六味地黄丸、金匮肾气丸、桂附地黄丸、右归胶囊、左归丸。

肝郁气滞证：疏肝解郁——逍遥丸（颗粒）、加味逍遥丸。

瘀血阻络证：活血通络——糖脉康颗粒、木丹颗粒、芪蛭降糖胶囊。

痰湿困脾证：醒脾燥湿化痰——六君子丸、参苓白术颗粒。

胃肠积热证：泻热通腑——牛黄清胃丸、一清胶囊、新清宁片。

寒热错杂证：辛开苦降——乌梅丸。

糖尿病的治疗理念是病证结合。病证结合是指将西医所诊断的"病"与中医所诊断的"证"相结合。降血糖，辨证选用单味药；降血压，整体观念作指导；调血脂，气血理论多发挥。

单味中药降血糖的有：桑白皮、山药、石斛、枸杞子、山茱萸、苦瓜。

糖尿病合并高血压治疗中的中医药应用遵循整体观念：保护靶器官。

辨证论治：增加降压药的敏感性，改善症状。

但是中医不是万能的，中医治疗应量力而行定目标。糖尿病早期，应逆转或延缓发病；糖尿病中期，预防或逆转早期并发症；糖尿病晚期，延缓并发症进展。糖尿病的早期干预治疗，可预防糖耐量异常、空腹血糖受损等糖尿病前期病变向糖尿病的发展。降糖对轻型糖尿病可单独使用中药。辅助降糖对中、重型糖尿病在西药降糖药物的基础上加用中药，中西药发挥协同作用。预防糖尿病心、脑、肾、眼底等器官和组织并发症。改善症状，提高患者生活质量，提高临床疗效。

最后，看糖尿病中医治疗的发展趋势。①从体型看内里：由于种族差异和生活习惯的不同，中国人的糖尿病患病率高于西方。②糖尿病的中医病因：胰岛素抵抗指外周组织对胰岛素的一种不敏感状态。胰岛素抵抗是一种体质虚弱、免疫功能下降、衰老的表现。

《黄帝内经》云："年四十，而阴气自半也。"胰岛素抵抗就是组织的"老化"。现在我们的中医信号就是"气"，信号转导障碍就是"气滞"。

郁滞不通是糖尿病的基本病机，而后气机不畅随年龄增长而加重。胰岛素抵抗可以被改善，不能被逆转。

胰岛素抵抗决定糖尿病是终身性疾病，干预措施能改善胰岛素抵抗的影响因素，增加对胰岛素的敏感性，但是一旦不干预，胰岛素抵抗又重新"复燃"。

糖尿病的未来治疗理念：上工治未病，未病先防。糖尿病早期：既病防变；健脾益气，解毒化浊。糖尿病中期：亡羊补牢，时犹未晚；补肾活血，解毒扶阳。糖尿病晚期：西医为主，中医为辅；补肾温阳，解毒祛浊。糖尿病终末期：随证治之，解决西医治疗不能缓解的问题。

糖尿病的转归预后，阴损及阳，气阴两虚。糖尿病中医药防治要点为常用清热润燥、养阴生津类药，慎用攻发苦寒之品；宜益气养阴，扶正固本。

（浙江领导干部网络学院供稿）

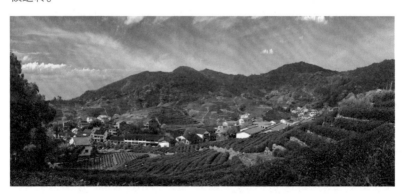

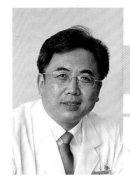

腰椎病的中医防治

赵 勇

赵勇，主任医师，医学博士，博士生导师，中国中医科学院望京医院骨伤综合科主任。

不同的年龄阶段，不同的时期，绝大部分人都有过腰疼的经历。人的这一生当中得病最多的是感冒，排第二的是腰疼。

腰疼是以腰部疼痛为主要症状的病症，病因复杂。在治疗的时候，要注意寻找病因，避免"头痛医头，脚痛医脚"的错误。

对于骨科来讲，腰椎上有肌肉，叫骶棘肌，骶棘肌能让人直起腰，给腰部力量。和肌肉相连的叫韧带，脊柱上有很多韧带。腰椎的另外一个组成部分是神经根。神经根受到压迫便会出现疼痛。神经也是腰椎的组成部分。椎间盘亦是其中的组成部分，椎间盘包裹和保护着髓核。椎间盘包含三部分：纤维环、髓核、软骨板。纤维环相当于自行车的外胎，内胎就是椎间盘的髓核。椎间盘突出，就相当于自行车轮胎坏了。

椎间盘受伤了不但会引发腰疼，还会腿疼。不同的姿势，椎间盘的受力大小是不同的。俗话说"站着说话不腰疼"，指的就是比坐着的时候椎间盘的受力相对较小。那为什么会出现腰椎间盘突出？这就跟木桶原理一样，当木桶薄弱的木板支撑不住了，水就会流出来。引发腰椎病的原因有内因和外因。内因是指退行性改变，即髓核老化，挤压神经。外因第一个是外伤，好多人是扭伤引起的。第二个是劳损，有明显的职业性。第三个是受寒。

诊断的方式：第一要查看病史，第二要查看症状，第三要查看体征，第四是影像学检查。

腰椎间盘突出的症状主要是看有没有腰痛，有没有下肢放射痛，有没有马尾神经症状。一旦你的腰腿疼影响到大小便，出现马鞍区的麻痹，则都属于马尾神经症状。

体征主要是查腰部活动有没有受限，腰部加压是否会痛，叩击会不会痛，直腿抬高及加强试验，股神经牵拉试验。当严重到需要做手术的时候就会有感觉障碍，肌力下降，反射改变。

诊断腰椎间盘突出还需要做一些影像学检查，如X线、CT、MRI（磁共振成像）等。

除了这个病以外还有一个病叫腰椎管狭窄症（分为先天和后天两种）。这个病老年患者居多，有的是先天性，有的是后天性。椎管每个人都有，但有大有小。有些人鼻梁长得高，有些人鼻梁塌一点，椎管也是，大的就比较好。但是这个大部分都是后天性的。有的是突出了，有的是韧带厚了，有的是长了骨刺。就跟家里的水管一样，时间久了会出现沉积物使管道变得狭窄。还有一个原因就是水管的质量材质不好。

那么腰椎管狭窄症的症状有哪些呢？腰椎管狭窄一般会有腰腿疼症状。这个腰腿疼跟腰椎间盘突出不一样，还会有马尾综合征和间歇性跛行等症状，但是患者可以骑自行车。

腰椎间盘突出和腰椎管狭窄是一对姐妹，它们都是独立的疾病，腰椎管狭窄从某种程度上比腰椎间盘突出要难治。

健康的脊柱是有生理曲度的。婴儿的脊柱像一个虾米，当趴在床上的时候出现了脊椎的曲度，1周岁的时候出现了腰椎的曲度，最后形成了正常的脊柱曲度。

对于50岁左右更年期的女性，脊柱发生骨折的风险度明显增高。随着年龄增大，骨量减少，骨质疏松，所以到了老年会变矮，就是这个道理。

发生骨折的部位主要有三个：一个是脊柱，一个是髋关节，还有就是手腕。

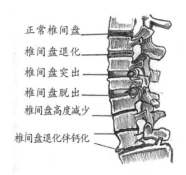

正常椎间盘
椎间盘退化
椎间盘突出
椎间盘脱出
椎间盘高度减少
椎间盘退化伴钙化

另一种比较轻的腰部疾病叫腰肌劳损，又称功能性腰痛、慢性下腰损伤、腰臀肌筋膜炎等，实为腰部肌肉及其附着点筋膜或骨膜的慢性损伤性炎症，是腰痛的常见原因之一。其主要症状是腰或腰骶部胀痛、酸痛，反复发作，疼痛可随气候变化或劳累程度而变化，如日间劳累加重，休息后可减轻，时轻时重，为临床常见病、多发病，发病因素较多。

《黄帝内经》所说五劳所伤："久视伤血，久卧伤气，久坐伤肉，久立伤骨，久行伤筋。"我们需要做一下活动比如"双手托天"，以锻炼背部肌肉。具体方法是：双手五指交叉慢慢上举，然后在安全范围内尽量后仰。

仰卧位背伸肌功能锻炼和五点支撑锻炼：每天做4~5组，每组可做20~50次，一般伤后1周内可达到要求。

三点支撑锻炼：次数同上一步，伤后2~3周可达到最大范围。

拱桥式锻炼：从第4周开始，体弱或上肢骨折者可不练习。

活血壮腰汤配方：柴胡、青皮、土鳖虫、穿山甲、杜仲、牛膝、羌活、当归、大黄、桃仁、红花。功效：主治跌打损伤，瘀血停滞腰间肾府，气血瘀滞之腰椎间盘突出症。

驱邪壮腰汤配方：独活、桑寄生、牛膝、秦艽、肉桂、细辛、防风、防己、薏苡仁、附子、干姜、茯苓、麻黄、甘草。功效：祛风湿，止痹痛，益肝肾；透里达表，温通血脉；健脾燥湿。

补肾壮腰汤配方：附子、肉桂、杜仲、菟丝子、枸杞子、山药、山茱萸、鹿角胶、鸡血藤、土鳖虫、地龙、当归、乳香、没药、熟地黄。功效：主要用于久病真阳耗损或劳伤过度，元阳不足而腰膝软冷痛肾虚。

补肾止痛的药方：熟地黄、骨碎补、肉苁蓉、延胡索、三七粉。

治疗关节痛的药方：伸筋草、透骨草、五加皮、海桐皮、桂枝、桑枝。

（浙江领导干部网络学院供稿）

护肾，我这样做

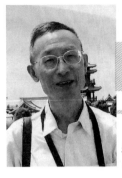

王永钧

王永钧，主任医师，教授，博士生导师，国家级名中医，浙江省名中医研究院副院长，杭州市中医院终身学术导师、肾病科学术带头人。

大家都知道我是一名中西医结合肾病专家，但许多人不知道，我在年轻时也曾是位肾病患者。因为一位西湖船工给的偏方，我在肾病治愈后辞职学医，还总结了一套独特的护肾经。

新鲜草药、番茄豆腐、黑鱼粥治好我的肾病

我今年80多岁，我这个年纪和同龄人比，算是生命的宽度要更宽吧。因为年轻时候的一场肾病，再加上现在工作量那么大，应该说生命的价值在我这里得到了放大。

1951年，那时我才17岁，有一天早上醒来，我发现脸和脚都肿了，去医院一瞧，小便尿蛋白4个加号，医生说我得了肾病综合征。那时没什么特效药，连最基本的利尿剂也没有，医生说就是住院也治不好。

我当时病得很厉害，早上起来头上水肿，一按一个坑，到了晚上，就变成了脚肿，肿得穿不了鞋子。后来，我听病友说西湖边有个船工，是位祖传的草药医，就去找他看病。

这个船工告诉我，肾病要忌嘴，不能吃盐和牛肉，还让我吃豆腐烧番茄和黑鱼片滚粥。另外，他还采了些新鲜草药，让我每天早晚各吃一次。大约这样吃了半年，水肿的症状就好起来了，再去医院化验小便，尿蛋白都没了，肾病也好了。

病愈后，我对中医产生了兴趣，想知道自己吃了哪些草药，但查了许多医书而不得，就跟着这位船工去郊外采药。为了学医，我辞去了当时的工作，天天在家背诵中医典籍《汤头歌诀》和《药性赋》，还拜了当时杭州的一位王显庭中医师为师。学了中医以后，我才慢慢摸索出当时吃了哪些草药，猜想应该有土牛膝、脱力草、老勿大等，它们可以益肾、利水、消肿。

肾病患者不可食牛肉和低钠盐

得病的那半年，我一点盐都没吃过，现在也一直保持低盐饮食。低钠盐适合高钠低钾的人食用。肾功能不好，钾很难排，所以肾病患者往往吃保钾的药物，如降压药和利尿剂。肾功能不好，容易导致高钾血症，还容易出现心脏问题。我曾有位尿毒症患者，就因为这个病心搏骤停去世了。建议大家买盐时选择普通盐即可。

当时船工不让我吃牛肉，后来，我特地去查了医书。孙思邈的《备急千金要方》里就提到，肾病患者"牛肉断不可食"。国外也有报道，肾病患者出现水肿、蛋白尿时不能吃牛肉，因为牛肉中的氨基酸与其他肉类中的氨基酸不同，这是一种非必需氨基酸，多吃可以引起肾小球高滤过、高灌注、高压力，反而增加蛋白尿的发生，使肾病加重。

这么多年来，我几乎没吃过牛肉。得过肾病，又从事中医行业，我对自己的饮食严格管理。吃饭时控制总量，味道特别清淡，一般会吃些鱼和河虾，吃了河鲜就不会再吃肉。从中医角度来讲，黑鱼、鲤鱼、鲫鱼都可以利水祛风，肾病患者可以适当食用。

临床中常常有患者来问可不可以吃豆制品。我觉得，其实中医很早就提出大豆、黑豆、赤豆能够治疗肾病水肿，有一味古方成药黑料豆丸就是专治肾病的。豆腐这类豆制品可以多吃，它里面含有8种人体必需氨基酸，还有其他多种生物活性成分，所含的大豆异黄酮对人体非常有益。我曾经带着学生做过一个《不同低蛋白饮食疗法延缓慢性肾功能衰竭进程的实验研究》的课题，专门研究过这个。

门诊中，大部分患者得的是IgA肾病，甚至有一些小孩子也患上这一类肾病。这种肾病是亚洲最多的，在我国占到50%。提醒读者，得了扁桃体炎，一定要查尿常规，因为扁桃体炎症可以产生更多的分泌型IgA。血液内增多，进而在肾脏中沉积，小便时泡泡多，就要警惕了。还有许多糖尿病患者，要查查尿微量蛋白，不要自觉没有症状就不进行规范治疗，等到引起肾病就很难治好了。

打太极拳放松精神，提高免疫力

提到运动，我最推崇的就是太极拳，这项运动手脚并用，眼睛也跟着一起动，还能提高人的专注性。这项运动轻柔缓和，很适合肾病等慢性病患者。

每天早上6点，我会准时到公园打太极拳，一套90多式，打完需要一个小时，有时还会教别人。7年下来，我感觉体力明显增强了，过敏体质也慢慢改善了。

平时我经常选择走路，医院里有电梯也不坐，喜欢走楼梯，每次上楼时一步跨两级台阶，有时年轻人都追不上我。

中医讲究未病先治，如何做到快乐养生呢？首先要有一份快乐的工作，并且能做到恬淡虚无、知足常乐。我是学过西医的中医师，每周看4个半天门诊，其他时间都在查房、会诊，但从没觉得累。当医生60年，我庆幸找到了一份自己喜欢的工作。

养生四件套：茶、参、嫩姜和萝卜

一年四季，我常吃四样东西来养生保健：茶、参、嫩姜和萝卜。

我喝茶，最常喝的是千岛湖高山绿茶，它无污染。茶叶富含茶多酚，可以抗氧化，还能清心、明目、提神。每天早中晚，我要喝3次，每次都放入一些新茶，用开水冲泡喝上两三杯。

冬天我吃参，参分红参、白参、西洋参。体质偏寒的吃红参，体质偏热的吃西洋参，体质平和的吃白参（即野山参）。我体质偏寒，所以一般吃白参和红参。一般我煎水喝，加入开水用小火炖，这样比泡水喝效果好。夏天到了，阴虚火旺的人可以吃些西洋参，体质偏寒的人还是建议吃些红参。

俗话说"冬吃萝卜夏吃姜"，我最喜欢这两样东西。夏天，我会将生嫩姜切成薄片，加入糖、醋、酱油后凉拌，放入冰箱冷藏，平时就着泡饭吃，可以散寒。我还经常买些白萝卜来煮汤喝，可以化湿。许多人爱吃萝卜炖仔排，但肉汤里嘌呤含量高，就用开洋煮萝卜，这样吃更健康。

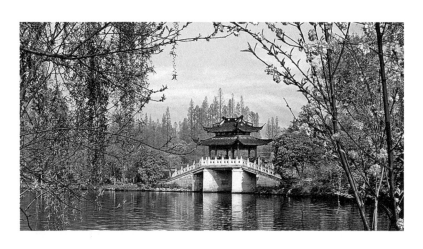

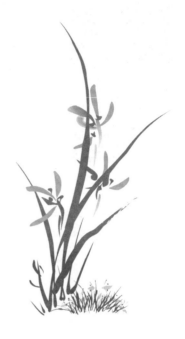

养性篇

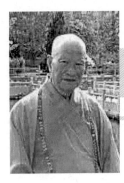

心宽才能体健

道生长老

道生长老，俗姓裘，名乾和，浙江舟山人。历任浙江省佛教协会理事、舟山市人大代表、普陀山佛教协会咨议委员会主席、普陀山全山首座。

提起道生长老，芸芸众生都认为他是普陀山的慈悲尊者。他出生于1922年，10岁时由母亲裘陈氏送至普陀山白象庵出家，礼了空上人为剃度恩师，数十年来为普陀山佛教事业的兴旺和繁荣做出了巨大贡献。90多岁高龄的他，依然耳聪目明，精神矍铄，每天仍坚持凌晨3点开始默诵《妙法莲华经》，无论寒暑风雨，弘法繁忙，照常诵习，从不间断。长老的言传身教、福德与智慧，令我们高山仰止，景行行止。

说起养生，道生长老操着一口浓重的舟山话说："养生必须先养心，心宽才能体健。"如何做到心宽？他一字一句地指出："德从宽处积，福向俭中求。宽容是一把健康的钥匙，是一个人修养和为人善良的结晶，是生活幸福的一剂良药。我们每个人讲幸福、福分、福禄则要从俭中求。俭能治奢、治贪、养气。半室安居，未及积金先积德；布衣随分，虽无恒产有恒

心。古人的这些告诫，是我一生为人处世的座右铭。"

几十年来，道生长老心具慈悲，关注民生，热衷于慈善事业，扶危助困，济世利人。每逢红十字会有救助项目或国内外发生自然灾害而向全社会募集捐款时，他都主动向舟山市红十字会捐款，奉献爱心。据统计，多年来道生长老各类捐款达数百万元，但其个人生活相当俭朴，始终保持着自在淡泊、清雅素远的生活习惯。

笔酣弘法、慈悲尊者。道生长老德隆望重，仰之弥高，始终以弘扬佛法为己任，几十年如一日，鞠躬尽瘁，默默耕耘。他老人家能写文疏秀榜，能说大经文义，能办佛事法会，能唱梵呗梵腔。他10多岁开始练习书法，以柳公权、苏东坡的书法为帖。其书法在当今佛教界独具魅力，蝇头小楷的《心经》更是闻名遐迩，曾多次举办书法展。他的书法集出版时，

时任中国佛教协会会长传印长老为其题词"以和为尚，翰墨传香"，以此作为肯定和赞许。慈悲为怀的道生长老用超脱的心境，用自己的一生，诠释佛法的光明智慧。其书法端庄淡雅，俊逸清秀之态，简淡率真之韵，忽觉豁然开朗，通达非常，空明与素净流淌于笔墨之间。中国佛教协会副会长、普陀山佛教协会会长、普济禅寺方丈道慈法师评价："长老写字不假造作，信手拈来，任运自如，力如静水深流，透着古韵禅风。有人赞叹长老的书法，而道生长老却说自己只会写'呆驼字'。其实，长老的字，恰如其人，清秀俊逸具道风仙骨；恰如其道，自在无碍如云中白鹤；恰如其品，淡雅朴实似古井无波；恰如其德，正清和雅乃人中麟凤；形体笔画之间流露着高尚的人格与宁静的心境。长老诵经写经，得书法三昧，做到无我相、无人相、无众生相、无寿者相，所以生活怡然自在，健康长寿。"

"书法是我一生运气健身的伴侣，更是我传播佛法的重要载体。"道生长老说。书法作为佛法的载体，是历代高僧大德们的必修课，书法史上也镌刻着怀素、智永、弘一、赵朴初等高僧大德们的名字。道生长老常年以读诵《妙法莲华经》为日课，以佛法荡涤尘世纷扰，以经典教言来策励人生，以书写佛陀圣言、智慧法语来勉励后学。且不论僧俗贫富，只要想请墨宝，道老都慈悲平等，有求必应，挥毫泼墨，赐予来者，而今道老的墨宝已遍布海内外。书法是道老修身养性的法门，更是他慈悲济世的情怀。

如今，在普陀山，人们以能求得道生长老一幅书法为荣。由舟山市红十字会、舟山市工商联、舟山市文联等6家单位联合发起的义卖活动筹集到各类义卖品97件，包括书法作品、美术作品、摄影作品等。其中，道生长老捐赠的书法作品30余幅，长老的小楷作品《心

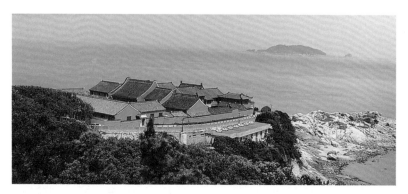

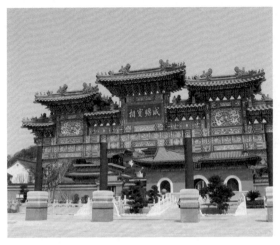

筋活血，起到静心养神的作用。写字时，全然不顾身边是否有人，做到心神专注。从书法兴趣爱好变成一种追求，我认为这也是一种养生之道。"道老还特别告诫我们："书者，抒也，散也，抒胸中之气，散心中之郁。"

经》，被爱心人士以2.8万元的义卖价购得，这也是个人义卖单价最高的作品。以"人间百善孝为先，佛国重阳感恩情"为主题的普陀山第十届重阳节，活动形式多样，内容丰富，道生长老出席仪式，并捐赠60余万元善款与全山老人结缘，向老人们送去了节日祝福。道生长老说：要传承和弘扬中华民族优良传统与民族精神，着力营造敬老、爱老、养老、助老的浓厚氛围和社会风尚，让老年人开开心心过好每一天。

道生长老深有感触地说："人要始终保持良好的心境，愉快是长寿的重要因素。不为小事而生气，万事都要想得开，才能长寿。我虽年事已高，但仍每天坚持写字，专心致志运用指力、腕力、臂力，舒

至于宽心才能体健，道老特别推荐原中国佛教协会会长赵朴初先生的一首《宽心谣》，希望大家从中获益。

《宽心谣》：日出东海落西山，愁也一天，喜也一天；遇事不钻牛角尖，身也舒坦，心也舒坦；每月领取养老钱，多也喜欢，少也喜欢；少荤多素日三餐，粗也香甜，细也香甜；新旧衣服不挑拣，好也御寒，赖也御寒；常与知己聊聊天，古也谈谈，今也谈谈；内孙外孙同样看，儿也心欢，女也心欢；全家老少互慰勉，贫也相安，富也相安；早晚操劳勤锻炼，忙也乐观，闲也乐观；心宽体健养天年，不是神仙，胜似神仙。

芸芸众生，善哉！

（亦鸣 整理）

心不宁则身不安

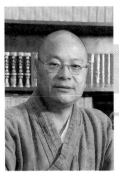

释光泉

释光泉，杭州灵隐寺方丈，中国佛教协会常务理事，浙江省佛教协会副会长，杭州市佛教协会会长。

诗曰："春有百花秋有月，夏有凉风冬有雪。若无闲事挂心头，便是人间好时节。"——题记

身心本为一体，身为心役

在烦恼、忧虑、困惑充斥的现代社会，人们在生活富足的同时，国民的身体素质却没得到相应的改变，反而出现了严重的亚健康。于是乎，越来越多的人开始渴望追求养生之道，当今的各种保健营养品、运动健身、理疗按摩等养生方式层出不穷。殊不知人们的疲惫和焦虑感主要来源于工作和生活中所承受的心理压力，很多人常说"累""空虚"，这大概就是现在的时代病。

人们在面对生活中的种种诱惑、工作中的种种压力时，总有那么多的不知足、不安心，总有那么多的妄想、执着和烦恼，任身心放逸、散乱，随习气飘沉业海。想静，静不了，心乱如麻；想睡，睡不着，辗转反侧；想放，又放不下，患得患失。

俗话说："百病由心生。"现代人往往是重视物质生活，轻视精神生活，像这种"只调身不养性"的养生方式，有时不仅不能解决根本的健康问题，反而还会起到相反作用。

养生莫若先养性，调身莫若先调心

"养生莫若先养性。"事实上，一个人真正需要的并不多，但心里想要的又太多，若常以知足常乐的心态对待外界的一切事物，则心生快乐自在，从而促进身体的平和健康。

"调身莫若先调心。"养生不仅要调身，更贵在调心，因为心与身是互为表里的整体，只有"放舍诸缘，休息万念"，才能达到身体的延年益寿。《华严经》云："心如工画师，能画诸世间，五蕴悉从生，无法而不造。"日常生活中，喜、怒、哀、乐都源自于我们的

内心，都是我们心的作用，并执着于贪、嗔、痴等诸念，这些不良情绪常常引发头痛、头晕、失眠、胸痛、心悸、胃痛、腹胀等各种病症。因此，若想达到内心世界的清净、安定，就必须净化自己的心灵，降伏心中的贪、嗔、痴等诸多烦恼。

佛门养生之道

养生即调养、保养、补养之意，是根据人的生命过程规律主动进行物质与精神的身心养护活动。我国是一个非常重视养生的国度，数千年来形成了门类丰富的养生理论和方法，其中儒家养生偏重道德涵养，道教养生偏重身体修炼，佛教养生也不例外，在几千年的历史发展中，已拥有了浩瀚如海的佛教医学、养生文献，特别是经过历代高僧大德的探讨和总结，已形成了众多的实践方法。

行善积德，净化心灵

俗话说："人之所以痛苦，在于追求错误的东西。如果你不给自己烦恼，别人也永远不可能给你烦恼。"其实我们每天心中想的无非是些名利权情、是非人我的事情，天天追求的都是生活上的享受、物质上的满足，稍有不如意就会产生嗔恚、烦恼之心。

佛教所提倡的"诸恶莫作，众善奉行"亘古常新，对个人身心健康有着良好的促进作用，对建立和谐的人际关系及和谐的社会秩序也有着直接的教育和约束作用。可以说，善良是养生的营养素，是养生的良方，一个人若能拥有善心就会去爱护和尊重一切生命，尊重他人的劳动成果及人格，与人交往诚实有信，同时也将更爱护自己和他人的生命健康，不饮酒、不吸烟，更不服用麻醉毒品，用实际行动奉献爱心，助人为乐，自然心情愉悦。在此基础之上，也帮助我们根除昏

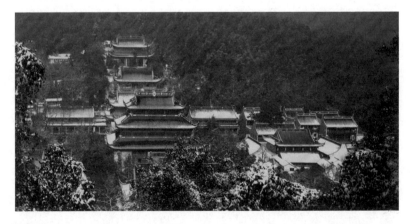

暗迷惑的习气，控制和减少不应有的妄想执着，人的心灵就会达到祥和、平静的状态，从而促进了身体的健康。

勤修静坐，守意正定

现代社会，人们的生活节奏越来越快，精神压力也越来越大，很多人开始练习静坐，使身心达到良好的状态。众所周知，禅坐是佛教的一种重要的修行方式，禅即"禅那"，梵文为Dhyana，鸠摩罗什大师将其翻译成"思维修"，玄奘大师将其翻译成"静虑"。它既古老，又时尚；既深远，又平常，不仅适合信仰佛教的人修行，同时也非常适合普通人进行修身养性，调动自己身体和心理所具有的巨大潜能，从而达到健康养生的功效。

圣严法师认为："许多慢性病，都是由于生活压力和精神紧张所引起，透过禅修，能令身心放松、平衡和促进健康。"佛教中的静坐则是"精神内守"，可以最大限度地发挥人体的自我调节功能，不断提高人体的再生能力和免疫能力。

从医学、养生的角度看，行禅1小时，静坐1小时，能快速消除疲劳、恢复体力。可以说，静坐是一种静态的最佳运动，是调身、调息、调心的过程，它可以带我们回归真我，让我们真正体悟和品尝生命，达到快乐自在的境界。

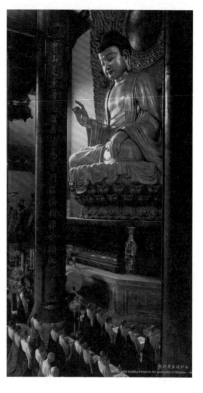

静坐不仅要求身体的入静，也要求精神思维活动的入静，通过调节气息达到经络、血液和营养的畅通，从而实现养生；也有人通过静坐达到心灵的豁达。从身心发展的变化来讲，一方面可以调节整合身体的各部分机能，改善各器官系统的功能，增强机体的免疫力，达到祛病强身的功效；另一方面还可以克服外界六尘的诱惑和内心七情六欲的困扰，使人的精神得以专注、安详，它既可以开启智慧，又可以解除人们内心的烦恼，去除人的"心病"。当心灵解脱之后，身体得到完全放松，不再有任何压力和烦恼、忧虑，气血、经络自然就通畅了，身心也就达到高度放松快乐的状态了，这样更能发现人生的真谛，丰富生命的层次，追求解脱、自在与幸福。

勤读经典，开发智慧

现代人生病的原因有很多，读书在一定程度上可以起到静心的作用，若能经常读书学习，还可以激发人的善心，觉悟人生智慧；同时还可以促进身体健康，使面色光泽、精力充沛、心情愉悦、气息平和，破除人生的贪、嗔、痴和烦恼。对于患病的朋友来说，勤读书多学习有利于净化心灵，提高心境，使人们在精神上得到放松，从而起到辅助康复的作用。

结语

面对当下的纷纷扰扰，不妨给自己一个独处的空间、一段静心的时间，将养生融入生活，将心安住于当下。放下烦恼，发现身边的幸福；放下压力，释放心中的正能量；放下抱怨，直面人生的挑战；放下执着，放宽自己的心；放下妄念，将心安住于当下每一念。

真正的养生之道在于精神生活上的充实，在于心中的"修篱种菊"平静。无论我们面对何种困难、挫折，何种悲观、消极，用佛教的慈悲、包容、感恩的精神，用佛教的养生智慧，来觉悟人生，清净自身的心灵，扫除自身的无明，找到人生正确的方向和道路，解决生活中存在的各种烦恼、困惑和心理障碍，使精神生活更充实、物质生活更高雅、道德生活更圆满、感情生活更纯洁、人际关系更和谐、社会生活更祥和。

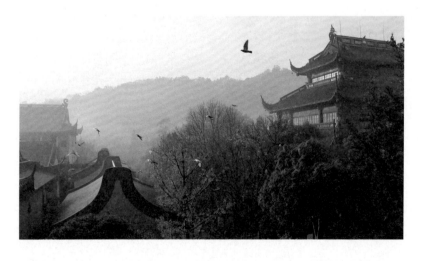

慈悲喜舍，健康长寿

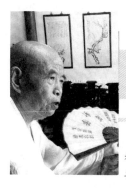

定本法师

定本法师，法喜寺方丈，1983年出家，师从通和法师。任杭州市佛教协会副会长、西湖区政协委员。

说到健康长寿，我就想起佛教说的"慈悲喜舍"。这四个字里蕴藏着让人受用一生的大道理。

慈

慈悲喜舍的"慈"，就是叫人要有慈爱心。2500多年前释迦牟尼佛就提出要有一颗慈爱心。怎样才算有一颗慈爱之心呢？尊老爱幼、扶弱济危这种道理大家心里都明白，我就不多说了，只说一个浪费的问题。现在国家安定、人民富裕，吃的穿的用的可以选择的太多了，于是整天买买买，买回家不喜欢就丢丢丢。这就造成了浪费。

地球上的资源是有限的，像石油、天然气、煤炭等资源耗光就没了。中国人口有近14亿，如果每个人都浪费一点，就会把下一辈、下下辈的资源都耗没了。浪费还带来了各种环境问题，影响地球的生态环境。所以说浪费是最大的罪过，能做到不浪费或少浪费就是有慈爱心。只有地球的生态环境好了，才

能谈到人类的健康长寿。

悲

慈悲喜舍的"悲"，就是叫人要有悲悯心。悲悯心没有大小之分，有钱出钱有力出力是悲悯心，人家拎不动上前搭把手是悲悯心，公交车上给老人让座是悲悯心，见人心情不好帮着开解是悲悯心……只要有了悲悯心，我们就会想去帮助别人。助人为乐，就是在帮助人的同时自己收获开心快乐。心情愉快、气血畅通，身体自然病痛就少了。

喜

慈悲喜舍的"喜"，就是叫人要有欢喜心。法喜寺天王殿的第一尊菩萨是弥勒菩萨。弥勒菩萨整日笑嘻嘻的，我们拜他时也心生欢喜。俗话说："笑一笑十年少，愁一愁白了头。"我们想要身体健康，先得有欢喜心，欢喜心就是开心、快乐、微笑。佛教里有一句话："百病心胸生，百病心胸治，治病先治心，治心要治本。"药物

只能治标，要远离疾病就要治本。治本需要修行，修行就是修正我们的行为品德及健康心理。

欢喜心不是礼貌地笑，也不是皮笑肉不笑，而是从内心发出的微笑。只有把烦恼抛掉，才会心生欢喜，笑起来的力量才大。但是一些人想要的太多，却又不可能事事如意，所以他们总是一天到晚不高兴。还有一些人因为竞争、攀比，过分劳心劳力，也容易生病。那么，怎样才能保持一颗欢喜心呢？其实很简单，要时常保持一颗欢喜心，只要做到这四个字——知足常乐。就像宋朝无门慧开禅师写的那首《无门关》一样："春有百花秋有月，夏有凉风冬有雪。若无闲事挂心头，便是人间好时节。"吃饱穿暖有房住，知足便会感到内心平静，能生欢喜心。

舍

慈悲喜舍的"舍"，就是叫人要想通放下。生老病死是自然规律，我们只是暂住这个世界，不是永久住客，不管我们有多大成就，都要离开这个世界。如果整天纠缠于名誉、地位，为了这些所谓的"我"忙碌奔波，那么有"我"就会有烦恼。佛教《金刚经》说"无我相，无人相，无众生相，无寿者相"，就是要我们把"我"看破、想通、放掉，达到无我境界后自然就没有烦恼了。

佛教认为，人是小宇宙，外面是大宇宙，两者息息相通。"我"不是独立的，而是由地、水、火、风四大元素组成。就像造房子用钢筋水泥搭建一样，地是人的骨头，水是体内的水分，火是身上的热量，风是呼吸的转动。当我们离开这个世界后一切回归大自然，什么都不剩下。试问"我"还在哪里？释迦牟尼佛教我们要把这些问题看破、想通，"我"小一点烦恼就少一点，"我"没有了烦恼就没有了。病由烦恼起，烦恼没了，病痛自然会减少。

过年时，大家都喜欢在门上贴"福"字，祈求福进家门。什么是"福"？现在很多人认为钱多就是福。其实他们都错了，钱能买来昂贵的药物，能买来专家医生的精心服务，却买不来最大的福——健康。

健康怎样来

怎样才能获得健康呢？我有三句话要说给大家听。第一，心态要乐观，不计较，放得下。中医说气血堵塞百病生，气血畅通百病消，心情愉快气血畅通，内心郁结气血阻塞。只要能做到慈悲喜舍，自然会心情愉快，病痛也会减少。第二，病从口入，饮食要清淡。我们有句话叫"饮食清淡是人参汤，多吃油盐似砒霜"，现代人有很多吃出来的毛病，为了健康必须做到糖油盐等适量，多吃当季蔬菜，少吃生冷。第三，活动活动，活着要动。现代人有很多坐出来的毛病，所以隔一段时间要起来动一动。手动脚动，心却不好动。因为烦恼由心生，心动了烦恼就来了，烦恼多了健康就少了。

有人说拜菩萨就能得到健康。这话没说错，但我说的拜菩萨并不是在菩萨面前磕几个头，而是让人懂得慈悲喜舍，有一颗菩萨心肠。一个人如果能做到慈悲喜舍，就能远离烦恼，自然能得到健康长寿。所以说自己就是自己最好的医生，健康长寿就掌握在自己手里。

◆ 延伸阅读

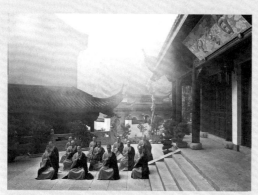

上天竺

上天竺寺又名"法喜寺"，是杭州天竺三寺中规模最大的一座寺庙，也是中国白衣观音的起源地。寺庙始建于五代吴越国时期，距今已有1000多年的历史。

相传后晋天福初年（936年），僧人道翊在白云峰下结庐修行。他发现山中有奇木发光，就请名匠孔仁谦将其刻成观音大士像。观音像刻好后，笃信佛教的吴越王钱弘俶梦见有白衣人求其修建住所，于是就命人在上天竺开路筑基，于天福四年建成天竺看经院。这是上天竺最早的寺院。

后汉时有僧人将佛舍利置于观音像头顶，于是"妙相庄严，端正持好，书放白光，士民崇敬"。北宋时适逢杭州大旱，郡守去上天竺寺求雨，天降甘霖。上天竺观音因此名声大噪，人人都信其灵验，此后"凡郡中旱涝，必请入城"。

上天竺观音的名头不仅在民间盛传，也传入了统治者的耳中。清代康熙皇帝六次南巡曾五次到上天竺寺；乾隆皇帝南巡时也曾到过上天竺寺，并赐名"法喜寺"。

辩才法师与龙井茶

辩才法师，俗名徐无象，浙江临安於港人。他18岁到杭州上天竺寺，师从慈云法师；25岁时，皇帝恩赐紫衣，并加赐法号"辩才"，后任上天竺寺住持。

天竺、灵隐是杭州西湖最早有茶的地方。北宋元丰二年（1079年），辩才从上天竺退居龙井村寿圣院，在狮峰山麓开山种茶，品茗诵经，以茶学文，过着隐居生活。他将天竺之茶引种到龙井，这才有了以"龙井"为名的龙井茶。因此，辩才就是龙井种茶的开山祖。

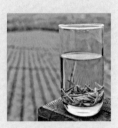

北宋文学家苏轼是辩才的好友，在杭州做父母官期间常去拜访他。二人煮茗论道，诗词唱和，不亦乐乎。苏轼曾写下"白云峰下两旗新，腻绿长鲜谷雨春"的诗句来赞美龙井茶，并手书"老龙井"等匾额。

道法自然得长寿

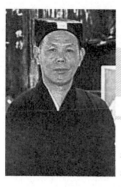

高信一

高信一，道长，俗名长根，道号一愚山人。曾任杭州市政协委员、杭州市道教协会负责人、浙江省道教协会第一届会长、中国道教协会常务理事及副秘书长等职，现为浙江省道教协会名誉会长。

道法养生可以说是我国最早的养生方法。道门中的养生，核心是一个"道"字，意思是遵循自然规则，讲究以天道自然，追求寿命的长久和安宁。老子在《道德经》里说道："人法地，地法天，天法道，道法自然。"道法自然的意思就是大道以其自身为原则，自由不受约束。

我自小身体不好，6岁时染上严重的传染病，全身生疮，危在旦夕，道长救了我，治好了我的病，收我为徒。从那时开始，我就立志学医，用道医治病救人。

这么多年来，我用道医救治了不少人，也在钻研医术的过程中悟出了很多养生的规律，我自己也在运用这种养生方法，身体各方面自我感觉都非常好，今天我想把我总结的养生方法分享给读者们，希望读者能从中获益，健康长寿。

顺应自然，天人合一

首先，崇尚自然是道医养生中最重要的理论，也就是说一切都要顺应自然，不要违背天地之理。所以，道家养生崇尚返璞归真，人与自然合一才是最高的养生境界，也就是我们常说的"天人合一"，抱朴道院也因此而得名。

我每天早起爬山，和大自然亲密接触，同时配合呼吸，让每一步都稳当地完成在呼吸的节律之中。直到今年，我已80多岁了，爬1000级台阶都不会气喘吁吁。我认为这和"脚勤"有着非常大的关系。

在日常饮食方面，道医提倡一羹一蔬，粗茶淡饭，人体不需要摄入过多食物，多余的食物就有可能转换成对人体有毒有害的物质，从而对健康造成不良影响。这么多年来，我从不"下馆子"，只吃应季的蔬菜和水果。这也和"道法自然"相一致。道医提倡"饮食有节"，这里的"节"包括"节制"和"节律"两层意思，人们如果不注意节制饮食，或者不按照季节消长，而吃了对身体不利的东西，很多"吃出来的病"就有可能找上你。

因为从小生活在道观中，每天都需要定时上山砍柴烧水、习医论道，我养成了非常规律的作息习惯。这对我的身体健康大有裨益。"日出而作，日落而息"，该吃饭的时候吃饭，该睡觉的时候睡觉，跟随自然规律，让生活有节律，人自然就健康了。

清净虚无，思想通透

现代人崇尚中医养生，而中医养生很大一部分就源于道家学派的理论。道医理论很重视精神情志活动对人体的影响，认为精神情志活动是导致疾病发生和影响寿命的重要因素。《黄帝内经》提到，人应保持高尚的情操，神志安宁，心情舒畅，则人体气机调畅，气血平和，精神不散而静定内守，正气旺盛，才能抗病邪而避免疾病发生。如果不能很好地调养精神、顺调意志，违反正常的生活规律，任性放纵，过分激动，就会导致气血不和，阴阳失调，脏腑经络功能紊乱，引发许多内伤疾病。调养精神的同时必须重德。情志得调，气机流畅，阴阳合和，就能使内脏机能平衡、协调，保持身体健康。

老子主张见素抱朴，少私寡欲。道家用"虚无"以指"道"的本体。谓道体虚无，故能包容生万物；性合于道，故有而若无，实而若虚。清净的意思是要重视个人修为，也就是说人心境洁净，不受邪恶和外扰。一个人的思想通透，不纠结于俗事琐事，气自然就顺了。

道教中的炼丹术就是源自清净之道。《元气论》称："无劳尔形，无摇尔精，归心静默，可以长生。生命之根本，决在此道。"意思是长生修炼之诀窍在于使形神清静，保持根本。人们都知道我们道医用炼丹来寻求长生之道，殊不知炼丹的过程才是我们养生的最好时机。闭关炼丹的过程中，我们需要专注安神，做当下事，想当下之事，不被外界杂事烦扰，忘却所有的烦恼忧虑，冥想内视，做到身神合一。清净之术将精、气、神内修聚

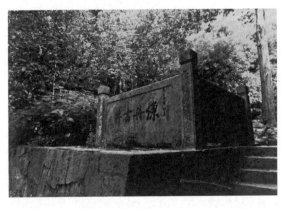

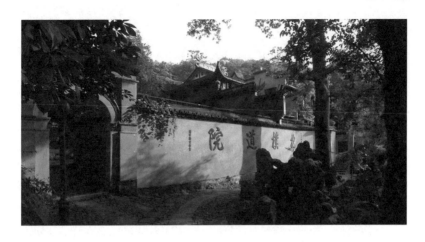

集在一起，身体状况自然会好。

吐纳静坐，修身养性

都说道教中人多长寿，其中打坐练功是我们道教中人的一种养生方法。近现代道教领袖人物陈撄宁先生年轻的时候身体很不好，之后就是坚持用道医的吐纳静坐等方法养生，老年时身体很好，还由此创立了"仙学养生术"。

道医认为，用脑太多伤神，用眼太多伤肝，用耳太多伤肾。而现代社会，人多处于浮躁中，很难平静，也养成了很多不良生活习惯，比如过多使用电脑、手机，熬夜等，对健康伤害较大。

适当地进行静坐吐纳能帮助我们修身养性。静坐时配合腹式呼吸，注意力高度专注，呼吸变得平缓均匀，身体能量的消耗减少，心脏的耗氧量也比平时减少很多，血液循环的力量自然比平时加强了。增强的血液循环经过五脏六腑，能帮助净化积存的代谢垃圾，提升脏腑的自愈功能；经过皮下，能帮助皮肤和肌肉净化过剩自由基，改善气色。即便是短时间的静坐，也会感觉到那种从身体深处升起的轻松、舒适的生命能量，就像身体内部被一双温暖的大手按摩过一样。

实践证明，静坐吐纳对于慢性病如高血压、心脏病、肾病、肺病、脑供血不足、偏头痛等，都具有明显的改善作用。

如今，我已步入耄耋之年，我依然坚持道医养生。道医养生其实并不如人们想象的那样玄，所谓"道法自然"，养生也是一种智慧，只要我们遵循自然规律，并从中获得能量，修为我们的心灵，就一定能健康长寿。

道家养生之我见

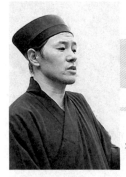

刘崇明

刘崇明，杭州市道教协会秘书长，玉皇山福星观道长。

我跟随师父高信一道长，追随吴奇教授、冯宁汉教授和各位老师从事道门养生、临床诊疗，一晃眼也已经有数十年的光景了。每每看见患者唉声叹气，呻吟着进来，欢喜地离开，总是惊叹道门医术的神奇。师父常说术以载道，修行是一定要脚踏实地从实证而入的。也由此我明白了我的修行坛场就是"医道"。而指导我进行医道实证的，就是经典的力量。

道教有一部经典著作叫《易经》，它能告诉我们如何在纷乱的头绪中去捕捉能量的策动源头。我这一脉的道医也是遵循这样的原则。首先我们知道我们不是孤立地生存在这个时空之中。我们受着天地能量的制约，地法天的节律带动着这片广袤大地上几乎所有生命的节律起伏，春生、夏长、秋收、冬藏。而这个节律的策动者就是太阳。如何遵循太阳的能量代谢节律，就成了我们养生的重要课题。

700多年前的古人郭守敬在周公找到"天心地胆"的基础上创立了"授时历"，于是我们终于探索到了太阳所引动的天干地支时间系统和万物生化之间的微妙关系，以此层层叠叠展开了多方位的养生实践，验证了古人《黄帝内经》的精义。

我做的道门养生，也是从这一路绵延而来。无论是冯宁汉教授传授的"九宫针法"、吴奇教授传授的"黄金分割点养生之道""天星十二穴"的临床实证，还是高信一师父讲的"天人合一""子午流注""灵龟八法"，都自觉或不自觉地以"授时历"作为依靠，传递着古人的慈悲智慧。

所以，我觉得在"五运六气"统摄下的"二十四节气"，所映射出来的"饮食有节，起居有常"是道门养生的精义，是核心。如果你能做到和天地能量代谢同步，就能借助同频共振的原理，从天地之中获得能量的支撑。我们把这样的养生方式叫作"法天则地"。《易经》智慧也告诉我们这样的一条通则："天助者，顺也。"

其次，把握好人体这个小宇宙、小太极的进出两个端口也是非常重要的。饮食、清气的进入，浊气、代谢物的排出，一开一合，生命在这样的节奏中完成着自己的新陈代谢。而其中最重要的就是脾升胃降。这是人体运化的枢纽，同时脾胃的消化吸收也是人体的后天之本。因此在道门养生中保护脾胃，是调理身体的根本。怎样调理脾胃呢？无外乎三点。一是少食，吃到七分饱。同时准点吃饭也是非常要紧的。二是少思寡欲。"思"对应的脏器就是脾。思则气结，脾胃运化不健，是百病丛生的根由。三是脾主四肢，四肢末梢的运动，就能达到健脾的效果。相比较现在的养生动辄吃什么而言，要合理简单有效得多。

第三，全身气血以通为补。无论我们用什么方法，其目的无非是保持气血流转的畅通。在道医中，我比较喜欢用针灸。根据天干地支的时间系统，气血的流转呈现出一种有规律可循的节律。掌握了

这种节奏的变化，我们就可以用最小的代价来保持气血的通畅。所谓"流水不腐，户枢不蠹"讲的就是这个道理。所以说："邪在表，汗之可也；在经络，针灸之所及也。"如果我们提前介入，一般的小毛小病，在针灸这个层面就可以化解了。成本低，效果显著，副作用几乎没有，还不增加脾胃的负担。

第四，病有内因、外因和不内外因。六淫，天之常气，冒之则先自经络流入，内合于脏腑，为外所因；七情，人之常性，动之则先自脏腑郁发，外形于肢体，为内所因；饮食劳倦、跌仆金刃，以及虫兽所伤等则为不内外因。

我们不难发现，外感病一般比较好治。而内伤七情，是直接伤到脏器的。《素问·阴阳应象大论》讲："故善治者治皮毛，其次治肌肤，其次治筋脉，其次治六腑，其次治五脏。治五脏者，半死半生也。"这里讲得非常明显，七情致

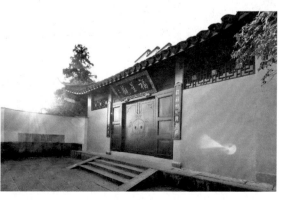

病一旦发作，就直接损伤脏器，病入五脏，就是半死半生的格局。有没有办法治理，或者提前预防处理呢？答案也是肯定的。情绪的载体是音乐。根据七情的五行属性，对应于宫商角徵羽的五行的特征，运用五行相生相克的方法，找到合适的音乐，每天聆听片刻，就能有效调整情绪的平衡，从而达到良好的预防效果。

第五，病入更深，只有运用动植物的阴阳五行属性，通过四气五味的辨别分类，运用气机的升降出入，来调整体内的阴阳平衡。《素问·脏气法时论》说："毒药攻邪，五谷为养，五果为助，五畜为益，五菜为充。"我们不难看出，药物是治病攻邪之物，其性偏，是不能长期食用的。各类补益剂也是如此。而五谷杂粮是保证人体营养的必不可缺，水果、肉类、蔬菜也是必要的补充剂。因此，真正养生是从日常饮食入手的，合理调整膳食结构，很多问题在萌芽状态就得到了根本的解决。

以上就是我从事多年道家养生实践的一些心得，写出来自己也觉得浅显得很不足为谈，希望能得到大家的斧正，感恩大家，福生无量天尊。

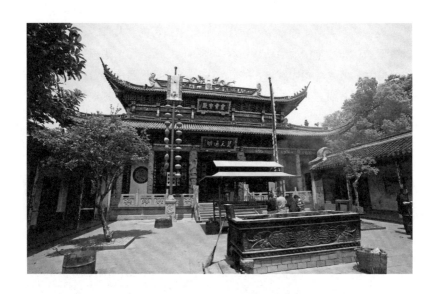

读书也是一种养生

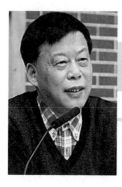

黄亚洲

黄亚洲，诗人，影视剧作家。曾任中国作家协会副主席、浙江省作家协会主席，现为中国作家协会影视文学委员会副主任。

读书为寻求知识，为陶冶性情，为提升精神境界，谁都知道；可就是如何读书，总是个怎么说也说不完的话题。

大凡开始读书或者正在读书的人，都巴望听听读书读得已有些年头的甚至已写出若干部图书的人说说他们关于读书的种种感慨之语及释悟之见，而且越语重心长越好。

其实，在听取这些见地之前，听者心中是早已准备好了种种答案的，譬如逆水行舟说、书山苦马说、功夫不负说、磨刀不误说、笨鸟先飞说、蚂蚁爬树说、水滴石穿说、绳锯木断说、玉琢成器说、铁杵成针说、困难弹簧说、老大伤悲说，等等。他们只希望这些道理从老人或者智者嘴中再讲述一遍，用来鼓一鼓早已准备好的士气。你还没开口，头已经在点了，眼睛已如灯炬一样开始烁烁发亮了。那番诚挚，那番纯正，真是很感动人的。

一代一代，都是这样啊。

这次某青春杂志又来叫我说说，编辑数次电话，情真意切，我举了笔想，我又能说些什么呢？

我本身读得不好，也写得不好，又能对年轻人说些什么呢？

苦思冥想不得，干脆，说一句最朴素的话吧。

这句话就是：读书不要太苦，要注意劳逸结合。

也就是说，读书不要失了分寸，要又苦，又不苦，又累，又不累。

依我愚见，苦读书与读书苦还是有区别的，前者体现决心，应当嘉勉，后者表达了一种心境不畅的感叹，这种情状虽值得同情，但也觉得有点犯不着。

小时候听老师几十遍地讲头悬梁锥刺股，很觉神圣，真的是很神圣，这是一种什么样的境界啊！屁股被父母拍一拍都痛，何况针刺啊！稍稍长大之后，又从报纸上看到有人读书的方式是被窝里打手电，心想，这又是一种什么样的精神啊！但是，再往深

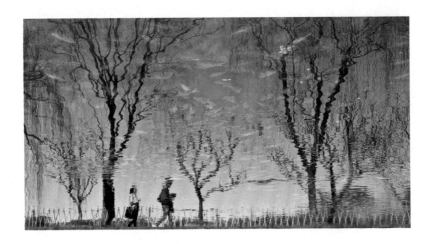

里想想，此种读书法能持久吗？屁股上蜂窝似的，脑壳每夜都在享受头发拉扯之痛，或者早上钻出被窝之时两眼圈一律发青发黑，那么白天的事还怎么做呢？

白天有太阳，白天是需要人们拿出全部精力的时候啊！

我读小学和中学那会儿的阅读，也是偶有兴奋期的。兴奋期来时，也作痴状。记得小学五年级时，好不容易从堂哥手中借得厚厚上下两册《水浒传》，讲好两天必得归还，这两天的课余时间我是每一秒钟都扔在水泊梁山的，眼睛一定是看肿了的，硬是一天一厚本读了下来。又记得中学时代，由于家教谨严，也有一两次被窝里亮手电的事，不过每一次时间都很短，无非是精彩之处想急着多看一两页罢了，哪里能持久呢，瞌睡虫马上就欢天喜地上来了。也有那种沿街捧书一路读回家的动人情景，被

熟人撞见，便惊呼说啊呀呀，这人好生了得，读书那么刻苦，日后真不好说了。其实回家的路并不长，而且那时车辆也极少，小心地沿墙根走就行的，行人一律文质彬彬，不会闯祸。再说也不是日日如此，否则，一双眼睛早就近视了。

要说苦读书的典型事例，以我亲身所历，也能向诸位无私奉献这么几个，而且我想，我的大多数同学也都同样拥有这样一些一旦介绍出来，自己也会感动得热泪盈眶的"事迹"。你们有没有呢？你们也有的。只是，我们都没有把这些经历强化到日日夜夜的程度，我们都很有分寸，不然，我们早就像掏空的砖墙一样垮下来了。但是古人就不一样，古人的这些事情写在纸上，一代一代传下来，一辈一辈渲染下来，读起来感觉就大为不同了，只觉得先人们神圣至极，后辈们九斤八斤七斤六斤一路下挫羞愧

煞人也。

所以，我武断地认为，古人的所谓刺股悬梁，其实也均是一两回的偶为，至多七八回，作秀而已。他们自己作秀，或者是后人帮他们作秀。他们的读书，若每日都这样惨不忍睹，恐怕日后也智慧不起来，起码是成不了大家，至多成为高分低能的"两脚书橱"。说实话，能成为两脚书橱也算是运气了，起码两只脚细细的还能健康地撑着。

因此我想，读书一定不要太苦，略松快些舒展些为好，要与兴味挂钩，要与宣泄挂钩，要与顽皮挂钩，要与问号挂钩，要与打打球下下棋蹦蹦跳跳唱唱闹闹相结合。读书读成范进，读成江郎，读成双颊失血或者黑发而亡，都是悲剧。孟德斯鸠有言："喜欢读书，就等于把生活中寂寞的辰光换成巨大享受的时刻。"你听听，他说的是"巨大享受"啊，这份轻松，何等畅快!书山有径苦作马好，还是书山有径畅快作马好?依我想，肯定是后者奇妙，还能赚个高效益。

说真的，很苦的读书嚼书背书不太划算，眼镜里的光圈会越来越多，眼睛里的光芒会越来越少。

再说什么是书? 说绝对了，两眼皮子也是书，翻开就是页码，你眼前的整个世界都有厚度，相当精彩，百读不厌，你说是不是? 可不能把一个"读"字读得狭义了。

以上所说，一家之言，很可能片面。尤其是一些望子成龙心切的家长，会说你这个人怎么敢这么乱说一气，眼下知识爆炸，教育资源又这么紧缺，千军万马过高考独木桥，我是只怕子女不用功，你倒敢来如此胡言，算什么作家。如果是这样，那我赶紧打住，不再多言，只想挣扎着劝说最后一句: 起码今天晚上劳驾您松一松马缰，无论如何让您的孩子睡足八个半至九个钟头，一定不要刺他屁股，并且带便看看他被窝里有没有一支微型手电筒，行不?

其实，真正爱好读书的朋友，一定能体会到阅读的本意是快乐的。

毕竟，书籍是人类进步的阶梯。

阅读怡神，读书养性，这一切都在快乐中发生，多好。

诗词吟诵与文化养生

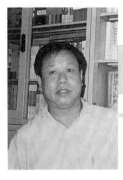

王翼奇

王翼奇，字羽之，原名萧佛寿，1968年于北京大学毕业后长期在浙江从事新闻出版工作。现为浙江省文史研究馆馆员、西泠印社社员、浙江省作家协会会员、中华诗词学会理事、浙江省辞赋学会会长。

诗词吟诵不仅是从古到今诗词创作、传播和教育的重要形式，也具有超越作为传统读书方法的养生意义。人们在吟诵的过程中，让心神飘扬到诗词诞生的当下，更深切地触发了与诗词作品的思想内涵、审美韵味的共鸣。而诗词作为古典文学的有机部分，也是吟诵的主要对象。以古为例，从《诗经》《楚辞》、古歌谣、《汉乐府》、南北朝的诗（包括诗歌和民歌），略过短暂的隋朝，到唐诗、宋词、元曲这三大高峰。像耳熟能详的"关关雎鸠，在河之洲。窈窕淑女，君子好逑""蒹葭苍苍，白露为霜。所谓伊人，在水一方"。以新为例，《初恋女》（戴望舒）、《教我如何不想她》（刘半农）就是以新诗作歌词的代表，但是我们还是以中国的古典诗词作为切入点。诗词

吟诵的声情并茂离不开长短平仄：平平仄仄、仄仄平平（轻轻重重、重重轻轻）的韵律取自自古以来人对大自然音律的观察，把握好节奏感，演绎就自然一唱三叹，回肠荡气。人的一呼一吸承载着生命的能量，吟诵者通过丹田运气发声，必须用腹式呼吸，腹式呼吸能让吟诵者吐出更多停滞在肺底部的二氧化碳，更利于身体健康；吟诵的同时，身体有节律地摇摆，也锻炼了我们的颈椎、腰椎以及四肢关节；吟诵还能让我们在韵律中修养身心、陶冶情操，从而达到健康养生的目的。荀子说："美意延年。"吟诵的确可以将人带入美好的境地，使人保持美好、年轻、有活力的状态，这不就是养生吗？

那吟诵是什么呢？该怎么和一般的咏唱相区分？以汉诗中汉武帝

刘彻的《秋风辞》为例，对它的演绎就是"吟"，虽其中也有唱的成分，但更具"叹"的韵味："秋风起兮白云飞，草木黄落兮雁南归。兰有秀兮菊有芳，怀佳人兮不能忘……"这种"一唱三叹"使人完全进入情感的境界，悠扬绵延，与现在流行的快节奏说唱尤大相径庭。台湾师范大学王熙元教授吟诵王维著名的《阳关三叠》(《送元二使安西》)就极具特色：每句唱三遍，第一遍是七个字，第二遍是五个字，第三遍剩下三个字。最传神的就是唱第三句："劝君更尽一杯酒，更尽一杯酒，一杯酒。"很像劝酒，你再来一杯酒，再来一杯酒，一杯酒嘛！末句："西出阳关无故人，阳关无故人，无故人。""无故人"三字多加长了节拍，更显得余音袅袅，余意绵绵。这样的"三叠"，好比退潮时的波浪，第一遍涨上来再退下去，第二遍再上来就没有那么高，第三遍退到最低，以此回肠荡气、直抒胸臆，从而带来了美好的意味，养生延年。

其实新诗和民歌的咏唱同样可以令人在优美抒情的旋律中沉醉愉悦，例如戴望舒作词、陈歌辛作曲的《初恋女》："我走遍漫漫的天涯路，我望断遥远的云和树。多少的往事堪重数，你呀你在何处……终日我浇灌着蔷薇，却让幽兰枯萎！"以德国海涅的诗为歌词的

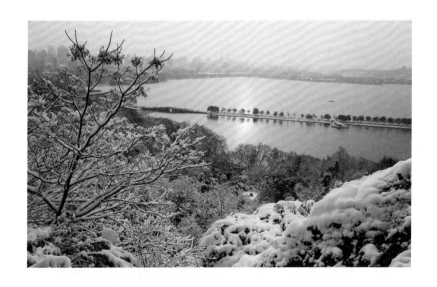

《萝蕾莱》："……晚风凉，暮色已苍茫。莱茵河水静静地流……"安宁的旋律中夹带着一个美丽的传说，回韵悠扬，绕梁三日。中国优美的民歌也情味十足，比如《小河淌水》："月亮出来亮汪汪/亮汪汪/想起我的阿哥在深山/哥像月亮天上走/天上走/哥啊哥啊哥啊/山下小河淌水/清悠悠。"《跑马溜溜的山上》："跑马（溜溜的）山上，一朵（溜溜的）云哟，端端（溜溜的）照在，康定（溜溜的）城哟。"以及流行歌曲中如邓丽君唱的《又见炊烟》《绿岛小夜曲》、蔡琴唱的《张三的歌》、毛宁唱的《涛声依旧》、凤凰传奇唱的《荷塘月色》等，都令人唱了心醉神飞！

我有时和听课的人开玩笑，酣畅淋漓的吟唱和歌咏可以治好两种病：肠梗阻和肺气肿。虽持之无据，但也言之成理，总之一定是有好处的。由此，引出老年人养生的第二个话题——幽默。幽默的结果引得大家开怀大笑，这不也是一种愉悦吗？愉悦就对养生有益，比如我有时候开玩笑会开到这个程度：当看见饭桌上有酱鸭和糖排，我就怂恿同桌高血压的老同志吃酱鸭，高血糖的吃糖排，因为咋听"酱

鸭"二字就是"降压"，"糖排"就是把身体多余的糖分排出嘛。这对自己是一种良性的暗示，用幽默哪怕是看似无理的玩笑来让自己产生一种好心情，这也是一种文化养生，因为当受到文学尤其是诗词的熏陶后，人会不自觉地产生对语词的感悟，自然地了解内在的一些"玄机"，培养出一种幽默感。这种来自于联想的幽默感，对身体也是大有好处，说的不中听一些，即便是脱离实际的浮想联翩，也能对自己产生一些良性暗示。这样的让大家莞尔，甚至捧腹大笑的例子举不胜举，比如碰到只有青椒没有肉片的青椒肉片，我说肉就是骗你的，所以才叫肉"骗"；只有香干，没有肉的回锅肉，我说因为肉都回到锅里去了嘛。像这样的玩笑可以把原本对小事的较真，转变成展现个人语带机锋的幽默，博人一笑就能愉悦众人身心，而愉悦心神恰恰十分重要。

诗词养生的另外一个层面是与书法的结合。写字其实就是一种气功，因为在写字的时候注意力集中在笔尖，就会注意到线条和结构如何龙飞凤舞，即使不能龙飞凤舞，也可以鸡飞狗跳，反正就是可以飞动起来，此

时就又是一种养生。写完之后不管好坏，自己写的，总归会自我欣赏，而欣赏也是一种愉悦。

幽默也包括对一些现象的看法，比如在杭州打车经常堵车，司机很着急，而我讲一些幽默的话，反而让他笑坏了。我说你不知道杭州是"动漫之都"吗？他说是啊，我说知道那就好啦，动漫（慢）就是车动得很慢嘛。不过好处就是还在"动"！"滑稽调笑"其实是层面很高的幽默。东方朔是滑稽调笑的代表人物，体现了深厚的文化涵养。

文化养生还有一项"对对子"，汉字是方块字，每个方块字都有形、音、义，其中有的是多音多义，这就有了对仗，并于工对讲究之外还有借对（借音、借义、借式），即活对。通过对对子，既动了脑子，也享受到文字、音韵上运用与赏析的欣愉。有一次我给出版系统读电视大学的青年同事上《古代汉语》辅导课，讲到诗词的平仄、对仗时，有位学员指着窗台上的一盆文竹，问我"文竹"对什么？我应声回答他："武松。"文竹是植物名，武松是人物名，但字面上文与武、竹与松都相对，而且对得既精致又灵动。这一对课，不但活跃了大家的思维，而且给予大家一种求知之后的喜悦。杭州西湖风景区到处有对联，这些对联从内容到形式都很丰富、很精彩，可谓是一座对联的"大观园"。欣赏这些对联（包括书写对联的书法艺术）时，情趣盎然，不也是一种文化养生吗？

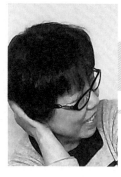

精神内守，病安从来

汪逸芳

汪逸芳，浙江省文史研究馆馆员，《古今谈》副主编，浙江文艺出版社编审，中国作家协会会员。著有散文集《常有雨为伴》《月光下的菩提》等。

记得年少时学写文章，在暑期学习班上，一对正当"而立"的作家夫妇从我们身边走过，几个女孩子在背后感叹："啊呀，都这么老了！"而今一晃，竟然晃过了花甲。人生像一个谜，活着活着全然不知老之已至。

当单位里的小青年一口一个"汪老师"的时候，也即濒临退休了！三月到四月退，谁也别想在年龄面前耍滑头。初时觉得不太适应，一个天天上班的人，忽然间日日"坐家"了。时间好难熬啊，晚上失眠时，睁眼到天亮；白天，从旭日东升到夕阳西下也真漫长。坐着怕坐出毛病来，晚饭后就去紧邻的老杭大散步。沿着校园内的中心小花园走上四圈五圈，三五天没感觉，十天下来，忽然发觉牙床都浮了起来，咽喉肿痛，怎么吃药也没有用。这才惊觉是体力不支，是多年积劳的总爆发。

人怎么会那么虚呢？四五圈至多2000米罢了。难道我就这么没用么，真的老了么？好苦恼。

退休后的第一个中秋节是在朋友家的草地上度过的，一群老人与准老人，外加三两个下一代，一桌的菜，一晚的歌，闹腾得满月儿羞答答地藏进树丛里。临走将桌椅板凳归位时，发现主人家的地板上摊满了画，突然眼睛一亮，满心惊喜：毛笔？曾经年轻时喜欢的东西！于是买来了笔与宣纸。本着文学艺术本相通的想法，也不想上老年大学。订了一个央视的书画频道，无论教书法与教绘画一概囫囵吞枣，最初就像小朋友们盯着动画片，每天静候节目来临。之后发现互联网上有更多的信息与资料，那个宝库是取之不竭用之不尽的。只要你肯花时间，一定可以通过链接去淘宝，一直淘到你明白为止。

爱好是个奇妙的东西，一旦爱上，就会使出全身的劲，不计"成本"，从《芥子园画谱》买起，到齐白石、郑板桥、潘天寿等等的画册和字帖大本都去找来。很快感到时间不够用了，桌子边上毛笔一提，转眼就到了午饭时间，晚上兴致来时，一站便是两三个小时。脑子里想的，心底里记挂的只有画画，只有笔与墨的关系。在这里很得益于徐湛教授说的，一张画画好了，看看缺什么？散了，多半缺线；轻了，大多缺墨。

有不少朋友羡慕我，身在省文史研究馆。虽然没有磕头拜过师，但是老师无处不在。三人行必有我师，更不要说馆里有那么多的书画大家，搞活动时，我就像"随行记者"，随行的过程中听老师们讲，看老师们画，在采访他们的过程中学习。有时他们无意间的一句话，就会点破你百思

不得其解的困惑。也有时，他们还会示范几下。记得在难忘的青瓷小镇采风时，徐家昌老师看我在练竹子，就说："我的竹子是这样画的。"于是就看他如何一笔笔地叠加竹叶，如何将一根线顿出了竹枝。陈墨老师看我在吃力地画鱼，便说："鱼可以这样画的。"随之刷刷几笔就成形了一条简练却极具动感的游鱼。当我凑趣去刻瓷坯的时候，楼国明老师说："胆大，刻不坏的，不满意砂砂掉重来。"宋柏松老师说："蘸一次墨，要记得把笔上的墨用尽……"

采风过程中的笔就会像"八仙过海，各显神通"，一个人是一种

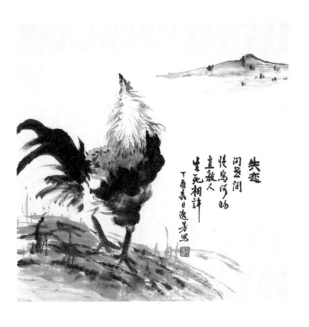

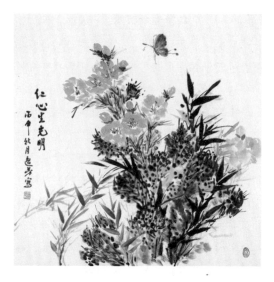

《黄帝内经》说："恬淡虚无，真气从之，精神内守，病安从来？"精神有所寄，烦恼便消散。从学画画起早就忘了种种的不适，严格地说，没有了不适。其实书画需要的就是心无旁骛，物我两忘。

养生是养心，爱上书画即养心。

性格，画风迥异，但是当通力合作画一幅画时，不同的人，不同的风格，就会天衣无缝地被统一在一幅画上。还有一次，余正老师被当地的一群小年轻围在中间，我从人缝里望过去，他用他的笔在写：大道至简！犹如醍醐灌顶，我曾经在骆恒光老师家看他画过画，从提笔到完工不到两小时，却画成了一幅四尺三开的水墨淋漓的山水画！有时候想想，自己真是很托福的，我有点像众家的孩子，在"随行"的过程接受的都是阳光雨露。

这样的生活，人还会生病么？

退休，也即是人生另一种散淡生活的开始，弄不好，常会因虚空而致病，是"空"出来的病。

都说书画养生，书画家长寿。据说欧阳询85岁，虞世南81岁，贺知章86岁，柳公权88岁，陆游86岁，文徵明90岁，吴昌硕84岁，齐白石94岁，刘海粟99岁，沙孟海93岁，赵朴初94岁，似乎拉一张书画家长寿的名单，简直个个皆寿星。其实长寿不是目的，而是人的健康所求。退休了，人空了，闲出来的心如果找不到一个处所去安顿，便容易生病，无论老年大学还是夜校，无论广场舞还是交谊舞，也无论周游世界，哪怕是打老K、搓麻将也比独个儿发呆好。百病自心起，心安人安，书画只是养生的方法之一。

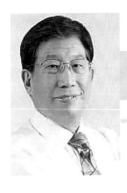

不生气就不生病

郝万山

郝万山，主任医师，北京中医药大学教授。

"不生气就不生病。"这句话不是谣言，而是我根据多年的行医经验总结出来的。

早年我游学于欧美，亲眼看到很多人因为心理情绪不好引致一身疾病。今天，我想借此机会向所有读者赠送5句话：

"病都是自己作的，不作就不会病"

俗话说："50岁以前人找病，50岁以后病找人。"

生命的开始就是衰老的启动，养生抗衰老是一辈子都要做的事情，长期的昼夜颠倒、饮食无节制、运动少，都会引发疾病，这都是对自己身体的摧残，都是在"作病"。

现在大家就明白为什么一定要强调"养心"，也许这很难做到，但至少要在脑子里有这根弦，能时刻提醒自己也是好的。

"真正高明的医生并不在医院，在你身体中"

人渴了要找水喝，饿了要找饭吃，这都是人体的自调机能在发挥作用。

这不仅是中医的思想，也是现代医学的观点。现代医学之父，2400多年前的希波克拉底说："疾病的痊愈是要通过自身的自愈力，医师只是在旁协助而已。"

所以说，真正高明的医生不在医院，而在你的身体之内；最珍贵的灵丹妙药不在药店，而在你的身体之中，就看你会不会利用。

"情绪不爽，会导致肝病"

有人曾做过这样的实验：把动物的肝脏切除后，将原本应当是进入肝脏的门静脉和腹部大动脉直接相通，心脏立刻胀大而静脉血瘀积，动物很快就死亡了。可见肝对血循环量的调节作用是多么重要。

情绪不爽、生气郁闷的时候，也会影响肝的疏泄，而出现肝和肝经气滞血结的情况。

"不生气，就不生病"

情绪是人的本能，但在竞争激烈的生活环境下，人的精神压力自然会增大，于是各种负面情绪会经常影响到人的健康。

在生活中，好多人到处抱怨，看啥都不顺眼，国家怎么这个样子，社会怎么这个样子，单位怎么这个样子。回到家就抱怨，家里人怎么这个样子。抱怨就是一种负面情绪。现在，世界卫生组织统计，90%以上的疾病，都和情绪有关。嘿，只要把控好情绪这个关，我们就可以不得病，不得大病，少得病，晚得病。

"心要静，身要动"

养心、静心、修心、调控意识情绪，本身就是一个养生常识，可惜不被大家重视，所以才会出现"治不好的胃病""伴随一生的咽炎"。

心静则身安，身安则体健，心安体健则百病少生。动能生阳，阳气旺盛而通达，则气血流畅，肌肉丰满，筋骨强健。

心要静，身要动，营养均衡不过剩，这是历代各个门派的养生家提倡的三大法宝。情绪给身体健康带来巨大影响。很多人被疾病折磨，却不知是被情绪问题所困扰。

（浙江领导干部网络学院供稿）

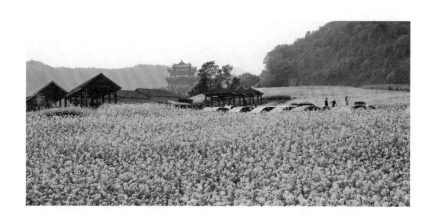

道教与现代养生

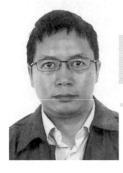

孔令宏

孔令宏，博士后，博士生导师，浙江大学道教文化研究中心主任，浙江大学人文学院东西方文化与管理研究中心执行主任。

美国汉学家比尔·波特带有浓厚浪漫主义气息的《空谷幽兰》或许给中国20世纪八九十年代的道士形象披上了一层朦胧的隐士外衣：风雨晦暝、瓜田月光、芋头大麻、茅草菊花。可想要当一个现代意义上的真道士，不单单是外表上身披道袍、高梳发髻、语焉不详这么简单，得先明白究竟什么是"道教"，并且能区分它和"道家"的关系。它作为中国传统文化的三大组成部分之一，虽然一般被视为宗教，但究其实，根据"教"的本意"教化、教育"，自汉代起，道教"理身理国之道"的基本观念即被确立，即"以道为教"。道家，是道教产生以前用于阐述道哲学原理的哲学流派，关注以老子、庄子的思想为代表，讲形而上的哲学原理，内容上涵盖后世由老庄思想进一步发展而成的思想流派。随着后世对道家思想时间操作层次的逐渐强化，到了汉代，形而上的原理与形而下的实践大致开始合流，道和术的紧密结合，产生了道教。由于道教中的一部分朝宗教化和神秘化的方向发展，故在此意义上称道教为一种宗教也可以成立，但不能以偏概全。

道教养生，重返老庄

道教对养生的重视是继承了道家几百年来的传统，老子和庄子就已经强调了人要注重对自己身心健康的维护。他们的基本理念就是：只有身心健康的人才能把事情做好，并且坚持下去，也才能无为而无不为，最终达到与道合一的精神境界。道教不仅从思想内涵上诠释了道的精神境界，更从实践操作和效果的实际验证来展现对道的理解。从时间的维度来说，长生不死至少是长寿，简单说，就得有病治病、无病防病。"治病"属于医学的范畴，虽然中医也说"治未病"，但它来自于《黄帝内经》，而《黄帝内经》的整体思想架构是受道家影响而建立起来的，因此，无论古今，道家思想对于养生的影响都十分重大。在此意义上，我们说，中国的医药学也深受道教思想的影响。如果要将道教的医学和中医药学区分，就需要明白中医药学的基本任务是治病，而疾病预防（或是日常保养）则是道教最关注的问题。道士的修炼以得道成仙作为根本宗旨，与医学追求健康长寿一致。可见，中医药学与道教之间有着千丝万缕的联系。历史上很多著名的中医药学家事实上也是著名的道教领袖或学者，比如葛洪、陶弘景、孙思邈等。这种中医药学和道教的融合，后世甚至出现了"道教医学"。

沿着历史的血脉回望道教走过的路，我们不得不提自古以来就被视为治国理念的儒家思想和修养心性的佛教思想，正所谓"以儒治国，以道养生，以佛养心"所体现的中国传统文化相互包容又各自侧重的特色分工。以儒治国，就是以儒家所讲的道理来维持社会秩序的稳定，将之作为国家制定政策的基本原理；以道养生，就是说用道教所讲的道理和方法来保持身心健康；心理问题或是价值观问题，则要依靠佛教来帮助。当然，道教除了讲养生也讲养心，只不过相较于佛教，其养心的层面说得略逊几分

高妙通透。但是它特别强调身心并重，神形兼顾，性命双修。

在历史上，道教的养生不仅从技术层面来解决问题，而且包含了哲学、知识体系的层面，即道、学、术三个层次都有非常完备的体系。从道的层面来说，人要像道一样作为一个永恒存在之物，独立自主地按照自己的本性存在，这就是"道法自然"的意思。那么，道这种高妙深奥的东西如何从形而上落实到形而下的生活实践层面呢？这就要靠"有无相生"。按照道家和道教的哲学原理，从无生有是宇宙的发生原理（道），这在现实中就成为了指导人行为的准则，也就是"道法自然"（或者说无为的行为方式）。因此，用一个字往往将"道"概括成"无"，自无生有，也就是从道产生万物。从价值观来说，这也是最高的价值规范与标准。人是天地万物之灵，也是唯一能凭借灵性认识"道"，反思"从无到有"的诞生历程，试图从"有"回归到"无"，来延缓或抵抗死亡。"自无到有"和"自有归无"构成了逻辑上非常完整的两个环节，后者要以对前者规律的认识为前提。人从出生起就要懂得这个道理，依循道的规律和价值指引，来扭转生命自身走向消亡的命运，充分发挥主观能动性、积极性和创

造性，把命运的主导权抢回来，牢牢地掌握在自己手中，让自己的命运由自己做主。下大决心、花大功夫、逆水行舟，从有逐步地回归到无，这就是道教养生的基本原理。

具体养生，因时因地

基于上述观点，以及中国哲学最为核心、基本的"天人合一"原理，道教在养生中具体衍生出的路线大致有仨。第一，以时间为参考，根据春、夏、秋、冬四季气温变化等阐述养生禁忌，指导人们在特定的时间段，该做什么事，劝诫人们放弃做一些事。第二，以空间为参考，将过去风水的原理吸纳到道教当中，以"道气合一"的原则发展出道教的风水术，以解决人如何在一个合适的自然环境中生活的问题。人体内外生机通畅，生命自然得到健康。第三，以人体作为对象，结合道教的态度——不是被动等待，亦非消极无为，而是积极有为，集中体现在外丹术的发展。

"假求外物以自坚固"简洁明了地说明了炼丹的思想原理。比如，古时人们通过观察得知黄金、白银的化学与物理性质都非常稳定，能长久存在而不易腐烂，因此自然而然地萌生出了对这种稳定性质的好奇，继而探索将它转移到人身上的方法，来使人长寿。而后对此的理论发展也带动了相关领域的探索，比如物理学和化学，也发展出了如红升汞这些药物。此后从外丹术衍生出了内丹术，即广义上的"气功"，它源于人们对外丹局限性的认识，主张以人的先天元气为种子，培植和发扬元气，重新演绎生生万物的天道，将人体作为模拟天道运行的场所，提升生命的境界。从成效来看，通过内丹修炼获得长寿的事例比比皆是，内丹因此可以

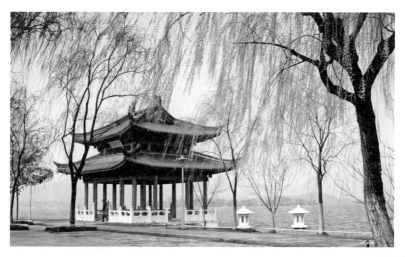

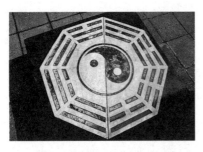

作为代表道教修行成果的典型。它的历史从唐代起，经过宋、元、明的发展，到了清代，可谓蔚为壮观。其分类方法不一而足，比如按照修炼的人数可分为清修（一个人修炼）、双修（夫妻双方共同修炼）和坐团（一群人一起修炼）；按照门派分，有东、南、西、北、中五个派系；按照性别，又有男丹功和女丹功。总结起来，道教养生不外乎形神兼顾，养生也养性。这甚至影响到了西方著名精神分析学家荣格的分析心理学的创立。

凡此种种，回到我们的现代生活，皆需要作出与时俱进的调整，不断注入和社会现状相契合的活力。比如，太极拳和八段锦是各个年龄段都能实践的安全温和的运动，即通过对形体动作的掌握，外练筋骨皮，内练精气神。气功则需要名师指点，结合相应的生活方式，不疾不徐、持之以恒地练习。在饮食上，药、茶、粥、酒的合宜配比，按需所取，对症服用，都是值得借鉴的养生方法。

总之，道医不拘于说理，更重实践，不留于生理，还关注心理，强调神形的统一、身心的兼顾。

瑜伽——护身养心之方法

于冬丽

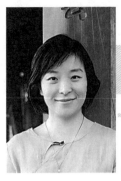

于冬丽，杭州阿南达瑜伽创办人，喜悦文化社发起人，受邀机构心理调整理疗师，欧美Yoga Alliance网上注册导师及澳大利亚国际瑜伽联盟国际教练。

瑜伽起源于四大文明古国之一的印度，当时人们习练瑜伽是出于修行和出世寻求解脱的目的，学习各种动物、植物的形态，瑜伽动作名称也是用动植物的名字来命名，比如蛇式、骆驼式、鸽子式、树式等等，与距今1800多年前东汉末年的中国古代的"五禽戏"相类似，先祖们是根据当时的各项因素创造发明的，然而到了当代，瑜伽又如何作出调整以适应现代人类生活和健康的需求呢？当代瑜伽在20世纪五六十年代，随着新文化思潮流转全球各地，欧美练习瑜伽人数与日俱增。瑜伽在中国的流传是在20世纪80年代初，当时出现各种气功与健身的方式，与我同龄的朋友都忘不了一个戴花环的女性在海边穿着艳丽的宽大衣服做着各种瑜伽动作，说话轻轻的慢慢的，这个瑜伽视频每天在央视一套播放。也许那就是当时大家理解的瑜伽了。

那瑜伽在印度到底是什么样子的呢？笔者在2006年时，特地到印度的瑜伽小镇"瑞诗凯诗"参访。我在2000年开始练习瑜伽时是为了强身健体，甚至是出于减肥塑形的单纯想法。当时没有老师告知我瑜伽是什么一个科目，而在印度，我找到了答案，即让人宁静安定的方法。学院的Guru说：瑜伽是去往解脱与三摩地的必修方法，印度古老的修持方法都是带人到达解脱之境界的。

近代有三种瑜伽内修方法：第一种是身体层面的瑜伽，通过身体展现出灵活及柔软的韧性，专注地控制身体做出各种不可思议的动作，最终使骨骼、肌肉强健。练习者多为年轻人，近代称之为"哈达瑜伽"。谈到瑜伽，你也许最先想到的会是瑜伽馆里幽暗昏黄的灯光下香熏散发着甜橙或是薰衣草的气味，年轻的女性，身穿贴身的瑜伽服在舒展自己的身体，形如绽放的莲花。第二种是心智层面的，可

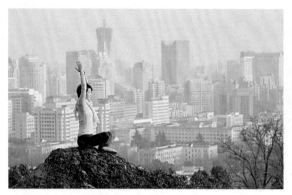

走进瑜伽世界

虽然瑜伽的历史已经超过千年，但直到1938年，它才首次被传授给一位俄罗斯女性——"瑜伽第一夫人"英蒂拉·德菲（Indra Devi）。

以称之为"智慧瑜伽"，它更多的是对思维与意识的训练。相较于前者的肢体训练，它比较接近于打坐，或是禅法。第三种是昆达里尼（kundalini）瑜伽，它将关注的焦点锁定在激活与提升脊柱中脉中储存的能量，让能量经历从海底轮一直运输到顶轮，最后展开千万朵花瓣的过程。换句话说，它设法激活练习者中脉尾端的灵蛇，在练习方法上对练习者起到旋转、净化、屏气等效果。这种瑜伽有点像中国"气功"的一部分，而对于其中的宗教色彩，我们则可以从锡克教中找到影子。

现今的运用，如辟谷、导引术、情绪管理、正念冥想、教练课程，还有各种打七禅修及禅舞等，对于普通人来说，很难将这些不带一个瑜伽类修辞的名词术语与瑜伽联系起来，可事实上，这些在修行的路数及基本原理上都与印度这古老的修习智慧的方法有关。

也正是经由她，瑜伽被世界所知。1939年，她在上海宋美龄家中创办了第一所瑜伽学校，此后在好莱坞，玛丽莲·梦露也一度是她的学生。随着中国的日渐开放，近十年来，瑜伽馆随处可见，单是杭州不包括隶属在健身中心内的大大小小的就有250余间，国内其他地区瑜伽馆提供的课程也十分多样，有阿斯汤加瑜伽、艾扬格瑜伽、哈达瑜伽、阴瑜伽、流瑜伽、热瑜伽，等等。

"瑜伽"一词，是古印度梵文"yoga"的音译，与英文的"yoke"词源相同，意思是"轭"或"伽"（根据古代农耕方法将两头公牛连在一起），后被抽象成两种事物间的"连接""合一""化一"等，来指代以冥想为核心的"拓展灵性的方法"。它最早出现在公元前1500年前后的婆罗门教（印度教的前身）经典——《梨俱吠陀》中，作为让人获得解脱的修持方式，随后被佛教和耆那教采纳，而成为印度宗教的特殊组成部分。瑜伽的核心与中国传统道家思想"天人合一"的状态极为相似，探究个人如何认识到真实的自我来实现与整个宇宙自然的和谐共生，做到放下对自我的迷思、对事物喜恶的分别和执着、对不确定性的忧虑和恐惧，这与佛教思想点出的"无明"（没有智慧，阻碍认识到事物真相的根本原因）一致。它关怀你如何成为一个完整的人，它包括了如何处理与他人关系、自身习性、健康等面向，帮助我们坦然自若地接纳生命的光彩，达到更为纯粹美好的生活，无惧于死亡的来临。

我想这也是我个人十几年前就决定投身瑜伽并且一直热爱至今的一个重要原因，因为生命自身寻求理解的渴望不会随时代变化而消逝。即便是在19世纪中期至20世纪初期，印度信仰复兴运动唤醒了在大不列颠统治下几乎濒临绝传的哈达瑜伽。但要在21世纪真正实践这种精神，我们需要做的远远不止单一地研读瑜伽经典、练习瑜伽体式、学习梵咒，也不能盲目拜师，或是全然放弃红尘生活，归隐山林，做一个苦行四方的托钵僧，而应该积极找到适合自己的，能兼顾和惠及家庭生活、工作事业的瑜伽。这正是瑜伽很吸引人的地方，它能始终和时代的现状结合，衍生出一套适合当下、符合不同个体需求的进路，但是若想成为完整的人，就需要统合自己所有的面向，一步接一步地修习，可以是先读经典，也可以是先练习体式等。简单来说，最关键的法门，不过是持续专注呼吸，进入冥想，把它作为一种不经思索就自然发生的习惯。

让瑜伽走进生活

当代伟大的瑜伽师德斯卡查尔曾总结："修炼瑜伽时基本且最为

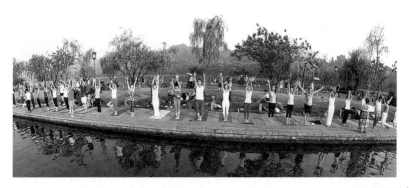

重要的就是呼吸，因为每一个姿势、每一个动作都源于此。平衡的结合会带给身心和谐与秩序。"

因此结合之前提到的近代三类瑜伽，以将这三部分内在修行方式融会贯通的阿南达瑜伽为例，它从三个类别中分别提供给练习者参考：一是体式类（动作），即哈达瑜伽。二是呼吸，通过内悬吸（吸气完成以后的停顿）、止息、外悬吸（呼气完成以后的停顿）等练习方法传递"定"与"止"的体验；唱诵mantra，重复并不停地唱出"OM"或是"A-U-M"等音节，还有"大笑瑜伽"，即现代人受到诸多生活压力影响而越来越难敞开心扉开怀大笑的练习。三是冥想（动与静，配合感官冥想）。通过这些方式来改变身体和意识体，也就是平常所讲的身心修炼。

更进一步，我们需要对"阿南达瑜伽"的重要名词进行解释。首先，"专注"作为一个使用最为广泛却也最容易被忽视的词，指的是去除大脑中的各种念头，比如概念、杂念，甚至包括理性的思考，忘记自己正在进行的呼吸，以进入脑波平稳绵长的意识状态。其次，"冥想"作为瑜伽中最珍贵的一项技法和实现入定的途径，为的是

把人引导到超脱的境界。一名习瑜伽者通过瑜伽冥想来制服心灵（心思意念），并超脱物质欲念，感受到和原始动因直接沟通的状态。简单说，瑜伽冥想的真义就是把心、意、灵完全专注在原始之初当中。比如，"感官冥想"的练习方法就是把所见、所闻、所嗅、所触、所尝的各种感受当作冥想的对象，来观察自己的心意波动。这种方法简单易行，适合所有练习者随时随地训练，培养自己无时无刻的觉知当下的能力。而另一个核心概念"三摩地"，指的是修行者进入忘我状态，意识不到呼吸、自我、精神和自信的存在，而进入无限广阔的宁静世界。

瑜伽不排斥任何想要学习的人，也无所谓起步早晚，只要你学会正确呼吸的方法，就能够开始练习。瑜伽既是生活，亦是艺术创作，她把生活变成画布，让每个人用不同的行为、语言、思想来描绘一幅自己的画作；瑜伽亦是一条通往渐悟之大道，适合当代社会各类人群习练简易之方法，只有持之以恒之精进心为重要；瑜伽生活，以发现自我本来的样子和世界万物的自然规律为出发，觉知自己的呼吸，收摄躁动不安的心意。

放开你的心境

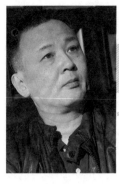

孔令谦

孔令谦，著名中医文化学者，孔医堂创始人，孔伯华中医世家非物质文化遗产代表性传承人。现任孔医堂董事长、孔伯华学院院长、世界孔子协会副会长、中国中医药信息研究会养生分会副会长。

人在生气的时候，我们可以看到这么一个现象，即手会发颤，为什么？因为从中医角度来看，生气属于肝风内动。又比如中风，中风不是受外来之风。有人理解成吹了空调，门开了一个缝，受邪风了，引起的中风。中医的中风不是这个风。真正的内因是肝风内动。因此，生气最容易引起的就是肝风内动，而中风病是肝风内动的一个极限。

可以说在日常生活中，控制好情绪，保持平和的心态对维护我们的身心健康至关重要。那么说到调整心态，有什么样的妙方良策呢？

所以养生其实可以用十二个字来概括：和喜怒，避寒暑，节饮食，安居处。打个比方，今天房价涨了，我买不起大房子，我住80平方米的也凑合。人首先要放开心境，不要被外界因素干扰。情绪变化对人体会产生哪些影响呢？我特别推崇和尊敬的人叫文怀沙。文老100多岁，非常开朗诙谐。我个人

理解，和喜怒不仅是让你的五脏平和，同时在家庭中还要与自己的子女，与自己的先生、太太、父母搞好关系。再往大了说，邻里之间也要和，才不会因为情绪上的干扰而导致人体功能受影响。生理上的一些变化会引发疾病的发生。

情绪会对人体产生什么样的变化呢？这种典故很多，比如说战国时期的伍子胥，一夜之间头发全白了，他就是受到了强烈的情绪上的刺激。因为伍子胥的父亲是楚国人，是楚王太子的老师，后来楚王听信谗言，一夜间将他的父兄杀死了，所以伍子胥就从楚国逃出来，跑到了今天的安徽。前有雄关当道，后有追兵追赶，他当时是什么心境？应该说是悲愤，亲人死了，蒙受不白之冤，便会有悲愤情绪。逃跑的时候还有惊恐情绪，所以他当时的情绪应该是五味杂陈。后来他在一个船夫的帮助下脱险，最后终于复仇，但是一夜之间头发就白

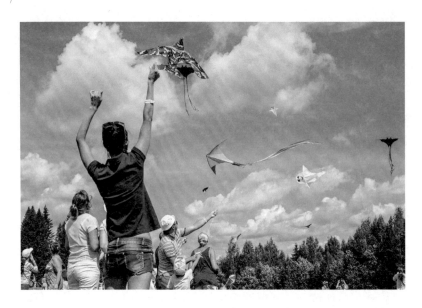

了。中医的解释为：发为血之余。情绪的变化会引起人体内气血的变化，就会影响头发的变化。最影响我们情绪的脏器主要是心和肝，所以有时候心肝会合起来说。而肝与胆也可以合起来说。因此中医是一个整体。怒伤肝，喜伤心。有人会纳闷，为什么我高兴了还会伤心呢？任何一种情绪都有强度限制，过了也不行，不及也不行。

这是情绪与五脏的关系：喜伤心，怒伤肝，忧伤肺，恐伤肾，思伤脾。我们懂得了这个规律，在现实生活中就要注意一下，过虑了，过多地进行思考，就会影响到食欲，会伤脾，脾是主运化的，运化失常了，你自然会饮食不进。生气了两胁就会有气结，两胁就会胀痛。但这些都不是病，这应该是人体生理功能的变化反应。但是这种反应长期进行下去，就会从量变产生质变，就会形成疾病。

我们来说说胆。这里的胆其实指胆识、胆气。在贵州有一种猴叫墨猴，人们训练墨猴来磨墨。墨猴的胆特别小，火车一鸣笛，这猴就吓死了。所以，现在我们基本见不到这种猴。胆在人体内归纳为中正之官，决断出焉，可见胆气的强弱对一个人的胆识起到决定性的作用。有胆魄的人就不会受到惊吓。所以情绪变化会影响人体生理上的变化，生理上的变化又会导致疾病的发生。

情绪调节不好，很容易引起胃部疾患，所以现在胃痛症状一般发生在饮食不规律、工作压力大的人群。我在这里给大家准备了一个中医方剂。

配方：北沙参12克，麦冬12克，生地黄12克，石斛15克，川楝子10克，枸杞子12克，煎水服用，每天早晚各服1剂。喝药的前提条件是什么呢？是疼痛在胃脘这一带比较厉害的，同时有灼热的感觉，口比较干，有向上反酸的感觉，而且手足会发热，人也会因此而烦躁，大便干结，舌头很红。在这种情况下可以服用。

另外，我给大家介绍一个拳法，叫崩拳。劈拳对应肺，属金；炮拳对应心，属火；崩拳对应肝，属木。所以，练崩拳可以疏肝理气。崩拳的方法就是左腿在前，右腿在后，右脚与左脚成45°角的形态。老年人没必要站这么高，中年人可以拳头低一点向前出拳，也不用发力。还有一种练习方法是两只脚平行，向前出拳。要点是鼻尖、拳眼跟人的中轴线对到一条线上，不能歪，要正。中医上讲：形不正则气不顺，气不顺则神不和。

（浙江领导干部网络学院供稿）

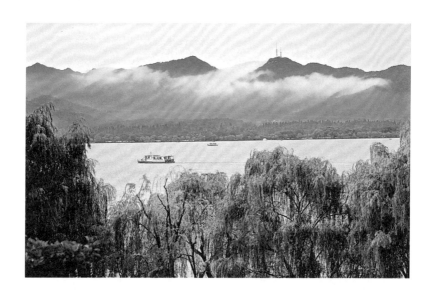

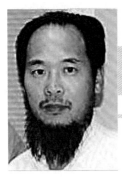

五行音疗，安乐延年

吴 慎

吴慎，国际知名音乐疗法教授，联合国世界人民理事会革命性健康教育学院院长，世界音乐医学研究总会会长，美国东西方结合医学研究院院长，美国夏威夷大学医学院教授。

《生命之乐——中国音疗》的基础理论来源于《黄帝内经》五音疗疾，支撑体系来自于数千年的中华古圣先贤的名经巨典，到近年来现代物理学中量子力学新的研究发现成果，而应用则可以追溯到远古时代，可称是上下纵横数千年，但多数时期一直作为宫廷医学，为皇家贵族服务。五音疗疾属于上医上药，以前有严格的传承条件和流程，以家传与口传密授为主要手段。长期战乱或文化浩劫造成人才凋零，甚至一度失传。直至今日，中国音疗才能真正走入社会、走向世界。

何谓《生命之乐——中国音疗》

依据经典创作的《生命之乐》，包括《木音》《火音》《土音》《金音》《水音》《真情》《天音》《春之光》《静心灵》《祥和之旅》和《五音戒毒》系列，以及《胎教音乐》等多种不同的系列专辑。每张专辑都是吴慎教授夜以继日地从文字和书本中，深深感应先人造瑟埙调百病，用竹管订十二律、正五音等秘要，进而创作出能和古人相谐的生命旋律。乐器质感所发出的是自然的声波、声频和声呐，能和自然的人体谐振，对人体大脑的 α 和 δ 生命波产生刺激，有着很高的理疗价值，能提高人们交感神经和副交感神经的平衡作用。

同时每张专辑分别对应不同的脏腑与经络，借由音乐的独特旋律与共振能量，使身心得到极佳的理疗养生效果。

生命旋律的选择符合理法，音乐感人起伏有规、有刚、有柔，刚柔并进；歌与声能调理气血四肢，促使气血旺盛，使人精神饱满、力量充沛、筋骨强壮。

《生命之乐——中国音疗》是一套经西方主流医学临床验证的

音乐理疗处方。然而，我希望用民族的文化带给世人，不仅是理疗治病的乐（药）方，而且还是预防重于治疗的中国音疗养生哲学。《生命之乐——中国音疗》的知识内涵极为丰富，在学习认识《生命之乐——中国音疗》时，一定要建立在领悟中华几千年文化的理论基础上，以及与现代科学医疗临床试验相比较，展开思维与领悟，方会开启大智慧。整体而言，在现代化、机械化的生存空间要善于观察自己、认识自己，运用自己的特性启动智能源。如此，运用《生命之乐——中国音疗》经过一段时间，或半个月，或3个月，身体将会有深入感悟，增强体质，出现功效。由于每个人的文化、修养、血型、气质、体魄不一样，因此每个人得益于《生命之乐——中国音疗》的理疗有快有慢，因人而异。只要认真把握要领，诚心投入，相信必定能防"病"于未然。

当《生命之乐——中国音疗》发出古乐器的声波时，音乐声不但从听觉神经进入人体大脑来平衡交感神经和副交感神经功用，同时音乐声波能量会穿透身体表层与窍穴进入人体内修缮细胞。它具有一种物理治疗功能，可以影响精神与心理，并能通过皮肤窍穴进入人体，疏导经脉，按摩五脏，给予深度养生理疗。

《生命之乐——中国音疗》应用要领

松静

《生命之乐——中国音疗》在应用时要做到：松静自然、思想意念至空，毫无杂念，随音疗使心跳越来越平稳，同时心神伴随着古乐器奏出的美妙韵律，使身心吻合在极美的音乐旋律中，随着委婉动听的乐曲，身心似隐若现在美丽的蓝天中，使之随着音乐的阴阳起伏，处在从未有过的享受之中。身心合一、天人合一、内动外静，从而调整人体从上实下虚为上虚下实。这种理疗最安全，治理火候适度。《生命之乐——中国音疗》须循序渐进，才能改善体内结构，使其阴平阳秘，沐浴在幸福光明之中。松，肢体放松，经络放松，神经系统同样放松，做到松而不坠，松中有紧，松而不僵，以松为主，舒适得体。只有精神放松，才能做到肢体的真正放松，二者相辅相成。静，养心在静，心意需静。心无得失，恬静寡欲。心平可致气和，心旷使你神怡。由意而形，自必延年。

人的生命活动每一瞬间都在运动和变化，这里讲的静是相对的静，不是绝对的静。人在清净或清醒的状态下，大脑总是复杂而比较紧张地工作着，并消耗一定的能量。因此，应用《生命之乐——中国音疗》时要求排除各种杂念，以音念代万念，使大脑在一定时间内处于安静状态，以消除疲劳、储备能量、促进放松、提高音乐效果。但是，入静不是入睡，不是普通的休息，而是在超静状态下的一种特定的安静方式。

自然

应用《生命之乐——中国音疗》时，姿势、呼吸活动都必须在自然而然的前提下进行，不可勉强。所谓"贵乎自然""道法自然"都是这个道理。音乐与意念相随，是指应用《生命之乐——中国音疗》时，对"音"和"意"运用的要求。"音意"是指健身理疗者用音念来驱除杂念以代替意识活动。大脑的机能，通过音意活动的锻炼，可对人体的生理机能产生良好的影响。呼吸要平稳，五脏真气从之，流通自如。音与呼吸相随，就是在应用《生命之乐——中国音疗》时，用自己的音律活动去影响呼吸和内脏的运动，使体内的气息运动和音乐活动一致。进行呼吸时，要使呼吸随着音乐活动缓慢进行，在自然的前提下逐步做到柔、细、匀、长，犹如春蚕吐丝，绵绵不断。还须以自己的意念活动，结合呼吸去影响"内脏"的运动，以

意随乐行，乐到意到，逐步达到乐意相随的要求。《生命之乐——中国音疗》应用时不要以意强领，而须在自然的前提下，通过正确的默契配合，逐步达到调理祛疾、健康长寿之目的。

动静相兼

生命在于运动，是人们追求健康长寿的经验总结。应用《生命之乐——中国音疗》的同时，须配合适量的运动以保持疗效。养生需要配合适量的运动，如律动操、跑步、游泳、太极，最重要的是学习掌握好强化五脏的自身按摩方法。搭配《生命之乐——中国音疗》使肌体蠕动，举手投足，适度活动，流水不腐，户枢不蠹，所以生命在于运动。运动是指有程序的运动、适量的运动，不是超负荷的运动、激烈的运动。"动"分形体外部和体内气息蠕动的运动，前者为"外动"，后者为"内动"。"静"指形体与精神的宁静，前者为"外静"，后者为"内静"。动与静乃相对而言，动是基本的，静是相对的。应用《生命之乐——中国音疗》的实质，在于促使人体生理机能更好地动起来，从而达到平衡阴阳、调和气血、疏通经络、培养真气、祛除病邪、预防早衰的目的。动静运动相结合，根据各自不同的情况，或应用《生命之乐——中国

音疗》理疗为主，或以运动为主，而应用《生命之乐——中国音疗》时以动静相兼最为理想。

《生命之乐——中国音疗》应用须知

避免七情干扰

在应用《生命之乐——中国音疗》时，要尽量避免七情干扰，七情即喜、怒、忧、思、悲、恐、惊。根据中医理论来讲，喜过之则伤心，怒过之则伤肝，思过之则伤脾，忧（悲）过之则伤肺，恐（惊）过之则伤肾，因此必须尽量避免。

要做到"九戒"

"九戒"即戒烟、酒、辣、劳、恶、怒、惊、急、虑。因为"烟使气乱，酒使气泄，辣使气散，劳使气耗，恶使气丧，怒使气上，惊使气下，急使气反，虑使气结"。

要做到"三藏"

"三藏"即"精、气、神"。我国古代医书上讲："天有三宝日、月、星；地有三宝水、火、风；人有三宝精、气、神。"精为基础，是生命的根本；气是人体的全部生理机能，是推动生命活动的动力；神是人体生命活动的最高表现，对人体生命活动具有统帅作用。因此房事应有所节制，注意保精，练气养神。

应用

应用《生命之乐——中国音疗》时，穿衣要宽大、松软、暖和，放松腰带、领扣、袖口，摘下手表，为内气畅通创造条件。

饮食须营养适当

饮食以清淡为主，定时定量，不暴饮暴食，不吃过冷、过热食物，热则气泄，冷则气收。

住房应明亮、通风、整洁。

行要以步当车，多走多动。

要按时休息，认真改变熬夜、酗酒、暴躁等不良习惯。根据《素问》所说："久视伤血，久卧伤气，久坐伤肉，久立伤骨，久行伤筋。"所以劳逸结合和生活规律化极为重要。

注意精神生活，一切言行都要符合社会的法则和大多数人的利益，多做好事，不做坏事，大公无私，助人为乐，心情开朗，精神愉悦，为应用《生命之乐——中国音疗》理疗创造良好的精神条件。中国音乐的历史悠久，源远流长，在数千年的历史发展中，形成了一整套完整而系统的理论及严密而科学的方法。因此，只要我们能认真认识与研究，体会其中原理之奥妙，掌握其要领，相信在治病强身之外，还能找回个人的生命价值，为社会大众做出应有的贡献。

音乐疗法贵在有恒

首先播放音乐，站、坐、卧均可，全身放松，集中精力聆听音乐，即可达到强身治病的效果。听音乐时，自然会收到音乐的波动信息，它会通过皮肤窍穴进入体内，达到疏通经络、调整气血的平衡作用，并提高自身免疫功能，优化身心。感到一切都在轻松自然或似睡非睡的状态中，而将身体进行调整理疗。当音乐停止后，默念五音（宫、商、角、徵、羽），加意念收聚津液有机能量，深吸气三口沉入下腹即可。

应用《生命之乐——中国音疗》是一种自我理疗的方法，其效果是随着理疗的进程逐步积累起来和慢慢表现出来的。如果拔苗助长，非但达不到速效，往往还会适得其反。根深自能叶茂，只有持之以恒，日久天长，收效方能自来。当《生命之乐——中国音疗》收效后，应充分发挥主观能动性，对自身起到调整的作用，自我锻炼，调动人体内在潜力，进行"自我调节、自我修复"，逐步使人体的生理机能增强起来，产生防病祛邪能力，达到预防治病、保健强身、抵抗衰老和延年益寿的目的。因此，必须扎扎实实地应用《生命之乐——中国音疗》，一步一个脚印地前进，即所谓"铁杵磨成针，功到自然成"。凡练吐纳、瑜伽、太极拳或各类运动，锻炼时配合此乐，具有修性养命的辅助效果，事半功倍，让你收获意想不到的效果。

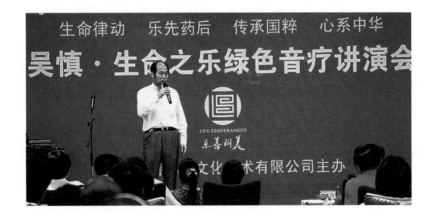

我的收藏与养生

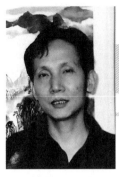

胡龙官

胡龙官，1954年生，杭州人，杂件收藏家，浙江省收藏协会副会长。

一说起收藏，人们就会联想到睿智白叟、百岁寿星，想象他们鹤发童颜、怡情养性、抚琴访友的和谐画面。而真实的收藏其实并不如想象中那么平静安宁，几十年的收藏生涯，让我体验到成功的喜悦、错失的落寞、高雅的怡情，同时也在其中悟出了一些摄生之道。人们都说，收藏家长寿，而我呢，常常跟身边的朋友说，其实智慧的人生里处处蕴含养生之道。

养花——"活古董"增添生命活力

我收藏古董是从学习养护盆景开始的。盆景其实就是传说中的"活古董"，如果说人的寿命有百岁，那么盆景的寿命就有千岁。试想，我们把有生命的树种在盆里，呵护它、滋养它，同时，它的生命也在润泽我们、启迪我们、给养我们，从某种意义上说，它其实在延长人的寿命。

盆景也是一门艺术，需要经常修剪、精心呵护，每天莳花弄木需要花费很多精力和心血，这些盆景非常金贵，照顾不能有一点点疏漏，所以我每天必须定时给它们浇水、上肥、除草，只要一天不小心伺候，盆景的生命就可能有危险。所以时间一长，我自然而然地形成了和花木生息一致的"生物钟"，做这些事情根本不需要看表，到哪个时间点该莳弄哪一盆花木，身体里的"生物钟"自然会提醒，一到点儿就会不由自主地做这些事情，也因此养成了规律的生活作息。万物生长，自有它们的生息规律，人也一样，日出而作，日落而息，生活规律了，身心都健康。

有些植物长在大自然里也许很强壮，向阳生长，一旦移到盆里，成为盆景，就需要精心照顾了，比如松柏，长在高山峻岭、悬崖峭壁上，冷热不惧，也不需要特别供给营养，汲取大自然的精华，长成自己想要的模样。但是只要离开它本该生长的环境，长在室内，就需要万般怜爱，小心伺候了。这真的就像人一样，环境不同，对自身的健康投入也要不一样。

在和这些"活古董"的日常接触中，我渐渐地悟出许多做人、养生的道理。比如茶花盆景，一般人很难养好，因为它娇贵，需要投入更多感情和精力，有时候我想我就是把花当作"情人"来悉心照料、爱护。一盆赏心悦目的盆景，对于我的生活来说，真的就像一个好的"情人"，养眼又养心，做喜欢的事情，看美好的盆景，身心都健康了。但是俗话说"花无十日红"，盆景养到一定的时候也会凋亡。这时候，心态就非常重要了，长寿的秘诀很重要的一点就是保持心境愉悦和大度宽恕的心态，一旦悟到这些，心情自然就愉悦了，凡事不患得患失，身体自然就保持平和健康状态了。

收盆——竞争中激发生命动力

如果我说收藏其实是一件需要有强烈竞争意识的事情，也许有些人会不解。在收藏界流行一句话："你无我有，你有我优。"即便是怡情养性的收藏爱好，收藏家之间也暗暗较着劲。多年的锻炼，我练就了极其敏锐的眼力和鉴赏能力，什么东西好，哪个藏品值得入手，我一眼就能看个大概。

30年前，为了提高盆景养护技术，我经常抽时间去杭州花圃走走看看，因为坐落在西湖旁的花圃有最好的盆景技师，也有非常珍贵的盆景。一天，花圃里来了几个日本客人，他们看上去很懂盆景，一口气买了几十盆盆景。我正在感叹他们眼光真好的时候，只见日本客人将盆中的植物统统拔去，只带走花盆。我当时觉得很纳闷，百思不得其解，后来我了解到，原来日本客人买走的花盆都是清朝、民国时期制作的花盆，有非常高的收藏价值。我这才知道，原来花盆比花还值钱。自那以后，我开始收藏花盆。

为了寻到自己钟情的富有价值的花盆，无论路途多远，我都会不辞辛苦、不顾舟车劳顿前往探求，不惜重

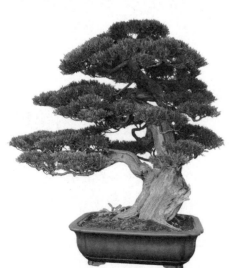

金购买。我坚持一个信条："好的东西在眼前不买下，那就是犯罪。"一天，我走在盐官古镇的街上，不经意间一抬头，突然看到沿街的住户二楼阳台上有一个青瓷花盆，凭我的直觉，这是一个难得的藏品，必须收！我兴冲冲地跑上楼，准备跟花盆主人谈谈价格，买下这个花盆，不料却吃了闭门羹。跟邻居一打听才知道这户人家出了远门，具体什么时候回来，邻居也不知道。虽然有些沮丧，但是我不甘心，就近找了个旅馆，在古镇上住了下来，这一等就是10天，每天我都登门拜访，天天吃闭门羹。终于在第11天，主人远游回来，当我敲开那扇户主的房门，我激动得声音都颤抖了。当我把意图跟主人一说，男主人同意了，可是女主人因为喜爱那盆花，不同意把花盆卖给我，这真是好事多磨。我只好在镇上又住了两天，每天上门软磨硬泡，最后女主人终于松口，我得到了这个珍贵的花盆。

"淘宝物"的过程虽然艰辛，但是我只要看准了认定了，就一定执着追寻。每每得到心仪已久的藏品，那种"如获至宝"的喜悦心情，是一般人理解不了的。这个过程是奔波劳顿的过程，也是享乐的过程。遇见美好，奔波在希望之路上，我收获了更多生命的原动力，

生命也更有活力了。

藏木——在不断学习中身心愉悦

收藏是一项知识密集型的文化活动，一旦爱好了，就会踏实学习、虚心求教、锲而不舍，才能藏有所得，提高鉴赏水平。所谓"文眼识古董，收藏品自高"，说的就是这个意思。经过好些年的收藏与钻研，我发现，摆放盆景的木架更有收藏价值，我的兴趣又开始转向收藏各种古木家具。

古木里的学问就更深了，从某种意义上来说，收藏花架古木，不仅是收藏一截木头，更是收藏一个故事或者一段历史。我现在收藏的每一件藏品都有一个故事，在收藏中品味它们所蕴含的历史文化内涵，探寻它们所折射出来的时代气息，才是我收藏的真正目的。就如我现在藏品店里的"镇店之宝"——一个红木花架，就曾经是著名京剧艺术家盖叫天家的。当时在拍卖行，我第一眼看到这个红木花架，内心就莫名激动，当时开价16万元，我一犹豫没有买下，回家后辗转反侧，吃不下睡不着，第二天一早赶过去准备买下，却发现前一天摆放花架的地方空空如也，我当时心里异常失落和焦急，以为从此和它失之交臂。后来才知道原来是挪移别处了，最后我以18万元的价格买下。藏品的价值在于它的历史价

值、人文价值、艺术价值，这些是花多少钱都买不来的，这是收藏家的精神财富，也是无价之宝。

在收藏过程中，收藏带来的身心愉悦和精神满足才是收藏家养生长寿的内核所在。从养花开始到收藏花架，虽然我的收藏经历从外在来看是自上而下，但是我在每一次收藏中体味到文化、艺术、养生的魅力而不断升华。

"众里寻他千百度，蓦然回首，那人却在灯火阑珊处。"很多年来，我在执着中体会收藏的乐趣，感受收藏的愉悦，享受收藏带来的好处。收藏活动是体力劳动与脑力劳动的结合，它是建立在兴趣爱好之上的文化享受和精神活动，这些文化享受和精神满足，对身心健康大有裨益。有人曾经做过统计，近现代及当代的收藏家平均寿命比常人要高出10多岁，如张伯驹、张学良、唐云、钱镜塘、王世襄等，他们都是长寿健康的收藏家。我想，我也会如他们一样，一生爱好收藏，享受健康人生。

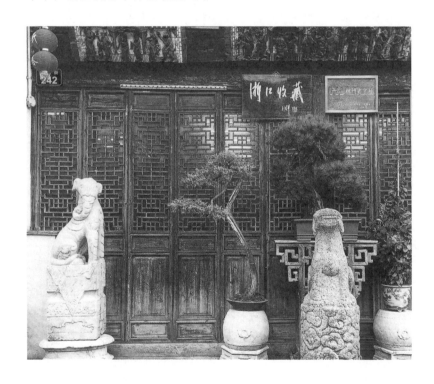

让音乐成为生活的一部分

张 铭

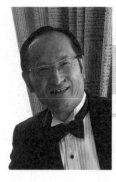

张铭，浙江艺术职业学院音乐系副教授，中国美术学院、浙江大学、复旦大学等高校客座教授，中国高等音乐教育学会理事，浙江省音乐家协会名誉理事，张铭音乐图书馆馆长。

音乐是人的本能，是人类情感的凝聚体，是人类情感的音响再现。没有情感就没有音乐。美好的音乐就像阳光、雨露、空气，生命中怎么能够没有美好的音乐呢！

音乐可以是每一个人的

我认为，人文精神是人之为人的哲学意义上的态度和理念。哲学，是理性的最高形式；艺术，是感性的最高形式。哲学以理服人，艺术以情感人，而音乐，是哲学的最高形式，是坠入红尘的精灵。

1958年的春天，我5岁。一天，我安静地趴在窗台上，仰望蓝天。阳光是一张金色的五线谱，悠扬的乐声在上面轻快地跳跃着。微风吹拂过和平里的每个角落，那些灵动的音符仿佛一群落入凡间的精灵。那个时候，我就想捉住那些坠入红尘的精灵。

在一堂音乐课上，老师说，音乐可以净化人的灵魂。我睁大眼睛问，是净化所有人的灵魂，还是净化一个人的灵魂？老师摸着我的头说，首先，你要把音乐放进心里。

2002年，我在杭州创办了中国第一家、目前仍然是唯一的一家面向大众的音乐专业图书馆——张铭音乐图书馆。创办张铭音乐图书馆的初衷，就是儿时那个梦想，以及对生命价值的探索，我希望通过我的努力，让更多的灵魂在音乐的世界里得到涤荡和净化。我拿出5000余张原版进口的西方古典音乐CD和3000多册音乐艺术类书刊，这是我毕生的珍藏。我拿出这些跟所有人分享。我常常觉得我就是一个播种音乐的农民，我喜欢我作为"农民"的这个角色。我最喜欢算一笔账：如果每年都能保证有1万人听我的音乐讲座，那么10年就是10万人。如果坚持满50年，就是50

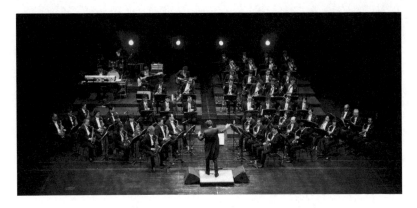

万人。这50万人，青年人占了绝大多数。他们会成家，会有自己的孩子。那么喜爱古典音乐的人，在50年后，将增长到150万。

我常常回忆起儿时的那个春日，耳中回旋着莫扎特的《安魂曲》，眼前浮现一行字：心中有，便能得以相见。

音乐让我们成为真正的贵族

所谓贵族，有两种：一种是贵族身份，出身于名门望族、富贵人家，这是天生的命；另一种是精神贵族，精神世界充盈富足，这是后天的修炼。

如今我已经60多岁，却依然一头黑发。我常常跟人说：一个有信仰的人是有力量的，一个有目标的人是幸福快乐的。每天日程安排满满却依然精神抖擞，人生阅历丰富，感悟颇深却依然是易动情容的性情中人。这些都是音乐赋予我的。

自1979年以来，我12次进藏；

自2005年至今已经3次朝圣珠穆朗玛峰，到达了约6400米的冰塔林。57岁时，曾身背70斤重的背包，腰挎8瓶矿泉水共计90斤重，再次徒步翻越海拔5000米以上的雪山。我其实更是一个音乐朝圣者，我常常思考一个问题，对幸福的理解、终极目标的寻找与实现，怎样实现人生价值的完美性与本质最大化。在音乐中我找到了，或者说我通过与音乐的融合发现，唯有把自己的幸福与别人的生命质量、幸福结合起来，我才能找到真正的幸福。

我曾收养一个藏族小女孩——国家级非物质文化遗产项目格萨尔的代表性继承人阿尼的孙女，当作自己女儿一样用心培养其音乐之路。

我最喜欢在课堂上讲莫扎特的故事，莫扎特在16岁的时候，彻底脱离了对贵族的依附。这是奥地利有史以来的第一个独立音乐家。此后的生活，穷困潦倒。他心无旁骛地沉醉在音乐的世界里，坚持创作乐观、舒畅、充满阳光的乐曲。35岁，病逝，埋葬在修道院的贫民墓地里，而且，没有墓碑。

我常对年轻人说，没事的时候，别总发呆，也看看书，听听音乐。帮助我们超然的三条道路：音乐、哲学的沉思、最高的道德境界。

正是音乐，让我们成为真正的贵族。

音乐改善你的健康

音乐是一种特殊而富有情感表达力的艺术，悦耳动听的乐曲能使人在悠扬美妙的乐曲声中精神放松，消除紧张情绪，陶冶心志，并且可令人呼吸舒畅，全身肌肉松弛，紧张的大脑皮质得以放松，从而增进人体内环境稳定。因此音乐不失为调节人的心理、改善社会行为的重要方法。

音乐使注意力更集中

无论你多大年纪，无论你健康或卧病，听那些令人放松的音乐都能延长注意力集中的时间，虽然尚不清楚哪种类型的音乐更好，或者哪种曲式更有益，但有许多研究表明，音乐对注意力集中有明显的效果。

音乐提高运动成绩

选个刺激的音乐有助于让你动起来，健走、跳舞，或其他任何你喜欢的运动。音乐能使锻炼活动更像是玩起来，而不是辛苦地运动。此外，音乐还能增进运动成绩。那些戴着iPod长跑或者跳操的人，都知道音乐令练习时间过得飞快。

音乐改善免疫功能

音乐有促进免疫功能的效果，科研人员说，那些产生乐观向上情绪的音乐，能促进体内免疫功能激素分泌增加，这有助于减少疾病的发生。听音乐或唱歌也能降低体内皮质醇的水平，这是一种与应激性相关的激素。皮质醇激素水平升高，会导致免疫功能下降。

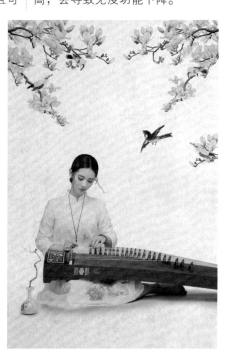

音乐增强记忆力

音乐是如何增强记忆力的，人们对此十分好奇。莫扎特的音乐或巴洛克时期的音乐，其节拍是每分钟60次，这使大脑的左右半球都得到激活。左右大脑同时工作，使学习和记忆存留的效能达到最大化，学习过程输入的信息激活了大脑左半球，而音乐激活大脑右半球。同样的，使两侧大脑半球同时工作，如演奏乐器或唱歌，能使大脑处理信息的能力得到进一步提高。

听音乐促进信息的回忆。有研究表明，某些特定的音乐对于勾起回忆十分重要。听某一首歌时所学习的信息，常常能在心里暗自唱那首歌时，从脑子里冒出来。

学习音乐的效果比单纯欣赏古典音乐更好。有十分确切的证据表明，与那些没有接受过音乐教育的孩子相比，上音乐课的孩子，其记忆力要好得多。

注意：对于学习时同时播放音乐以期提升记忆力这个办法，主要原因是音乐没有文字的成分，否则，你就更容易记住歌词，而不是你应该回忆起的学习内容。

音乐提高工作效率

许多人喜欢边听音乐边工作，我也这样，你呢？你知道吗，听着音乐，工作可以做得更好。在工作时听音乐，的确可以提高你的工作效率。

无论背景音乐播放的是摇滚乐还是古典音乐，人们对于视觉形象（包括字母和数字）的辨识，在听音乐时会更快些。

音乐令人镇静、放松，有助于睡眠

对付失眠既安全又便宜的良药就是那些轻松的古典音乐。许多失眠的人发现巴赫的音乐很有效。研究人员发现，在睡前听45分钟轻松的音乐，能让你安睡一夜。

轻松的音乐能减小交感神经的张力，减轻焦虑，降低血压、心率和呼吸频率，同时通过放松肌张力和消除杂乱的思绪而有助于入睡。

音乐改善情绪，减轻抑郁

音乐是对付抑郁的良药，无论哪种文化，音乐都被认为是"心灵的鸡汤"。大家都能体会到音乐能使人精神振作。现代研究已经证实音乐的心理治疗作用。明亮、乐观的音乐，犹太音乐、萨尔萨舞曲、瑞格舞都是对付忧郁的良药。

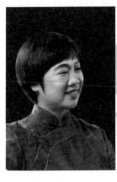

扇健人生

孙亚青

孙亚青，杭州王星记扇业有限公司董事长兼总经理、技术总监，高级工艺美术师，浙江省工艺美术大师、国家级非物质文化遗产项目王星记扇代表性传承人。获第三届中华非遗传承人薪传奖、首届浙江省和杭州市工匠。

"扫却人间炎暑，招回人间清凉。"扇子本是夏季扇风取凉的必备之物，而在拥有五千年文明历史的中国，扇子的功能和意义远远没有那么简单。

我和扇子的缘分要追溯到40多年前。最早接触王星记扇子是在我14岁那年，当时看到我姑姑在做王星记扇子的外加工，觉得特别有趣，就好喜欢制扇工艺，老师傅也夸我有天赋，就这样，我跟着师傅学做扇子了。一晃40多年过去，我和扇子结下了不解之缘，并从一名扇艺继承人成长为今天王星记老字号的掌门人。这40多年里，人们的生活水平逐步提高，从电扇到空调，人们纳凉的方式也有了翻天覆地的变化，但是这把小小的扇子依然被人们握在手里，扇子的养生功

能仍然被人们津津乐道，扇文化也更深入人心。

扇子养生

现代物质文明是一把双刃剑，用过了头则会带来弊端。有些人贪凉，夏天总是躲在温度调得特别低的空调房间，以避酷暑之苦。殊不知空调给人带来凉爽，也给人带来负面影响。由于门窗紧闭和室内的空气污染，造成室内氧气缺乏；再加上恒温环境，自身产热、散热调节功能失调，会使人患上所谓的空调病。而传统的扇风纳凉虽不怎么"过瘾"，却有多重养

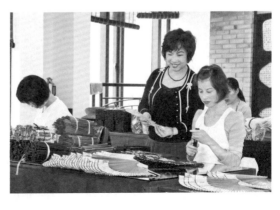

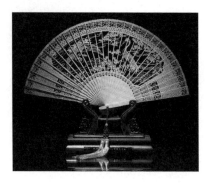

生效应。

"夏日摇扇"有益身心

人的肢体是由左右大脑交叉控制的。左脑支配右侧肢体，右脑支配左侧肢体。悠闲的摇扇多是用左右手轮流操作，扇骨在手掌之间移动按摩掌指穴位，这样不仅可以促进手指、手腕、肘关节的灵活性，锻炼双肢的肌肉力量，更可有效地刺激大脑两半球，增加其血流量和脑血管的柔韧性，从而增强脑细胞功能，并可减少脑血管疾病的发生，健脑又益智。夜间摇扇于户外小憩，轻罗小扇扑流萤，老友相聚，家人闲坐，品茶消暑，身心俱爽；暑意稍消即入室安寝，也利于睡眠。

摇掉肩周炎

老年肩周炎是由于肩关节长期缺乏运动及风扇、空调猛吹感受风寒引起的，而摇扇可以远离风扇、空调并使肩关节得到锻炼，加强肩关节肌肉韧带的力量和协调性。

远离热中风

热中风是盛夏季节的一种常见病，与使用空调不当关系很大。若装有空调的房间温度调得太低，与外界气温相差悬殊，频繁出入房间，忽冷忽热，会使老人尤其是患有高血压、动脉硬化的中老年人脑部血液循环障碍而发生脑卒中。

穴位按摩

人的手部有很多穴位，一把好的扇子所用的材质都是纯天然材质，比如扇柄一般是用天然的竹、木、玉制成，扇柄的形状有马圆头、如意头、方根（和尚头）、琵琶头等，这些扇柄的装设既保证了扇子整体的美观，还起到按摩养生的作用。人们把玩扇子时，扇子在反转、开合的过程中按摩了手部的穴位，且把玩时间越长，扇柄越圆润光滑，也和人的手部穴位更契合，效果更好。

扇子养心

曾经，在没有电扇、没有空调的岁月，扇子是老百姓生活中不可或缺的消夏助手。尤其是折扇，因其携带方便更为人们所青睐。扇子一动，拂暑生凉，遮阳挡雨，驱蚊赶虫，其喜洋洋者也。

心理学研究表明，人的情绪、心境和行为与季节变化有关。在炎热的夏季，许多人会出现情绪波动，特别是中老年人，容易出现情感障碍。俗话说"心静自然凉"。与扇子相伴这么多年，我发现，扇风的频率必须小于心率，人才能最快凉快下来。有些人从夏令高温里一回到家，就心急火燎地想马上降温，使劲快速摇扇子，这时候心率加快，心不静，人自然很难凉快下来。正确的做法是：回家后让自己静下来，然后缓慢摇扇，每分钟摇扇的次数一定要低于每分钟心跳的次数。此刻，凉风习习，心也慢慢宁静，人也就凉爽舒适了。

天热，人易烦躁。开空调造成的密闭环境会使精神障碍加剧，产生烦躁、抑郁、焦虑等情绪。而手摇扇可以让人远离空调环境，也就是避免发生一些负性情绪。用手摇扇消遣，可以修身养性，怡情逸性。邀三两知己，手持扇子，阴凉下一坐，谈天说地，精神上的郁闷就可一扫而光。

人类只有与大自然和谐共处才能达到心灵的真正宁静，每一把手工制作的扇子都是有生命的，天然的材质和人长期接触，融为一体，扇子对于扇子主人而言，就像一个最亲近的朋友，总能在不经意间对人起到一定的心理调适作用。就拿

王星记扇子来说，扇骨一般选用浙江莫干山一带生长了6~8年的竹子来做。竹子收来之后，首先通过竹子竹片工艺处理，然后再将存放3~5年的竹片做成扇子。这样的竹子材料和工艺制成的扇骨，手感细腻、包浆浑厚，透着玉一样的色泽，被称为市玉骨。人在把玩使用的过程中，一定是愉悦平静的。

扇子养性

中国扇文化有着深厚的文化底蕴，是民族文化的一个组成部分。中国历来被誉为"制扇王国"。而杭州自古以来就是制扇名城，有"杭州雅扇"之称号。

毛主席曾来浙江40余次，在杭州期间，他随身必备的两件物品就是一顶草帽和一把黑纸扇。1955年4月的杭城，春光明媚，西子湖畔杨柳婀娜，百花争艳。毛主席攀登北高峰，在山上，毛主席游览了扇子岭、美人峰等名胜，并挥毫写下："三上北高峰，杭州一望空。飞凤亭边树，桃花岭上风。热来寻扇子，冷去对佳人。一片飘飘下，欢迎有晚鹰。"写的虽然是《看

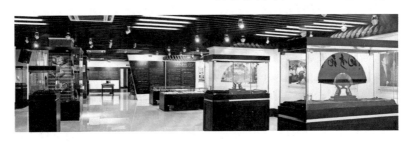

山》，却也算得上是毛主席对扇功能与扇文化的另一种解读。

中国扇文化起源于远古时代，我们的祖先在烈日炎炎夏季，随手猎取植物叶或禽羽，进行简单加工，用以障日引风，故扇子有障日之称，这便是扇子的初源。扇子在我国已有三四千年历史，经数千年沿革演变完善改进，已发展成为几百种的扇子家族，但总的来说归纳为两大类：一平扇（即团扇、葵扇、麦草扇、玉版扇等）不能折叠；二折扇可自如敞开收叠。

古往今来，扇子与人们的日常生活息息相关。一把小小的扇子，不但已成为融实用价值与美学价值于一体的精美工艺品，还拥有很多扇子故事、传说和趣闻轶事。例如《苏东坡画扇结案》《扇子巷穷道士补扇》《玉孩子儿扇坠奇遇记》《题扇桥》《康熙题扇》《扇子报喜》，以及"扬仁风"的传说，泰戈尔赠扇题诗等都反映扇文化内

涵。数千年的扇文化积累很多的扇诗、扇词、扇联、扇谜。扇子与舞台艺术有着密切关系，历来就有风韵婀娜扇舞，扇子可起健身作用，以扇为名或以扇为媒的"扇戏"有《桃花扇》《沉香扇》《芭蕉扇》等，扇子作舞台上的道具能淋漓尽致地表现人物性格和情感。

扇子还是儒雅智慧的象征，诸葛亮喜欢手执鹅毛扇。羽扇纶巾，很儒雅。扇子轻轻一摇，就有了计谋。自打诸葛亮喜欢用扇子以来，许多谋士、幕僚也就喜欢用扇子了。在古代，最喜欢用扇子的人其实是书生，特别是像唐伯虎、郑板桥一类的有书法、绘画、文字功底的秀才。他们喜欢舞文弄墨，显露风雅，还喜欢拿有题字的扇子跟香闺里的小姐们交换绢帕、汗襦儿，当作定情信物。

古老的武术门派也常用扇子，扇子比刀剑短，应该算作近身武器，熟练的话的确要比长兵器灵活得多。扇子折合时不但可以刺、砍、挑、压、拌、点穴，扇子打开时还可以接挡暗器。武侠里的武功虽然有点夸张，可是当中有些论点的确是真实的，毕竟来源于生活，高于生活。武术扇与艺术、养生相结合，它又是阴柔之美与阳刚之美的统一，外显和顺而气充于内，气形诸于外而持沉着静重，精神内藏而不露，刚与柔相辅相成，构成了

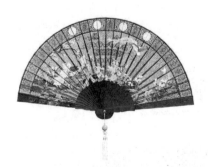

浑然一体的扇术艺术。

在戏剧中或古西方的一些社交场合，人们利用扇子在手中的各种动作来表达他们需要表达的语言，形成了扇语。把扇子搁在右面颊，表示同意；搁在左面颊，表示反对；女性在胸前缓慢摆动扇子，表示"我还没有心上人"；用打开的扇子在自己的胸前短促、快速地扇动，表示"我已有意中人，请你不要打我的主意"；当年轻姑娘打开扇子遮住脸的下半部，她的意思是"你喜欢我吗？"斗转星移，时过境迁，虽然"扇语传情"已成为历史，但是千百年来，扇子逐渐形成的扇俗在民间传承下来。

在我国江南的一些农村，端午节亲友间有相互馈赠扇子的习俗；扇子有"散子"的谐音，扇子作为定亲信物，在婚礼上赠送精美扇子，以表达人们对美满幸福的向往。扇有"善"的谐音，人们通过赠送扇子表达友好，扇子作为友谊的纽带，从唐朝开始就作为赠送邻国礼品，相互派遣大使进行扇文化交流。时至今日，中央和省市领导到国外访问都常用扇子作为馈赠礼品。一次偶然的机会，国际大牌迪奥相中了中国扇子，希望将其作为香水礼盒中的搭售纪念品。我和我的设计师团队动了不少脑筋，设计出了一款高级定制的烫金不对称折扇，让迪奥方赞不绝口，也因此让中国的扇子成为时尚名品的搭档。2016年为G20杭州峰会，我又带领设计师团队，以"扇艺中国，礼善世界"为理念，精心设计制作了一系列扇艺礼品，成为G20峰会国家元首礼、B20工商峰会贵宾礼、中外媒体记者礼和峰会晚会礼。款款寓意美好，款款精工细作，款款风情雅致。小小的扇子里有大文化。扇文化正悄悄地走进千家万户，渗进人们的生活。扇子已逐渐发展成为艺术欣赏品，成为收藏爱好者的宠物，扇子的艺术和文化价值大大提升。

"轻摇小扇乐陶然"，一把小小的扇子，承载了太多深厚的文化内涵和养生功能。一把扇子，可以扇出历史，扇出文化，扇出快乐，也可以扇出健康人生。

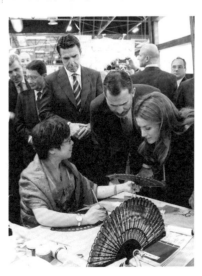

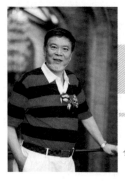

笔墨豪放心不累

何水法

何水法，中国美术家协会理事，浙江省美术家协会副主席，西泠印社理事，享受国务院特殊津贴。

中国历来将书画作为人之心灵的印记，笔墨与心性是契合的。比如中国画讲究气场，古人作画要解衣磅礴，这样作画才无拘无束。我喜欢大开大阖，画室的空间也要大，空间大了气就顺了，笔墨也豪放大气起来。笔墨豪放起来，心性敞阔起来，人的格局就大了。所以我的健康秘诀是，事情再多心态也要好。

人累一些不要紧，但是心不能累

江浙自古多富贾，生活在此地的人们最乐意为一件事买单：健康。我也很重视健康，健康是1，幸福是0，没有了1，有再多0也就没用了。

事情多，人累一些，不要紧，但是人的心，千万不能累。

有了好心态，才能从容对付生活中各种繁忙。我现在70多岁了，每年都要飞来飞去在各地举办各种展览与讲座。哪怕平日里，我每天7点不到起床，9点到画室，工作到近12点，吃过中饭，马上又开始

工作，晚饭后稍事休息，看一会儿新闻，7点半再继续工作，然后一直要到12点。算下来，一天要工作十五六个小时。身边的年轻朋友常常说：何老师你的工作劲头，连我们年轻人都自叹不如。

画室里的一切琐事，我都坚持亲力亲为。一天要打扫两次。每天到画室的第一件事，就是拖地，拖得一尘不染，吃晚饭前，还要再拖一次。书架上的书分门别类，整整齐齐；画桌上的笔墨颜料，各归各位；我最喜欢花，桌子上摆几盆，错落有致。看着这明窗净几，心情也就舒畅了，灵感自然也来了，作起画来痛痛快快。这才是品质生活。

有人说我太时髦，60岁学驾驶，随身带香水。我觉得，人的心态最重要，永远要积极向上，活到老，学到老，人老心不老。

每天喝上六七壶茶，冬天野山参最补

我喜欢喝茶，每天起码要喝上

六七壶。不同时段，喝的茶也不一样，一般上午喝绿茶，清凉。吃过中饭，重新泡壶铁观音，晚饭后再换一壶。

喝茶是一种养生方式，更是一门健康艺术。夏天喝龙井去火，冬天喝大红袍暖胃，血脂偏高时喝点普洱。手里捧一杯好茶，眯上眼睛听音乐，灵感的火花就在脑中迸发。

说起音乐，画室里的一套电子管音响，就摆放在两只铜狮之间，从评弹、越剧、豫剧，一直到惠特妮·休斯顿、席琳·迪翁，我什么都听。作画时来一段《我的太阳》，整个人精神状态就不一样了，下笔时的节奏距离拉得更长了。

所以艺术都是相通的，厚积而薄发，路子才会越走越宽。

除了喝茶，我还有个养生秘诀，就是冬天吃一支野山参。

这个养生习惯是从我妈妈那里学来的。我妈妈特别喜欢野山参，我记得我还是个孩童的时候，每年入冬后，都会攥着四毛钱到张同泰国药号，替母亲买一颗人参再造丸。

说起来，我出生在张同泰附近。孩提时代每天放学后的节目就是逛张同泰，在冬暖夏凉的老房子里闻闻中药味。

早年时家里并不宽裕，哪里买得起像样的野山参，但母亲对野山参情有独钟，认为其是延年益寿的绝佳补品，每年入冬后，她都会嘱托我到张同泰买一颗人参再造丸。

我手里攥着四毛钱，像模像样地走进张同泰，问药房师傅买一颗人参再造丸，这颗大补丸装在一个四四方方的红盒子里，有点像现在女孩子用的钻戒盒子一般大小。我郑重其事地把人参再造丸捧回家，算是完成了一桩很严肃的任务。

再后来，家里经济条件好了，母亲特别想吃地地道道的野山参，但那时候野山参可是紧俏货，货源不多，张同泰的野山参，每年一入冬就被抢光了。碰到我出差到北京，母亲就嘱托我从千里之外给她带支参回来。我现在还记得当时的价格，20世纪70年代，一支野山参要卖70元。

人品不高，落墨无法

我信佛，一切顺其自然。人跟人之间讲个缘字。

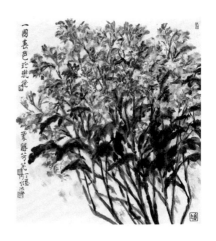

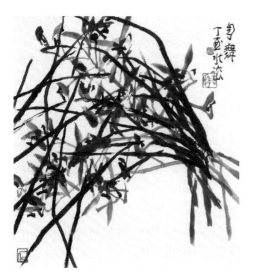

父母从小训导我，做人要讲诚信，进入艺术界，我也始终不会忘记这条原则。

一个人的艺术作品能否打动人，除了艺术积淀的深浅，更重要的是看一个人的心，画如其人。

我经常讲一句话："人品不高，落墨无法。"

品格高尚的人画出来的作品，就是一股清气，反之，则透着俗气。

我对自己的要求是，要有三心——真心、善心、爱心。三心凝聚在艺术品上，作品才会阳光健康，朝气蓬勃，富有时代气息。

有一次我在洛阳办画展，来了十万人，有一位老太太，90多岁了，是家里人推着轮椅送她来的。能吸引到这么多人，靠的就是艺术的感染力，而这背后，靠的是画家真诚、认真地创作。

落笔时的那颗心，很重要。

我最喜欢红色。红色，饱和度高而明艳。我不但喜欢用红色来作画，还喜欢穿红色。红色是我着装的基本色系，即便是冬天穿黑色棉袄，也要戴块红色围巾。

红色，热情、奔放、不藏不掖。很多人说，红色就像我的个性，直率而张扬外露。当然，也有人说我太张狂。不过我从来不计较这些言论，要是纠缠于这些口舌之争，我早就被气死了。人怕出名猪怕壮，你永远也管不住别人的嘴。我觉得这也是名气带来的副产品，有些人光盯着人家的成就看，看得眼睛通红，却不去想想成绩背后的汗水。所以，走自己的路，让别人去说吧。

梅每与共春意浓

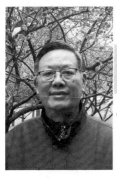

曹明华

曹明华，当代著名国画家，国家一级美术师。曾任中国石化文联副主席，现任杭州市西湖国画艺术研究院副院长、西泠书画院特聘画师。

用毛笔蘸水、墨，或重彩，或浅绛于绢、纸之上，这是现在多数人想到"国画"脑中浮现的画面。事实上，中国古画没有各自确定的名称，大多是画在绢、宣纸、帛上加以装裱的卷轴画，皆称"丹青"。谈及历史，我国的绘画可追溯到距今4000多年的新石器时代，那时候我们的祖先就已经在色彩各异的陶器上勾纹画彩（如岩画、彩陶画）；距今2000多年的战国时期，已经出现了丝织品上的画作（帛画），《人物龙凤图》和《人物驭龙图》堪称代表。在传统题材中，比起山水、人物、蔬果、走兽、鱼虫，我更偏爱花鸟，尤其钟情梅花，与梅结缘可回溯到高中时师承海派名家陈白荷先生，到后来受教于蔡鹤汀、康师尧及书画大师董寿平先生，如今从舞象之年已经迈过古稀，近60年风雨走遍，梅如同我的灵魂伴侣，带我领略古今中西，最后复归生活与自然，觅得真我。

在美术界，人们称我"梅痴"，还有半谐音半意义的"曹梅花"，我都笑而不语，听之任之。不过我给家中书房取名"梅花书屋"，常年乐此不疲地作画于此。倒是不得不提有"梅花屋主"之称的元代著名书画家、诗人王冕（1287—1359）。他的作品是我反复研习、临摹最多的。透过书画可见人，用四个字概括他的作品就是"一股清气"。他在《白梅》中描写的"冰雪林中著此身，不同桃李混芳尘"，就点出了梅香沁人，不浓不烈。而宋人晁补之在《盐角儿·亳社观梅》中写的"香非在蕊，香非在萼，骨中香彻"，道出了繁花之中，梅香为首，万绿之间，独树一帜的风姿。加上其绽放于冬春之交，色泽与雪色相融、与朝阳相映，像未谙世事的少女，露出粉白清丽的笑容；又像历经严寒拷问却始终高昂头颅的烈士，报春而不争春，散发着中华民族自立自自强、自信但不自傲的清冽风骨。在中国古代的哲学书《道德经》第五十五章里，老子就用寥寥数语点出了人生在世的至理："含德之厚，比于赤子。毒虫不螫，猛兽不据，攫鸟不搏。骨弱筋柔而握固。未知牝牡之合而朘作，精之至也。终日号而不嗄，和之至也。知和曰常，知常曰明，益生曰祥，心使气曰强。物壮则老，是谓不道，不道早已。"道德积累浑厚的人，就像初生婴儿，不会被毒虫叮咬，不会被猛兽伤害，不会遭恶鸟搏弄。人，尤其是中老年人，若能始终保持童心，又怎么会被皱纹、白发弄得心神不宁呢？中国人若是以弘扬高贵的民族精神为己任，那么自然而然地就会靠近这种境界，又怎么会情志不畅、为小得小失所困呢？

我国不仅是梅花的世界野生分布中心，还是梅花的故国，对它的栽培历史已有3000多年，随后它才被引栽至日本、韩国等国。在国内，梅的分布范围广泛，近半数省份可寻见梅踪，不过，若是要集中赏梅，还是得回到长江流域，而亲自探梅则是画梅必不可少的功课。我出生在浙江平湖，大学毕业后工作辗转来到杭州，有幸身处梅的地带。就凭对梅的热爱，除了杭州灵峰探梅、无锡梅园、苏州香雪海、天台国清寺隋梅、安徽滁州醉翁亭六一居士（欧阳修）及和县杜默的手植梅、江西梅岭等等，都成了我早年走访写生的地点。每当我夹着速写本、揣着画笔、披上棉衣，步履匆匆冲进雪地，来到梅的跟前，内心的雀跃恐怕也只有天地与风雪知晓了吧！那时候常常面包配开水也吃得不亦乐乎，故常被友人说颇有孔门弟子颜回"箪食瓢饮"之风。于我，盲目拜访名师，不如效法自然。就像被称为文艺复兴三杰之一的达·芬奇成为大师前，对着活生生的鸡蛋一画就是好几年。梅也是自然绝美的造物，想要让笔墨之花、纸绢之木真正展现灵动飘逸的生命力，没有脚踏实地积累大量的结构素材图，单单靠着对名作的借鉴、脑中神游之思的采撷，是不

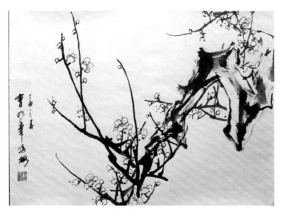

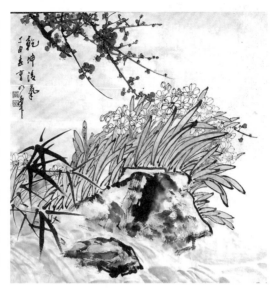

可能有动人作品的。因此，每次被问及作画的秘诀时，我都诚恳地说是自然引导我提笔。上了年纪，偶尔漫步自然，与草木共同呼吸，身心不知不觉就得到净化，神清气爽。

谈到国画（"中国绘画"的简称），是对自明清传入中国宫廷的西洋绘画加以区分的统称。因此，对我来说，后者的影响在绘画史中是不可忽视的。通过对西方油画艳丽饱满色彩和构图的学习借鉴，结合传统水墨画的写意神韵，我才创作出了有别于一般意义国画的《风雪万玉》等系列作品。作画，不仅仅需要博古今、融中西，更贵在辟蹊径、求突破。在此，手、脑、心，缺一不可。用心专一，好比气功入定，此时神往一处汇聚，在脑中闪过的无数写生素材中组合出最感人最完美的构图，最后笔随心动，随性所至，时而如潺潺小溪，汩汩流淌，墨色薄如蝉翼；时而雷霆万钧，石破天惊，笔触铿锵有力。这几十年来，灵感来了，我还是会一伏案头就是好几个小时，为创作一幅巨作花上数周，甚至上月时间。但当身体抱恙、精神疲乏之时，我也不会强迫自己创作欢快活泼的作品。一切顺其自然，重在聆听内心，专注于当下的体验，悲欣交集皆是画中真意。

无论是"四君子"（梅、兰、竹、菊），还是"岁寒三友"（松、竹、梅），都有梅的身影。我想，它的长寿源于无争，它的魅力不离自信。眼前湖光正好，"两岸月桥花半吐。红透肌香，暗把游人误"。我愿做迷途的游子，依偎在自然的怀抱，吮吸宇宙的奥妙。古稀也好，耄耋也罢，梅雪白，人鬓白，本是自然赠予生命最精妙的礼物。

（孙诺亚整理）

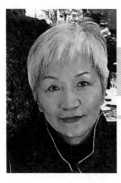

花花世界，美美心田

廖美容

廖美容，中国台湾地区艺术家，日本小原流一级家元教授，中华插花协会第十九届理事长，时代华风插花研究所创办者。

生命的丰富性是在生活中身心得以充实，相信这是多数人所认为的幸福，也是人类的基本追求。在众多修心养性，求得精神方面满足的方式之中，莳花、插花是法门之一。

花与生活

人类艺术行为的起因之一是爱美的天性，身体的装饰是一种爱美的表现，而把大自然中最美的花朵装饰在身体，是最直接也最能表现美的行为。据史料记载，最早把植物作为艺术表现媒材的民族是公元前3000年左右的苏美族，他们把鲜花编织成发饰、颈饰、手环装扮自己。此外，古埃及人把莲花养在装有水的瓶器中，到了公元前2000年左右，爱花的克里特人不仅拿花当饰物，更广泛地把花卉的形色涂绘于宫殿墙壁。古希腊对花卉美的认识源自克里特人，而他们把植物的形态美塑出了一个典型，图案学上所谓的"忍冬纹"便是古希腊的伟大成就。

以花朵布置室内外，或者栽种名花及珍贵的草木用以美化居住环境，人类从早期就已风行，这可从古早时期的手工艺品中印证，有许多作为文字研究或艺术史研究主题的花瓶留存至今，许许多多的古代建筑物中也都可见到梁柱上或者墙檐中的雕花，可见以雕刻花草为建筑物的装饰，就如同以人物的画像或塑像作为建筑物的装饰一样，已经流行了好几个世纪，有一段为时不短的历史。

古埃及人以切花装饰家居环境，宴客桌也以插花方式点缀于餐具上。举行丧礼时，队伍中排着以金、银二色花器盛着盛开的睡莲花束；若是王者辞世，便会在其脖上戴着花环一起埋葬。古希腊至古罗马帝国时代，花环、花圈的使用比切花还盛行。古埃及、古希腊、古罗马文化里，花的用途以宗教拜鬼神、英雄及民俗节庆为最多，至于个人庆祝场合也会使用到，此时期的花艺设计以花圈、花环为主。人们使用它们来彰显诗人、士绅及凯旋的军人们的荣耀，在婚礼上则由新人彼此为他们的至爱戴上花圈或花环。如果花圈、花环悬挂在家门前，就代表两人爱的结晶（男婴）的诞生。玫瑰则是当时最具权威的花，尤其在宴请宾客场合中，玫瑰花以整个花朵或将花瓣一片片撒在宴客桌、街道甚至湖面。

东方的插花艺术与佛教的供花有绝对的关系。约公元607年，日本圣德太子因仰慕中国文化，派遣使者小野妹子到中国研究各种文化，佛教也因之传入日本。圣德太子建立六角堂，供奉菩萨，派专人在此古刹专事礼佛，中国佛前供花也在此时传入日本，插花从此在日本生根发芽。在19世纪之后，许多插花流派如雨后春笋般陆续成立，支部遍及世界各地。

有关插花的历史资料，宋朝林洪的《山家清事》中这么写道："插梅每旦当刺以汤。插芙蓉当以沸汤，闭以叶少顷。插莲当先花而后水。插栀子当削枝而捶破。插牡丹、芍药及蜀葵萱草之类，皆当烧枝则尽开。能依此法则造化之不及者全矣。"沈三白在《浮生六记·闲情记趣》中写道："若以木本花果插瓶，剪裁之法，必先执在手中，横斜以观其势，反侧以取其态。相定之后，剪去杂枝，以疏瘦古怪为佳。再思其梗如何入瓶，或折或曲，插入瓶口，方免背叶侧花之患。若一枝到手，先拘定其梗之直者插瓶中，势必枝乱梗强，花侧叶背，既难取态，更无韵致矣。折梗打曲之法：锯其梗之半而嵌以砖石，则直者曲矣。如患梗倒，敲一二钉以管之。即枫叶竹枝，乱草荆棘，均堪入选。或绿竹一竿，配以枸杞数粒，几茎细草，伴以荆棘两枝，苟位置得宜，另

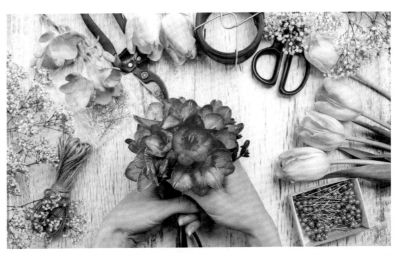

有世外之趣。"

林洪的《山家清事》和沈三白的《浮生六记·闲情记趣》谈的是插花的技法，可见自古以来不论东西方，花与人们的生活息息相关，是人们生活中不可或缺的一环，也是人们用来修心养性的极佳素材。这也许是当人们远离野地，逐渐走向人工打造的居住环境，城市与原始自然的距离越来越远，人们最原始的心灵需求。因此，许许多多描述大自然之美、歌颂花木之雅致的诗文也出现在各个时代，画家们有的是用水墨把大山大水浓缩在有限的画纸上，有的是用彩笔描绘着美丽风景，有的以各式各样的植物和花卉画作为绘画题材。在建筑的需求中，自然与人的关系已经改变，人类成为掠夺者，不再是共存者，林木的生长处所被大量开发，成为人类的居住乡城，在冰冷的水泥丛林中，人类在本能上对自然的向往，只能存留在想象中。于是，景观设计、庭园造景，成为许多建筑物必然的设施，居家或公共的室内空间，也都摆放花卉、观赏植栽或者插花作品，除了美化之外，在潜意识里，或许是希望借此重回大自然的怀抱。

何谓插花艺术

笔者认为，所谓插花，是将自然的物件透过感知，即视觉、触觉、知觉的感受，重新组构，塑造出不同于原自然状态的自然。创作者对于物件本身的自然美难于否定和排除，自然物件的本质美往往不再是创作者的唯一表现重点，借由不同花木的组构和安排，以及创作者在经过劳动的操作过程中，不断地去除与添加，所呈现的外在形式表现，已经与自然关系不再完全融合。也就是说，虽然是以自然物为主要媒材的艺术创作，但自然并非是唯一的创作目标，有的是重视形式表现，有的是将重点放在色彩，有的是表现结构的完美。

花朵的美，美在其自然，各有不同和各具特色的造型，以及各种毫不矫饰的丰富绚丽的色彩。草本植物秀雅柔丽；木本植物有的笔直高挺，有的枝节嶙峋，犹如者者风霜满布却充满睿智和个性。人们常把这些上天所赐予的美好礼物取下，直接用来装饰与美化家居环境。自然之美是人的审美对象，也是启发灵感的源泉之一。插花艺术就是使用这些大自然的美好植物直接作为创作的媒材，透过创作者的技巧、思虑、感觉，将花朵、草木根据创作者的需要，重新裁剪长短，选择适当的花色和花形加以组合，以对比的长短或是以调和的比例，以强烈的色系或以柔和的色调，使之疏密有致、阴阳调和、显藏合宜、背向适宜，安置于容器中，布置在适当的环境空间中，使原本是自然之美的素材和人的巧思形成完美的配合，直接表现美感，使美的意识在观赏者心中再生。也可以将花木的自然性完全忽视，将其视为另外一种面向，重新安排；或弯、或折、或贴、或捆绑，呈现出一种有别于其他的艺术表现形态，如绘画、雕塑等。

插花艺术的表现方式极为多元：它可以是表演艺术，因为插花常常是以大型的公开表演呈现；它可以是视觉艺术，花朵、草木赏心悦目的视觉效果是其他艺术所望尘莫及的。插花艺术可以是时间艺术。花木有其生命期限，从初放到盛开到凋萎，各有其不同的生命表象，各有其不同的观赏面向，这些生命面向又往往触动人心。插花又如雕塑，有雕塑般的触感和立体空间，美丽的花朵和嶙峋的枝节都有视觉的不同感触。插花艺术可以是装饰艺术。插花之初衷就是美化环境，不论是大型的公共空间，或橱窗装置，或私人居家，插花作品都可以装置其中，达到装饰效果。

插花艺术与养心养性

插花对美化环境和心灵有相当的效果。插花是生活美学的极致，是一种闲情逸致，也是追求天人合一的过程。花朵的色彩、形状，随着种类的不同千变万化，甚至同一类花材因为品种的不同，存在着不同的美好，所以在家庭的装饰上少不了它。在公共场合中，一个插花作品或是一个盆景，都可以让整个空间充满生机。植物的生命力令环境充满活力，花木的色彩是点缀人们生活不可或缺的喜悦，然而，如果只限于装饰功能的话，插花的意义及艺术性也就淡薄了。

其实，插花艺术是使用最自然、最美丽的媒材，从事一种既能传递自己想法和艺术理念，又可以使自己在从事作品创作时求得精神享受的艺术行为。当一个人专注于裁枝剪花的同时，完全融入其中，可以说是物我两忘；当作品完成之后，插花者或是赏花者又参与了花木的生命过程，从花朵最鲜艳的时候一路共度，直到花朵凋萎。经常可以更新，既能美化空间，又可满足创作者的创作欲望，这是插花的另一项与其他艺术不同的特色。人类艺术行为的开始，家居的美化活动应该也是起源之一，而以花木来布置更是极高的上层艺术，也是人们生活富裕的现象。插花艺术如同其他艺术一样，从最原始的装饰目的开始，经过不断地尝试和创新演练，演变至今发展出许多表现手法，使之不再局限于原有的目的性。就其个人精神层面的功能上，这里分几方面来探讨：首先是修心养性，就创作者来说，插花是在从事美的活动中达到安定心性、培养耐性的目标，因为插花是直接拿最美好的媒材来从事创作，既能享受植物之美，又可以用来表现创作者的美感经验；作品完成之后，观赏者与创作者之间还有心灵上的共鸣与契合。插花可以满足创作者的热情，插花创作除了媒材搭配上的选择外，其过程有实时性，作品不能长时间保存，每件作品都有可能在一周之间残灭，艺术家必须重新制作新的作品，这对于一个有创作冲动的艺术家来说，是难得的创作经验和创作需求。

表达艺术家的创作理念，许多花材都有其既定的象征意义，插花的时候，可以针对花材所代表的含义加以选择和组合，借之表达作者的意念；也可以完全不重视其象征意义，只就创作者的观念而表现。事实上，自从摄影技术问世之后，插花作品可以用照片的方式保留下来，因此，插花作品除了在被插作完成之后实时作为装饰之外，又可借着摄影重现，即使作品因时间关系消失无存，只要作品的图档留存，就可以制作成另外一种装饰物件。

插花艺术对于个人的修心养性和社会祥和的促进，都有其助益。创作者在全心投入裁剪枝桠、布局与安排结构之中时，确实可以在插作的过程中转化心境，得到内心的平静。就个人来说，这是释放压力的方式，作品完成后，创作者除了可以获得成就感之外，还可以陶冶心情，享受美好。就社会功能而言，插花艺术活动的举办是艺文活动的一环，借着美好作品的分享，使人愉悦欣赏，进而可以减少人与人之间的摩擦和冲突，改善人际关系，促进社会和谐。

（孙诺亚整理）

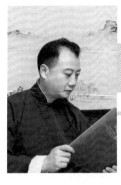

赏瓷玩玉，人间有味

李 飞

李飞，中国文物学会会员，中国收藏家协会会员，浙江省艺术品鉴赏研究会副会长，浙江省艺术品产业发展研究中心特邀研究员，浙江大学图书馆古籍碑帖研究与保护中心专家委员。

我从事文物研究与收藏鉴赏25年，大多数时间是在宁心安神状态中度过。诗画相得，谈经论道，饮宴品茗，焚香抚琴，种种源自文人间的娱乐生活，在当下国泰民安的盛世更加精致，相伴而生的琴棋书画诗酒茶用器愈加考究。

我在日常生活中使用的皆为古物，古代文人的审美，今人甚难超越，他们将原本寻常的器具提炼出雅的品质，成就了后世的追慕。

文物，亦称古董，是人类文明历史缩影的物证。它集国学、历史学、金石学、博物学、鉴定学、考古学、工艺美术等知识于一身，历来为文人学者所重视。

文物最为诱人的，不是身价几何，而是其中所富含的历史、艺术、科技等诸多信息。收藏文物，可以说是收藏历史、收藏文化。在普通人眼里，文物有价，而在收藏家眼里，文物无价——因为它们不可再生，因为文化无价。收藏家，都是热爱、痴迷于中国文化的一类人。心中怀有这样的爱，收藏家才会为其乐，为其喜，为其苦，为其悲，乃至为其死。真正的收藏家与艺术品投资者完全是两类人，在收藏家眼里，珍爱的艺术品收藏与市场行为无关。

如今的收藏界水很深很浑，在利益驱使下，文博专家们一直在为夺取话语权而争斗，资本大鳄闯入艺术品投资圈疯狂博弈。另一方面，民间赛宝、电视鉴宝、民间收藏也热情高涨。"一群傻子在买，一群傻子在卖，还有一群傻子在等待。"据说，这就是真实的文物收藏市场现状。全民收藏热，对于造假者来说，不啻是赝品的黄金时代。昔日崇尚藏宝鉴真的古玩艺术品市场，已经沦落为骗子们尽情表演"才艺"的大舞台。

对于外界艺术品收藏如火如荼的热潮，我很冷静地隐在我的飞鸿轩。因为我觉得现在的很多所谓文物收藏与投资，都是背离考古和鉴定本质的。考古的科学价值，是重新认识历史，重现中华民族的过去，重新建立东方文化遗产的观念形态，而不是一堆充满铜臭味的商人坐在一起，空气里似乎都是钱在烧的味道，七嘴八舌在讨论：这件陶瓷或玉器，或者这幅画，真的还是假的，值多少钱……这些人充其量不过是被称为收藏爱好者或者投机商而已，他们与收藏家有本质区别，他们的收藏不过是金钱的汇集，附庸风雅，并非精神与心血的凝聚，而收藏家的目的则是"藏物"，而非"藏钱"。

有多少收藏大家藏物藏宝聚珍，著述等身，生活却简朴得令人惊讶。不过千万不要误会收藏家是清贫的书生，从某种角度来说，他们是世界上最富有的人。然而，想要在收藏界有所成就，除了雄厚的财力、过人的魄力，还要有出色的眼力，眼力才是成就大收藏家的关键。

我作为一个"玩古玩的人"，20多年来深得玩古三昧。首先，古董蕴含的是文化。在博大精深的传统文化面前，即使学富五车，也不过是沧海一粟。其次，收藏古董考验的是心态。收藏何以有如此大的魅力？除了文物给人们带来精神享受和艺术熏陶之外，另一个重要原因是文物的升值潜力。只有具备一定的鉴赏知识，才有可能去伪存真。因此，搞收藏必须摆正心态。再次，古董收藏体验的是快乐。拥有心爱的藏品和求取知识的乐趣，常人往往无法体会和理解。文物是文化的载体，鉴赏、收藏、研究古董是了解和认识历史文化的一种途

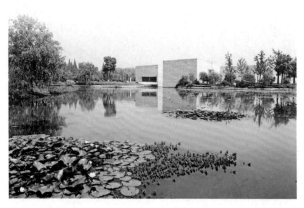

径，也可以说，古董收藏是收藏文化、研究文化和传播文化的一种高雅艺术活动。

我认识的一位台湾收藏大家，曾与我聊起养生。他说，《孝经》有云："身体发肤，受之父母，不敢毁伤，孝之始也。"将珍惜自己的身体与孝道牵扯起来，乍看虽然有些牵强，但也许就是这种观念促成了他对养生的特别重视。他的珍藏，富可敌国，但没有想到，70岁的他每日搀扶着他百岁的老父亲，在书斋中静坐，泛酒煎茶俱惬当，稽古对炉闲诵经，不问世事，我襟怀古，在我眼里过的简直是神仙日子。

我问收藏家父子如何养成如此安逸的心境，答曰：一来无须"为稻粱谋"，二来他们在鉴赏古玩之时心情愉悦，完全是修身养性的最佳状态，以达安期、彭祖之寿。

"食饮有节，起居有常，不妄作劳。"这是古老的《黄帝内经》教导人们的养生之法。但是我认为，饮食起居之类可谓"外调"，其实内在的调养更为重要，谓之"养心"。而收藏鉴赏文物，便是一件十分养心的事。每年春夏秋冬之季，我都会择一佳日，"烧香点茶，挂画插花"之四

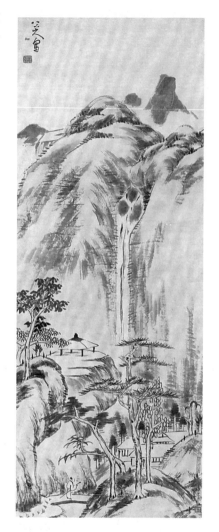

种闲事，怡情养性，自得其乐。对于欲望浓烈之人，恐怕会很不可思议我类之人怎么会陶醉在如此清心寡欲的闲事之中。

人世不同风物在，我收藏的文物，既有文房清供，又有民俗旧物。习字时有南宋抄手式端砚，

泡茶时用汉砖改制的壶承托起一把"大彬壶",插几枝桂花有明代青花梅瓶,装蜜桃有清代宁海地区"十里红妆"木盘,饮茶时用一件南宋建窑黑釉兔毫盏……

作为收藏家,我总是崇尚廉洁、正直、拙朴、节俭的品格,又具有探幽野之趣味、脱俗媚之雅量、慕先贤之追求。在如此这般安静的环境中,自然而然达到心平气和。太多的时候,我面对的是一轮清冷的旧时月色。

"今人不见古时月,今月曾经照古人。"当清夜焚香处处通,当晴窗影落石泓处,当无事伴他棋一局,当巧做镂花金帔坠……这种温和敦厚,

讲求稳重、安静平和的特点,使收藏家在着重学问的同时,更多地痴迷于金石书画、珍玩雅器等能反映自身修养的艺术,不知不觉之中处于"形神"相亲的养生境界。

我的人生,几乎是在重温古人的优雅生活,既养生又养心,一首小诗完全体现了我的心境:

> 琴心剑胆玉光华,
> 树蕙滋兰兴无涯。
> 东篱菊前一壶酒,
> 西窗竹下几盏茶。
> 夏夜荷塘邀弈客,
> 冬日梅林伴书家。
> 人生难觅是风雅,
> 障目浮云不足夸。

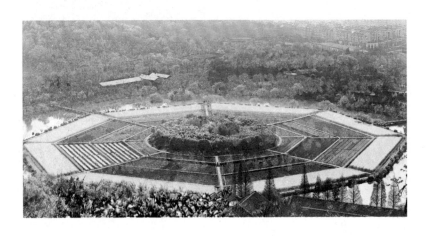

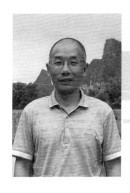

"巴马"的长寿密码

何永生

何永生，浙江省科普作家。

早就知道广西巴马是长寿之乡，今年6月，我有幸前往巴马实地考察，观察思考巴马的长寿之秘，对长寿之乡的长寿经有了初步的理解。我毕业于中医药大学，又多年从事中医临床工作，在此结合中医药和现代医学，对巴马的长寿现象谈谈我的理解。

长寿人口持续增长的地方

1991年，国际自然医学会第13次年会宣布：巴马是继苏联高加索、巴基斯坦罕萨、厄瓜多尔比尔班巴、中国新疆南疆一带之后的世界第5个长寿之乡。从此，巴马声名鹊起，广为流传。

据2010年全国人口普查资料显示，巴马县百岁以上寿星有82位，90～99岁老人有776位，80～89岁老人有2850位，每10万人中有百岁以上长寿者30.13人，百岁老人占总人口的比例居世界五大长寿之乡之首，是世界唯一长寿人口持续增长的地方。

一个个关于巴马的疑问，会在人们心间油然而生：巴马到底是个什么样的地方？自然环境到底有何奇异之处？长寿的密码是什么？

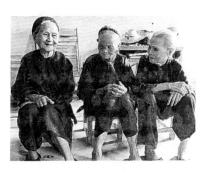

餐饮中的长寿密码

巴马人招待客人，吃饭前会先送上一碗火麻仁菜叶汤。在一次用餐时，当地的陪同人员介绍，饭前喝碗火麻仁菜叶汤是当地祖祖辈辈留下的好传统，这种汤很养生，其中的火麻仁是样好东西，男人吃了能强身，女人吃了能美容。这或许是好客主人的劝饮辞，但从医学视角看，这一当地传承下来的火麻仁菜叶汤里，就隐藏着一串长寿密码。

火麻仁是桑科植物火麻的干燥成熟种子。中医认为，火麻仁味甘性平，润肠通便，润燥杀虫。因此，餐前服用火麻仁菜叶汤可帮助排除肠道垃圾，保持消化道畅通，有利于脾胃运化、营养吸收。此其一。

饭前喝汤，汤很快就到达胃里，适量的汤既可起到暖胃的作用，又可避免因饥饿而一下子吃得太急太多，还可通过胃壁神经反射到下丘脑的饱食中枢，使摄食中枢兴奋性下降，食量减少1/3，避免由于饮食过量而引发人体肥胖症。故有"饭前喝汤，苗条健康"之说。此其二。

汤中加入菜叶，也是大有妙用。蔬菜中含有人体所需的维生素和矿物质，对维持人体的健康平衡、防范因维生素及矿物质等缺乏引起的亚健康或疾病，具有卓越功效。况且，常见的叶菜如青菜、菠菜、空心菜等，通常以食用植物的嫩叶部分为主。它们含有丰富的B族维生素、纤维素和矿物质，都是人体必需的营养物质。此其三。

由上可知，不要小看一碗小小的火麻仁菜叶汤，它不仅能改善人体消化功能，还能预防肥胖症发生和增加人体营养，可谓一举多得。

环境中的长寿密码

我下榻的宾馆客房里有几本书，记录着巴马人长寿的自然环境禀赋，主要包括丰沛的负氧离子、地壳断裂带导致的地磁增强和优质的水资源三大密码。

一是丰沛的负氧离子。巴马地处亚热带与热带的地理分界上，同时也是海洋气候与高原气候的交汇区，气候宜人、生态优良、空气清新，几个主要长寿村空气中负氧离子浓度高达每立方厘米1万～1.5万个，是一般室内浓度的几十倍甚至数百倍。有研究表明，空气中大量负氧离子的存在，可有效地促进人体的新陈代谢，调节中枢神经系统的功能，并可增强人体的免疫功能。

二是地壳断裂带导致的地磁增强。探测发现，在巴马县的盘阳河地下，有

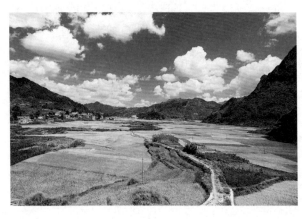

一条断裂带，直接切过地球地幔层，导致当地的地磁明显增强。地球一般地区的地磁感应强度约为0.25高斯，而巴马的地磁感应强度高达0.58高斯，是

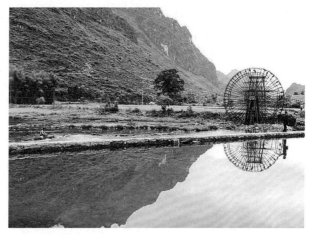

一般地区的2倍多。经科学考证，人们生活在恰当的地磁场环境中，身体发育好，血液循环好，心脑血管病发病率低，身体免疫力强，能协调脑电波，提高人的睡眠质量。

三是优质的水资源。巴马喀斯特地貌位于高原的断裂之处，有很多地下水从地壳断裂之处冒出来，这些水富含硒、镁、锰等对人体有益的矿物质元素。其次，巴马的水为天然弱碱性水，pH一般在7.2～8.5之间，接近人体pH7.35～7.45，且为纯天然小分子团。中科院院士姚鼎山教授测得巴马水小分子团指标为64～83Hz，极易透过人体细胞膜被人体吸收，可以改善生化作用，增强酶的活性，这也是一些高血压、糖尿病患者来巴马后比较容易控制病情的重要原因。

生活中的长寿密码

巴马人的长寿，不仅因为自然的禀赋，更在于他们祖祖辈辈传承的洒脱、仁善与平和。

巴马是少数民族聚居区，这里居住着瑶、壮、汉、仫佬、毛南等11个民族同胞，民俗民风淳朴，瑶族文化艺术丰富多彩，素有"有瑶无处不有鼓，有鼓无处不有舞"之说。巴马有番瑶祝著节、壮族三月三歌节等。祝著节，家家杀猪宰羊、蒸五色糯米饭，男女老少身着盛装，群集庆祝，唱笑酒歌把盏传情，跳铜鼓舞欢庆丰收，韵味浓烈。三月三歌节，青年男女带五色饭和红绿鸡蛋，成群结队赶歌圩。巴马人的洒脱，正体现在这些传统节日及日常生活的歌舞、欢声与笑语的酣畅淋漓之中。洒脱是解放心灵、抛却心结、放飞心绪的一味良方，是长寿人生的一个珍贵密码。

仁善是千百年来流淌在巴马人生活中的另一个长寿密码。清朝

两位皇帝曾写诗赠匾给巴马长寿老人，前有嘉庆题诗曰："烟霞养性同彭祖，道德传心问老聃。"后有光绪匾文"惟仁者寿"。烟霞养性、道德传心、惟仁者寿，寥寥数语点明了长寿巴马的仁善情怀。

巴马是广西第一个中国书法之乡，有着深厚的文化底蕴。多年来，巴马书法家们的作品先后在第一届中国书法兰亭奖作品展、首届全国扇面书法艺术展、第四届全国楹联书法大展、首届全国草书大赛等入选、获奖，而且数量颇丰。对于众多从全国乃至世界各地来巴马养生祛病的人们而言，巴马的真正意义更在于提供了一种有价值、有远见的生活方式，以平和的生活方式去与自然平等对话、与自己内心对话、与社会对话，让生活变得更加简单、更加有意义。平和已经成为巴马人的一种生命传承、长寿基因。平和的心境和生活方式，源自巴马人生生不息的长寿文化。

世界那么大，巴马那么小。我们不可能人人都玩在巴马、住在巴马，但其中的一些长寿密码，如餐饮、心态、性情等，人人都可借鉴培养，并且终生受用。

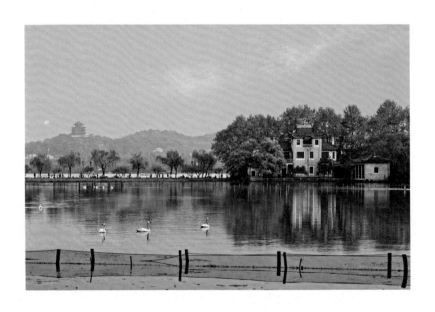

长寿村里的百岁老人

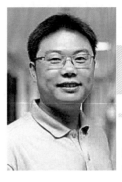

何富乐

何富乐，浙江中医药大学中医内科学主任中医师，国家级名老中医（中医肿瘤）继承人，浙江省中医药学会营养与食疗分会副主任委员。

听闻浙江丽水龙泉长寿夫妻的佳话，笔者特往仙仁村调研。据说这对百岁夫妻成功地演绎了"百年好合"，令人甚是羡慕。人说，只羡鸳鸯不羡仙，老来相伴，才谓之为"老伴"，陪伴即是最长情的告白。2014年就有媒体报道，仙仁村有对幸福的百岁夫妻，爷爷105岁，奶奶103岁，守着百亩梯田，在绿水青山间，过着其乐融融的生活。2016年，我们来到这里，希望能探求长寿的秘诀，但这时只剩下107岁的老爷子了。老人用百岁人生看透尘世，慢慢积攒出一个世纪的智慧。与之交谈，受益匪浅。

《黄帝内经》提及养生："法于阴阳，和于术数，食饮有节，起居有常，不妄作劳，故能形与神俱，而尽终其天年，度百岁乃去。"与这老人一关联，还真是如此。遵循大自然的变化规律，采取适当的养生方法，按时起居，劳作有度。当然，老爷子身上还有许多

其他的长寿"秘诀"，可供我们参考借鉴。

平和乐观。中医学提倡情志养生，喜怒忧思悲恐惊这七情太过会致病。大喜伤心，大怒伤肝，过思伤脾，过悲伤肺，过恐伤肾。老人的言行中透露着一种平和，拥有平和的心态，便不会有大喜大怒等七情太过的表现。乐观随和让他少了诸多烦恼，增添许多快乐，与爱人相濡以沫，共度近百个春秋，鲜少争执，一直恩恩爱爱，偶尔斗斗嘴玩乐一番。与乡里乡亲间也和睦共处，从未听说老人与邻里之间有争执。心性的平和与乐观，也许是老人长寿的重要原因之一。

勤劳自足。许多老人年纪大了就会选择安逸，他们认为干了一辈子，老了就得多享受，而且也不愿意锻炼。中医认为"久坐伤肉"，而脾主肉，久坐也必当损伤脾的功能，导致脾虚，脾虚不能运化水谷，湿气缠身抑或是消化功能减

弱，导致营养不能被吸收，气血运行不足。安逸或劳作都须把握一个度。这位长寿老人虽然年纪有100多岁了，但仍耳聪目明，坚持劳作。丽水的云和梯田在浙江很是出名，这个名叫仙仁的小村庄，也有着数百亩的美丽梯田。老爷子在梯田上耕作，春生夏长，秋收冬藏，老人种自己的瓜，食自己的果，自给自足。每天适当地劳作，一方面活动了全身筋骨，使身体得到了锻炼；另一方面，每天都能够徜徉在自己热爱的土地上抛洒汗水，心情愉悦。适宜地劳作，有益身心健康，更助长寿。

不拘小节。成大事者不拘小节，得长寿者亦不拘小节。不拘小节，不为无关原则的琐事所约束，才能活得开心自在，不为自己的心灵设羁绊。老人每每与人交谈，都笑眼眯眯，面带慈祥，仿佛心里从不藏心事，无所顾虑，坦坦荡荡。长者的智慧，就在于能做到"不以物喜，不以己悲"，不为自己平添烦恼。每个人的成长道路都会布满荆棘，避不开一些欲图伤害的刺，处理方法的不同会导致伤害的不同。把它当作蚊子，叮咬一下就过了，太刻意地对待烦恼，只会让它狠狠刺透自己的内心。老爷子看淡琐事，活得轻松，老了就更能开开

心心地和时间同行。

充足睡眠。随着年龄的增大，人体肾功能逐渐衰弱，心肾不交，心藏神的能力减弱，晚上入睡就困难。很多老人家都会晚上睡不着，醒得又早，睡眠质量很差，并常处于浅睡状态，稍有动静就被吵醒。这位老人对睡觉却十分热衷。每天晚上6~8点就早早入睡，直到第二天下午的1~2点才起床。一天约3/4的时间都用于睡眠了。有句话叫"药补不如食补，食补不如觉补"。

环境宜人。有时候，我很憧憬恬静的山村生活，体会宜人的环境，享受慢节奏的生活。龙泉仙仁村，这个远近闻名的长寿村，坐落在凤阳山国家级自然保护区的莽莽群山之中。其生态环境状况指数已连续3年居全省第一，空气和水更是质量上乘。住在僻静的小山村，置身青山绿水间，呼吸着新鲜空气，自己种摘的茶叶泡着山泉细细品尝，日出而作，日落而息，慢悠悠地跟着太阳的步伐，体会自然的轮回变化。在梯田里劳作，与爱人漫步山间小路，晒晒暖阳，闻闻花香，这样的生活充满诗情画意，这样的环境铸造了长寿村。

道法自然，动静结合，劳逸适度，恬淡虚无，方得长寿。总结长寿真谛是此行最大的收获。

我的养生感悟

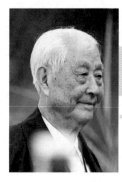

曹寿槐

曹寿槐，浙江省文史研究馆馆员，国家一级美术师网顾问，吴昌硕书画会副会长，中国地质大学艺术系特聘教授。

盛世到来，国强民富，人民生活水平逐步提高，国民的身体素质也大为改观，养生意识也就逐渐养成。健康长寿已成为人们的奋斗目标。尤其是安度晚年的老人，对养生之术，更是孜孜以求。故而"养生学"应运而生。

其实，每个人都有自己的"养生学"。有的科学，有的不太科学，有的甚至反科学，也都能达到养生和健康、长寿的目的。故而"养生之道"是因人而异的，有人曾经通过调查：耄耋老人，烟酒成瘾的也有，但毕竟只是少数。养生仍提倡戒酒、戒烟，烟酒仍然是养生的大敌。故而，深入研究"养生之道"十分有必要。

当前，社会上流传的"养生术"五花八门。什么"长寿药""大补膏""营养品"，等等之类，大多是为了推销商品罢了。而跟风者屡见不鲜。今天吃这，明天喝那，这难道就是"养生之道"吗？

《我的健康我做主》的主编很有远见卓识，正在编辑出版这本"养生之道"的大家谈。妙就妙在"……我做主"，而不是专家做主、医生做主、营养师做主。汇众见于一炉，必得养生妙道。承蒙主编先生抬爱，约我撰文，谈谈养生拙见，吾不谙此道，不敢妄言，谬误之处，在所难免，一孔之见贻笑大方了。尚祈各大方家谅察！

养生首在"养心"

思想决定一切，养生也一样。在电视上看见年过"期颐"之龄的老红军、老八路们精神焕发，神采奕奕，多令人敬仰、羡慕。他们靠的是什么才如此健康长寿？他们靠的是革命信念，靠的是一颗红心，他们的健康是在风雨战火中炼出来的。

我们这一代人，大多是经过许多艰难困苦而熬过来的，慢慢养成艰苦卓绝的心态和体魄。在我看来，养生首先养心。养上进之心；养勤奋之心；养自律之心；去惰心和贪心。大鱼大肉吃不出健康长寿，医院也不是健康、长寿的宝地。养心，就是约束自己的不良思想、不良行为和不良习气。自古道："心正则人正，人正则一切顺也。"

笔者曾被划为"右派"，下放农村改造20年，其艰苦程度，难以言表。我没倒下，没有消沉，坚信苦难一定会过去，终于等来了改革开放的年代，我终于又可在事业上日夜兼程。我常想：人生不会平静，心态必须平静，要有一颗坚强不屈的心。养心才能养年。

今天是互联网时代，生活和工作方面的节奏加快了，人们的浮躁心态开始加剧。追求物欲，不择手段，形成现代社会的许多病态。这些现象造成社会的纷乱，是不利于养生和养心的。人生应该有个高境界：在人生的奋斗中保持一颗平常心，该多好呢！

要养成恒常而好的生活习惯

自古道："学贵有恒。"其实，对待任何事物，"持之以恒"仍然是不朽名言，我就是一个持之以恒的人，一生酷爱书法，一生苦练不止，我工作、生活的每一天都养成习惯和规律，不愿随意打破，饮、食、起、居，作息时间，都有条不紊，不去打乱。语曰："知易行难，持之以恒，难之难也！"好的生活习惯是"养生之道的法宝"。

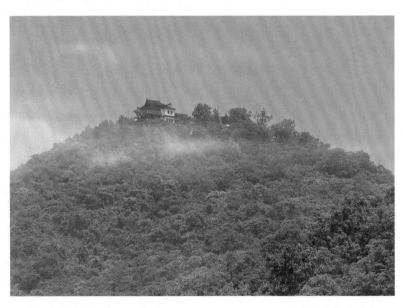

祛病健身之我见

孙万鹏

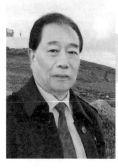

孙万鹏，曾任中国水稻研究所正厅级巡视员、研究员。为国内外灰学创始人，联合国中华文化传播大使，被评为瑞典皇家艺术学院和英国皇家艺术研究院院士、教授。

在我的人生岁月中，历经过病魔的侵蚀，在那艰难的时刻，我顽强地用心理意念战胜了病魔，并从一个癌症患者，成为灰学创始人。

说实话，癌症的病魔，使我家祖孙三代陷入了"空室自困坷"之中。从我1987年检查出癌症至今的30年来，已有数百上千人通过各种方式咨询我是用西医还是中医治愈，甚至具体到服了什么药等问题。我说这真是难以回答。有人反问："这有什么难的，按事实说即可。"可我觉得，实事求是说，既不是靠西医，也不是靠中医治愈的，而是靠"第三医学"治愈的。用一段讲话作为小引：

"如果说，西医是医学领域的第一种科学——西方经典科学；世界各国的传统医学，则是扎德（Zadeh）的模糊科学（有时模糊往往更为准确）。"那么，"综合养生"的非毒保健，是克服日益严重的医源性、药源性疾病的第三医学，它融预防、保健、养生、康复等为一体，通过继承与创新发展成为一种全新的医学体系。如果说辨病施治是以病为本，辨证施治是以证为本，那么辨人施治就是以人为本。正如北京中医药大学核医学主任医师周新建在第52届世界传统医学大会上所说，第三医学是"人性化全息治疗体系的最高境界，是医学发展至今尊重人性，以人为本的必然产物。进入21世纪，第三医学成了与东西方医学并驾齐驱的医学体系，为现代疾病治疗注入了新鲜的血液"。

我认为，"第三医学"的核心内容为"十论"，现结合自身与病魔斗争的体验，做如下介绍：

改错论

主张健身就是改正导致疾病的错误生活方式和负面情绪。除了对

"合理膳食、适量运动、戒烟限酒、心理平衡"的强调外，还重视对负面情绪的疏导，以"修德、修心、修性"为解决问题的核心。当年，我被医院确诊为肝癌后，躺在病房里感慨万千。想到自己43岁被任命为浙江省农业厅厅长（全国最年轻的农业厅厅长，浙江最年轻的正厅级干部）；又想到了自己在中央党校学习时，受到前后任校长胡耀邦与王震的关怀，以及第一副校长、原清华大学党委书记蒋南翔将自己上千张学习卡片置于中央党校图书馆大厅展出的情形，想到自己为同学作辅导等等画面，意识到自己心态患病了，开始骄傲了。继而出现急于表现自己的过度情绪，导致肝火旺盛，如果不及时纠错，将不利于病情好转。

固本论

主张肾是"先天之本"，脾胃为"后天之本"。意识到肝癌产生绝不是孤立的，从整体思维分析，"先后天两个本"必须得到重视，这与我大学学习的植保综合防治方针是一致的。基于这种认识，凡有利于肾与脾胃保健的方法，我都开放地尝试，如服用山楂等。

骨髓论

在家庭病房，我通过学习，得知骨髓健康是生命的源泉。认识到人体血细胞以每秒约800万个经历死亡和诞生的背后，骨髓扮演着生产者的角色。为防止骨髓的急剧退化，我坚持服用被称为"补血之王"的三七粉。

营卫论

"营"（营养）以食疗为重点，即"厨房为重，药房为轻"，不盲目进食化学补品；在"卫"（免疫防卫）上，我也有独特的观点：认为现代医学对人体免疫系统存在多个误区，如由免疫细胞充塞而成的盲肠能抵抗下腹部的各种感

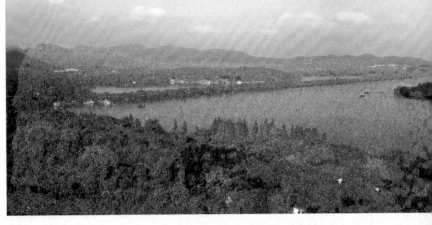

染，绝不应该同扁桃腺（也是免疫系统的一部分）一样被视作可有可无之物而轻易割除。所以，我拒绝盲目开刀动手术，认为增强人体免疫力才是最佳保健之道。我认为，癌症患者一半是被吓死的。我的亲妹妹孙梅兰，在检查出癌症前毫无病态，可一听说患癌，心理就垮了，急于给自己安排后事，连走路都要扶着墙壁。那时正巧遇上加拿大白求恩医疗代表团来访，请他们会诊也无济于事。我还有两个认识的人，一个患癌，一个健康，但"阴差阳错"，健康者被戴上癌症帽子，很快被吓死了；相反，另一个真患有癌症者，却"无病一身轻"，出去旅游了，乐观的心态增强了人体免疫力，癌症不治而愈。人在恐惧与高兴时，会分泌不同的物质，直接影响免疫力高低。

平衡论

我对平衡论情有独钟，认为

1958年心理学家F. Heider提出的平衡理论（又称P-X-O理论）可以应用到对疾病产生的解释中。其中P代表主体、O代表客体，X是介于P与O之间的第三者（可以是人、观念、物体或事件），三要素之间的关系可用一个三角形来解释，两两要素间的关系有两种形态：情感关系与单元关系。情感关系指一个人对态度对象的感受与评价，有消极和积极之分，如对癌症的态度有颓废与勇敢面对的区分那样。若以F. Heider的三要素平衡来说，即三边关系符号相乘为正，是平衡态，反之为不平衡态。若从灰学的"非唯一性"定理看，要重视心理平衡与生理平衡（如营养平衡）。以酸碱为例，纯酸性食物（糖类、蛋白质和脂肪）是人体能量不可或缺的来源，但一旦过剩便会成为百病之源，而纯碱性食物（维生素、酵素等）具有养身祛病功效。平衡膳食

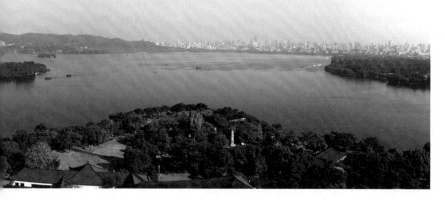

一般碱酸食物为八二开。

元气论

祛病健身时元气甚为重要，可谓"人有元气百病不生，人无元气万药不灵"。"真气者，所受于天，与谷气并而充身者也。"（真气就是元气）可见，对人来说元气是一个定数，与水谷、呼吸、自然之气一同补充，来维持生命；印度古典医学说，人体生长发育的精微物质，随细胞中DNA分裂复制与传承，变成后天元气。我在康复期，喝"清朝皇宫创制的保元汤"达376锅，以防止疾病复发。

经络论

经络虽然看不见、摸不着，但确是一种隐性的、在活机体系统中的存在。它是针灸的理论基础，无论在我国《黄帝内经》，或印度外科经典的《妙闻集》中，都有对它的详细阐释。多少年来，我每天都保持着经络穴道按摩、泡脚等祛病健身的习惯。

舞动论

本论包括多种针对身体不同内脏的健身法。如护元提肛法（养肾）、鲤鱼打挺法（健脾）、孙猴挠痒法（调心）、顶天立地法（疏肝）、打开天窗法（宣肺）等都属于"无毒治疗"法。

气质论

据邓聚龙教授灰色气质理论，通过 DM（1，N）模型折射的气质，呈现不同的气质度。例如阿育吠陀将人体气质划分成vata气质（瘦弱、皮肤干燥）、pitta气质（易出汗、大便通畅、富有激情）和kapha气质（骨架粗、头发多且有光泽）。不同气质需不同对待。根据自己的体质，常服绞股蓝。

短板论

将人体、人与天地、人的脏腑看成天人合一的整体，指出人体的健康水平并非取决于机能最好的内脏，而是最差的内脏。集中精力解决最差的问题，好比补足盛水木桶的短板。

综上所述，不难看出"病由心治"的科学原理。上述"十论"在帮助我祛病健身、战胜癌症的历程中都起着不可或缺的作用。

（孙诺亚整理）

要长寿，先管理好情绪

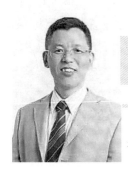

林良华

林良华，国家首批二级心理咨询师，浙江工业大学教育科学与技术学院心理学系副教授。

情绪管理与我们的健康、婚姻、寿命息息相关。能保持良好情绪的人，一定是能获得幸福婚姻、健康长寿的人。

美国加州大学伯克利分校有一项长达30年的研究。研究首先评估了大学生在校期间的情绪状态，然后对这些学生跟踪30年，观察、了解他们的事业情况与婚姻幸福情况，然后做分析。结论是大学时代的情绪状态可以预测该学生将来的事业成功与婚姻的持续时间和美满程度。

2010年韦恩州立大学研究了20世纪50年代前美国职业棒球联盟球员卡上的照片，研究者发现一个球员笑脸的绽放程度，能够预测其寿命长短。没有在照片上微笑的球员，平均寿命只有72.9岁；而微笑的球员，平均寿命是79.9岁。

情绪怎么来？看懂ABC

情绪究竟是怎么来的呢？为什么人们有时候说怒就怒了？为什么有些人总是闷闷不乐，而有些人即使是遇到不开心的事情也很快就能过去？心理学有一个著名的ABC理论很清楚地解释了情绪发生的原理。要学会管理情绪，就要先弄清楚情绪的来源去路。

这幅图的意思是说：A是生活中让我们烦恼的事件，B是与情绪相关的内心的想法，C就是烦恼事

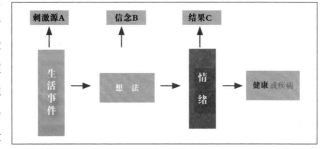

刺激源A　　信念B　　结果C

生活事件　→　想　法　→　情绪　→　健康或疾病

件带给我们的情绪。这幅图很清晰地告诉我们，情绪状态与心态是否阳光，会导致我们行为是否健康，进而影响我们的生活质量。就像上面所说的事业是否成功、婚姻是否幸福，以及寿命的长短。

ABC理论简单来说就是：同样的生活事件，如果我们内心的信念与想法不一样，就会产生不一样的情绪。

比如，一位东北大汉在歹徒拿枪顶着他太阳穴的时候，惊恐之下小便失禁，也就是当众尿裤子、出洋相了。这汉子平时教武术，收徒弟，挺爷们的。居然发生这样的事情，他自己很不理解，也很难接受，觉得自己太懦弱了，太不像爷们了！男子因此很沮丧，觉得没脸见人了，实在不想去丢面子的地方上班，但是生活所迫还得去，内心非常痛苦，于是找到我。我就是用ABC理论来帮助他的。

我先问他："你当时主观上自己想不想让自己尿裤子呢？"他回答："当然不想啊！"男子很疑惑咨询师居然会有这样的问题，这还用问吗？

然后我告诉他："其实当时你是不想尿裤子的，是另外有人逼你尿裤子的。那是谁呢？是我们的祖先。"

我又接着说，在古代，我们的祖先，没有枪炮，甚至有时候没有刀，碰到猛兽会没命。保命的唯一手段就是跑，也叫逃命。

可是如何才能跑得快呢？

"排空尿液，减轻体重啊！"我说。随着人类进化过程，祖先就给我们留下一个本能的条件反射：一旦碰到极度危险，尤其是威胁到生命安危的情境，首先排尿。

"而本能是什么呢？"我说，"是不由我们意志控制的身体反应。就像你感冒了鼻子里会流清涕。你能控制自己不流下来吗？不能，因为那是本能，与你是不是懦弱没有关系。清涕，那也是一种水，不过我们把鼻子里流下来的水叫鼻涕，不叫尿而已。其实都是水。"

"还有，你很伤心的时候，会流泪，也是本能。不过我们把眼睛里流下来的水叫眼泪，不叫尿而已。其实，它们也都是水。"

一番互动之后，这位男子的情绪还真的发生变化了，不那么感觉羞耻了，也不再把尿裤子事件当成自己懦弱的证据了。回去上班之后，朋友开玩笑，揭他尿裤子的"伤疤"，他是这样回应的："你们这些没有文化的，那是本能。本能懂不！"

当然，这个例子只是浅显的心理健康教育，并不算真正的心理咨询。但是这个例子很好地说明ABC理论的核心思想，也就是当我们无法改变生活事件的时候，还是有机会管理情绪的，那就是通过管理我们内心的B（信念）来改变情绪的性质，同样也能让我们的生活变得更加健康幸福。这一点其实十分重要。

因为一般我们会觉得：心情是由生活境遇的好坏决定的。比如，今天丢钱了，心情不好；男友劈腿了，心情不好……似乎在不好的生活境遇面前，我们是无能为力的。其实，这些不幸只是A（生活事件）。在有机会改变A的时候，当然首先要积极努力，改变A（生活事件）；但是如果A的生活事件是无法改变的，比如物价高，比如已经去世的亲人活不回来，比如已经逝去的时光无法重新来一遍等等，这时候，我们还有一条路可以走，那就是通过改变B（信念）来调节情绪。

所以有一句话就是："幸福夫妻与不幸福夫妻吵架的次数可能是差不多的，关键是如何看待吵架，以及如何应对吵架。"别忘记我们老祖宗有一句话："塞翁失马，焉知非福。"

其中的道理与ABC理论一致。这就是最简单的情绪生成机制。

如何管理情绪

我在这里介绍三招，读者不妨在生活中试试。

第一招是管理A——努力减少生活事件

尽管我们介绍了ABC理论，强调可以改变B，但是其实A的管理是第一位的。我们看到很多妈妈很重视孩子的教育，很担心自己的孩子"输在起跑线上"，结果参加很多培训班，给孩子心理健康带来不利影响。其实，我觉得妈妈的直觉是完全正确的，就是希望减少孩子生活中的A。

在很多妈妈的想象中，如果孩子考上北大清华，那么人生起点就会比较高，今后生活幸福的可能性就会比较大。如果换成ABC理论的语言，也就是妈妈希望孩子在今后生活中导致不良情绪的刺激源就会比较少。

管理A，核心是要做好两个规划：职业生涯规划，以及人生规划。职业生涯规划的核心是形成工作的核心竞争力，提升自己专业业务能力与水平；人生规划就更加广一些，包括婚姻、家庭、人际关系与社会支持系统等等。

相同事件不同管理

生活事件 A	信念与想法 B	情绪 C	情绪导致的行为 （健康或疾病）
当众尿裤子	我懦弱、侮辱了男子汉形象	丢人、羞耻	我没脸见人，上不了班
当众尿裤子	尿裤子是祖先留下来的生理反应，跟受凉会感冒一样，与我是否懦弱没有关系	羞愧感下降！坦然许多	
……	……	……	……

总之，管理A，就是提升能力，提升我们生活与工作能力，可以减少A。

第二招是管理B——改变我们内心赋予生活事件的意义的灵活性

这个部分的改变其实我们也不陌生，核心是提升自身内心认知模式的丰富性，真正能够像"塞翁失马，焉知非福"里的塞翁一样有宽阔的心胸。

途径有很多，古人说的"读万卷书，行万里路"就是很好的途径。所以学习一些传统国学，比如《道德经》、佛理哲学、儒家文化，还有一些人类学知识，都有利于我们内心认知模式的丰富，就不容易钻牛角尖。

当然，我个人还是推崇学习一些心理学，尤其是心理健康知识，多看一些心理健康方面的案例，这是最直接的，也最容易迁移到如何解决自己的烦恼。这方面的资源现在越来越多，只要有心，获得这些资源还是可能的。

自我管理情绪最简单可操作的方法，就是利用ABC理论记情感日记，以刚才那个男子的例子写一个情感日记，是这样的：

就像上面例子一样，一天记录一个烦恼，先觉察自己的烦恼是什么情绪，再找到导致烦恼的生活事件，接着反思自己赋予这个生活事件什么样的意义。这样记录一行。

然后再下一行，把可能改变的想法或信念写上，看看能否调节自己的情绪。如果不行，还有第三招。

第三招是直接管理C

有时候，我们明明知道生气不好，好像B已经都知道了，但是情绪就是转不过弯来。这时候，仅仅改变B的方法就不够了。

直接管理C，归纳起来有两大类：第一类是自己修炼、自助处理；

第二类是接受心理咨询与辅导。

第一类方法，现在有很多"心灵鸡汤"之类的资源可供参考。一般而言分为两大步骤。

第一个步骤：提升自尊与自我价值感。比如写出自己值得自豪的事情，体会内心积极的心理资源。这一步是给自己做安全稳定化的工作，为下一步有能力觉察、识别、表达情绪打下基础。

第二个步骤：觉察、识别、宣泄与表达情绪，以利人利己的方式处理情绪。

觉察、识别情绪有一定的难度，可以通过参加学习来提高，比如参加心理团体活动等。宣泄与表达情绪还是操作性比较强的，比如体育锻炼、找闺蜜（或好友）倾诉、去歌厅唱歌、接近自然等都可以。但是要注意一点，就是宣泄情绪不能损害现实的利益。

至于第二类方法，就是接受心理咨询与辅导，这是我个人最推崇的途径。因为专业的咨询师具备执业伦理，保密性更加好。更何况专业人士可以提供专业帮助，是依靠个人自助所不能比拟的。

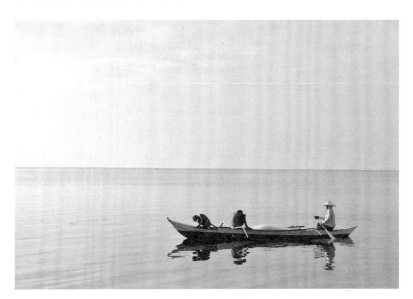

杭州乃养生福地

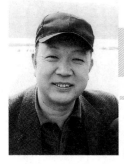

王济民

王济民，浙江省人民政府参事，浙江省休闲养生协会副会长，《杭州人手册》《杭州印象》中英文版主编。

"江南忆，最忆是杭州。""东南形胜，三吴都会，钱塘自古繁华。"杭州自古以来素有"人间天堂"之誉。

杭州史脉悠远，是国家首批命名的历史文化名城，以"东南名郡"著称于世，自秦时设县治以来，已有2200多年历史。杭州是华夏文明的发祥地之一。跨湖桥遗址的发掘显示，早在8000多年前，就有人类在此繁衍生息。距今5000多年的良渚文化被史学界称为"文明的曙光"。杭州曾是五代吴越国和南宋两朝建都地，是我国七大古都之一，被13世纪意大利旅行家马可·波罗誉为"世界最美丽华贵之天城"。2006年10月，杭州成功举办了世界休闲博览会，并获"东方休闲之都"的美誉，声名鹊起。

当今的杭州，正朝着建设世界名城的目标大步迈进。展望未来，杭州正着力打造高科技产业基地和国际旅游休闲中心、国际电子商务中心、全国文化创意中心、区域性金融服务中心，让城市综合实力更强、生态环境更优美、人民生活更美好，共建共享历史文化名城、创新活力之城、东方品质之城，努力建成"美丽中国"样本，加快迈入世界名城行列。杭州还被《福布斯》多次评为中国大陆"最佳商业城市"；连续10年蝉联"中国最具幸福感城市"桂冠。2000年10月20日，杭州恢复举办西湖国际博览会；2016年9月4日至5日，G20峰会在杭州召开，标志着杭州城市发展达到了新的水平。

提到养生，杭州以得天独厚的山水资源为依托，自然风光优美，有山有水，有江有湖，步步有风景，处处看不厌。"三江两湖一线牵，名山秀水景相连"，拥有"西湖"和"富春江—新安江—千岛湖"两个国家级风景名胜区，天目山、清凉峰两个国家级自然保护区，千岛湖、富春江、大奇山、午潮山、青山湖五个国家森林公园，还有之江国家旅游度假区和千岛湖、湘湖、青山湖等省级旅游度假区，更有被评为世界文化遗产的西湖景观和中国大运河（杭州段）。另有被称为"杭州之肺"的西溪国家湿地公园。杭州的湖光山色为休闲养生增添了独特的魅力，深厚的历史文化底蕴确立了灵魂。

从养生的角度来看，无论是崇道文化、礼佛文化、隐逸文化、禅茶文化、忠孝文化还是藏书文化，无论是道教中的彭祖、张道陵、葛洪等，佛教中的永明延寿大师、莲池大师、皎然、济公等，还是诗人兼父母官白居易、苏东坡等，本身都体现了文化间的融合和个人身心的和谐。杭州历史上与养生有关的还有几位先人不得不提。突出的例子是诗人林逋，他鄙薄功名富贵，过着清净淡泊的生活。他特别喜欢梅花，几十年在孤山种梅养鹤，有"梅妻鹤子"之称，被世人传为美谈。

一位是东晋著名道士葛洪，在现在西湖北岸的葛岭，因其曾在此炼丹修道而得名，山上抱朴子院建有"葛仙祠"，为世界道教主流全真道的圣地。一般大家只当他是一个炼丹家，可是，比起药饵，他更强调生活起居的节制。他认为，人的寿命不取决于天命，而取决于自身，强调起居方面要做到"六

勿"。想要求得长生，还要做到严于律己，宽以待人，心存慈爱。葛洪的这种"以德济生"的理念与孔子的"仁者寿""修道以仁"等观点有着很大的相似之处，从中可以看到道与儒的曲径通幽。从葛洪的养生理念来看，虽然带有浓重的宗教神学色彩，但是他景仰"神"的本质是因为他对生命神圣性的敬畏，对"仙"的追求是对生命理想状态的向往。今天看来，他的养生理论在提升人的精气神上，具有一定的积极意义。

一位是范立本，由他于明初洪武二十六年（1393年）辑录的《明心宝鉴》一书，收入了明以前的文、史、哲包括儒、释、道诸家的格言警句，共20篇，主旨是教人立德为善，修身养性，是明代流传极广的读物。今天看来，该书从传统文化导入的养生养性文化，值得我们研究和传承。

一位是明代戏曲作家、养生学家高濂，他的养生专著——《遵生八笺》，分为《清修妙论笺》《四时调摄笺》《却病延年笺》《起居安乐笺》《饮馔服食笺》《灵秘丹药笺》《燕闲清赏笺》《尘外遐举笺》八笺。本书是一部内容广博又切实的养生专著，也是我国古代养生学的主要文献之一，很有参考价值，曾于1895年译成英文，在国

外广为流传。该书论述了身心调养、性情陶冶、生活调适、卫生保健、疾病防治、气功修炼、艺术欣赏等，在祛病延年、养生防病方面的知识与方法非常实用。特别值得一提的是书中在情志和情趣的养性方面，把杭州西湖十景与季节时令结合起来，春有桃花绿杨柳，夏有荷花秋有桂，冬有踏雪赏梅处。人们的身心与自然和谐相安，触景生情，情景相融，增添精气神。中外许多长寿名人把此书列为案头书常阅，颇有受益。

还有诗人白居易、苏东坡和诗僧皎然，他们不仅是我国文学史上的全才，而且对中医理论及养生学说都颇有研究。明朝末年王如锡还整理编撰了《东坡养生集》。晚清民国的余杭著名学者章太炎先生，他一生研究国学，著述甚丰。同时，章太炎还潜心中医养生的研究与实践，著有《章太炎医论》，流传至今。

及至今天，作为杭州人，要积极响应和投入全民健身运动，开展各项丰富多彩的健康养生活动，积极预防各种疾病的发生，提高自己的身心健康水平。

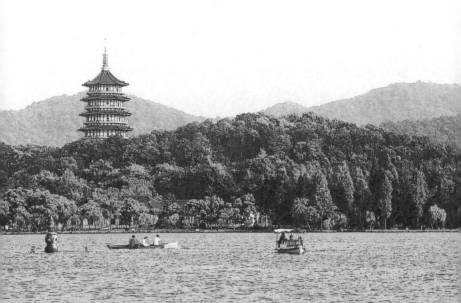

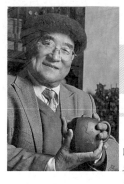

饮茶养生有道

姚国坤

姚国坤，1937年生，浙江余姚人，中国农业科学院茶叶研究所研究员，中国国际茶文化研究会学术委员会副主任，世界茶文化学会副会长，国际名茶协会专家委员会委员，享受国务院特殊津贴专家。

世说："茶乃养生之仙药，延龄之妙术。"鲁迅先生说："有好茶喝，会喝好茶，是一种清福。"数以百计的古籍记述，无一例外地表明：饮茶有利于健康，归纳起来，有安神、明目、醒脑、生津、清热、消暑、解毒、消食、醒酒、减肥、消肿、利尿、通便、止痢、祛痰、解表、坚齿、治心痛、治疮、疗肌、益气延年等24种功效。这是因为"茶"者，"草木之中人也"，它顺应自然，吸天地之灵气，收日月之精华，将天地人融为一体，所以历史上将茶当作"仙药"，比作"灵丹"，誉作"琼浆"。总之，它有利于养生，促进人的身心健康，颐养天年。民间有祝福你"茶寿"之说，说的就是祝你活到108岁（注：因为茶字的字形由廿加八十八组成），不但长命百岁，而且活得快乐。原国家副主席王震曾题词"饮茶康乐"，其意就在于此。

其实，茶的发现和利用，就是神农用茶解"百毒"，从药用开始的。宋代苏东坡有诗云："何须魏帝一丸药，且尽卢仝七碗茶。"明代钱椿年所编《茶谱》指出"人固不可一日无茶"，提出了茶是生活必需品的观点。佛教认为茶有"三德"：一是醒脑，坐禅通夜不眠；二是助食，满腹时能助消化，轻腹时能

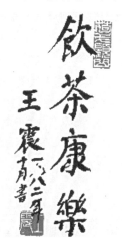

补充营养；三是清醒"不发"，不乱性。唐代刘贞亮还指出，茶有"十德"：诸天加护，父母孝养，恶魔降伏，睡眠自除，五脏调和，无病无灾，朋友和合，正心修身，烦恼消除，临终不乱。现代科学研究和临床实践，也证明了茶对身心的保健功能是多方面的。

但人的体质、生理状况、生活习惯等千差万别，对饮茶后的感受和生理反应也各不相同。因此，选择何种茶叶为好，也必须因人而异，学会科学饮茶。

如同饮食一样，喝茶要适当。一是指茶水浓淡要适中，一般用3克茶叶冲泡一杯茶为宜。茶水过浓，会影响人体对食物中铁和蛋白质等营养成分的吸收。二是控制饮茶数量，根据人体对茶叶中药效成分和营养成分的合理需求，以及考虑到人体对水分的需求，成年人每天饮茶量以泡饮干茶8~12克为宜，以8~10杯为宜。喝茶并不是"多多益善"，要的是适量，尤其是过度饮浓茶，甚至会适得其反。具体说来，着重需处理好以下六个关系。

饮茶与性别的关系

由于工作环境和生理的不同，饮茶还与男女性别有关。对女性来说，喝花茶更好，因为花茶理气不伤阴，能养颜安神，活血调经。可供女性选择的有：玫瑰花茶、绿梅花茶、茉莉花茶、米兰花茶、桂花茶等。

如果是职场男性，一般来说，应酬多，易肥胖、口干、疲惫等。宜选择乌龙茶、普洱茶，以及浓香型绿茶等（但脾胃虚弱者不适合常喝），它们更能消脂去腻，有利瘦身。

饮茶与年龄的关系

这里重点谈谈老年人。老年人多喜欢饮茶，饮茶成为生活的一种乐趣。但老年人身体较弱，新陈代谢缓慢，还或多或少患有一些其他疾病，诸如前列腺肥大等；即使无病，生理上也会出现一些变化，如骨质增生、骨质疏松等。

若大量饮茶，特别是粗老茶中的氟含量较高，会引起骨质疏松；患心动过速心脏病的老人，特别不宜饮浓茶，否则会加重心脏负担。老年男性不少患有前列腺炎，出现尿频；老年妇女往往也排尿次数增多，因此不宜多饮茶、饮浓茶。对老年人来说，要提倡饮细嫩名优茶。

饮茶与体质的关系

若是平时畏寒的人，那么以选择红茶、普洱茶为好，因为这些茶性温，喝了有祛寒暖胃之感。

若是平时畏热的人，那么以选

择绿茶为上，因为绿茶性寒，喝了有使人清凉之感。

若是身体肥胖的人，可饮些去腻消脂力强的茶，如福建乌龙茶、云南普洱茶、湖南茯砖茶等，就更为适合。

另外，茶中的碳水化合物绝大部分是不溶于水的多糖类，溶于水的糖分仅占4%左右，属于低热量饮料。饮茶对糖尿病患者来说有治疗作用。国内外有用老茶树（30年以上）的茶树根煮泡后饮服用来治疗糖尿病的做法。

饮茶与生活的关系

一般说来，以解渴为目的的饮茶，口渴前饮用最为适时。

若在宴请时饮茶，则可促进脂肪代谢，降低酒精危害等。

有爱吃大蒜或辛辣食物的人，若在交谈前先饮一杯茶，有消除口臭的作用。

"茶能益思。"饮茶可以帮助脑力劳动者保持头脑清醒，有利于提高工作效率。体力劳动者饮茶，可以缓解疲劳，增强机体活力，提高工作效率。

饮茶与季节的关系

一年四季，气候变化不一，不但寒暑有别，而且干湿各异，在这种情况下，人的生理需求是各不相同的，最好根据四季不同来择茶。据此，四季分明地区，特别是我国长江中下游地区可以这样来择茶：

春季，严冬已经过去，气温回暖，大地回春，这时饮些清香四溢的新绿茶和花茶，一则可以祛风去

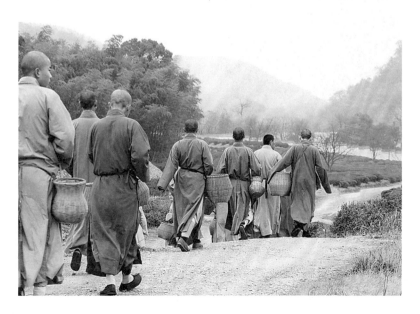

邪，二则有助于理郁，去除冬天在体内聚结的浊气，促进人体阳刚之气回升。

夏季，天气炎热，饮上一杯清莹碧翠的绿茶，可给人以清凉之感，还能收到降温消暑之效。

秋季，天高气爽，饮上一杯性平和的乌龙茶，不凉不热，取红、绿两种茶的功效，既能清除盛夏浊热，又能恢复津液和神气。

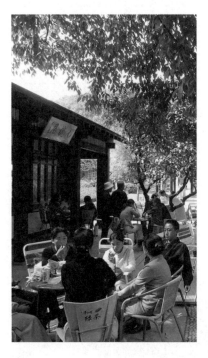

冬季，天气寒冷，饮杯味甘性温和的红茶，或者将它调制成奶茶，可以收到生热暖胃之效。

饮茶与生理的关系

妇女"三期"：孕期、哺乳期和经期，由于生理上出现一些变化，一般说来，妇女在"三期"期间，宜适量饮清淡之茶，不宜多饮茶，尤其不能饮浓茶。因为：

妇女孕期饮浓茶，由于咖啡碱的作用，会加重孕妇心脏和肾脏的负担，使心跳加快，排尿增多。而孕妇在吸收咖啡碱的同时，胎儿也随之被动吸收，会促使"胎动"增加，甚至对胎儿的生长发育产生不利影响。

妇女哺乳期饮浓茶，会有两个副作用：一是浓茶中多酚类含量较高，孕妇吸收后，会收敛和抑制乳腺分泌，使奶水减少；二是浓茶的咖啡碱含量较高，通过母乳进入婴儿体内，对婴儿有兴奋作用，以致婴儿出现烦躁啼哭。

妇女经期饮浓茶，由于咖啡碱对神经和心血管有刺激作用，会使经期的基础代谢增高，容易引起痛经、流血过多和经期延长。

说说健康饮茶

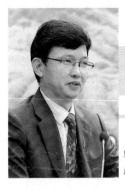

王岳飞

王岳飞，茶学博士，浙江大学教授、博士生导师，国家一级评茶师。浙江大学农学院副院长，浙江大学茶叶研究所所长。

我国是茶的故乡，饮茶是我国的"国饮"。3000多年来，国人喝茶的习惯也经历着不少变化。一项对现代人饮茶目的的调查显示：55%的被调查人表示为了健康，30%的人是为了提神，其余15%则是为了减肥。调查也显示，人们对于茶的理解大多停留在"喝"的层面，对于如何健康饮茶有所了解的人仅占不到二成。

《本草纲目》记载："茶，味苦，甘，微寒，无毒，归经，入心、肝、脾、肺、肾脏。阴中之阳，可升可降。"并且中医认为不同类型的茶本身有寒凉温和之分。燥热体质的人，应喝凉性茶。健康饮茶，最好不要拘于某一种茶类，要根据年龄、性别、体质、工作性质、生活环境以及季节有所选择，饮多类别、多品种、多地域的各种茶。那么，喝茶该注意些什么呢？

六大茶类的茶性

我国种茶制茶都有悠久的历史，据不完全统计，现在我国已培育出茶树300多类，生产茶叶千余种。我国茶叶的分类方法不甚一致，按发酵过程不同，可分为发酵茶、半发酵茶、未发酵茶三类；按茶叶加工工艺不同，可分为绿茶、黄茶、白茶、黑茶、青茶（乌龙茶）、红茶六大类，并且六大茶类茶性不同，对人体的影响也不同。

辨体质选茶饮

中国人饮茶有着悠久的传统，自然也总结出了一套饮茶养生的方法，那就是辨体质选茶饮，这也是茶道养生的基本功之一。茶尽管主产地都在我国的南方，但是因地区、气候等自然环境变化也会有所不同，加之制作工艺及加工过程的不同，茶性也会有所区别。而人们饮茶就和吃普通的农副产品一样，要按体质区别对待。那么如何来按体质饮茶呢？首先要看自己是什么体质。

中医认为："人之生也，有刚

有柔，有弱有强，有短有长，有阴有阳"，也就是说每个人都是不同的个体，独立的个体之间都会有所区别。而人的体质是受先天遗传和后天多种因素的影响形成的，是与自然、社会环境相适应的功能和形态上相对稳定的特性。人的体质反映了机体内阴阳运动形式的特殊性，这种特殊性由脏腑的盛衰决定，并以气血为基础。即便是健康的人群也存在气血阴阳偏盛与偏衰的区别。每个人的身体状态都会随季节、气候表现出不同症状，饮茶时应以不同季节身体的不同症状为依据。

中医划分的九种体质

了解自己的体质，可以说是茶饮养生的先决条件，进而达到自我调养的目的。

事实上，每个人的体质都是不同的，九种体质仅仅是一个大致上的区分。特别需要说明的是，人的体质与很多因素都有关系，如南北方的差异、生活习惯及饮食嗜好、运动情况等，对中医知识了解不深

的人，不是简单地靠个别症状就能判断清楚的，若自身对体质辨别存在疑虑时，可以请经验丰富的中医师为自己做出正确的诊断。

平和体质

平和体质，也就是正常情况下的人，他们一般肤色应该是润泽的，口唇红润，精力充沛，饮食、睡眠情况良好，大便正常，较少患病，抵抗力较强，对寒、热的耐受性也很好，通常不需进补或食疗。

除平和体质外，还有八个略有"偏颇"的体质，分别是气虚体质、阳虚体质、阴虚体质、血瘀体质、痰湿体质、湿热体质、气郁体质、特禀体质，根据各种不同的体质区，采取个性化养生保健方案，才是中医养生的精妙所在。

气虚体质

气虚体质属于虚性体质，这类人一般会表现出面色白而无华，气短，懒言，易出汗，吃得较少，经常感觉疲乏，不耐受风邪、寒邪、暑邪等，更容易患感冒等疾病。

六大茶类的茶性

极凉	凉性					中性	温性		
苦丁茶	绿茶	黄茶	白茶	新普洱生茶	轻发酵乌龙茶	中发酵乌龙茶	重发酵乌龙茶	黑茶	红茶

阳虚体质

阳虚体质的人，通常四肢不够温暖，表现为四肢发凉，怕冷喜暖，精神疲倦，喜欢吃热的东西，睡眠偏多，大便稀溏，小便清长，容易感受寒邪，耐热不耐寒，舌边能看到牙齿的痕迹。这类人相对更易患泄泻、痰饮、阳痿等病症。

阴虚体质

这类人大多消瘦，容易心烦气躁，两颧潮红，手足心热，且午后较为严重，经常口燥咽干，眼睛干涩，耳鸣，睡眠质量差，大便较为干燥，怕燥热，耐冬不耐夏。这类人更容易患阴亏燥热的病症。

血瘀体质

血瘀的人，一般面色多晦暗，口唇暗淡或颜色发紫，眼眶黯黑，局部或全身皮肤干燥粗糙，形如松树之皮，触之棘手，舌体黯紫有瘀点。这类人容易患出血、中风、冠心病等疾病。

痰湿体质

痰湿体质的人，形体较为肥胖，面部皮肤油脂分泌较多，出汗较多且汗质地较黏，有些人甚至眼睑会微肿，胸脘痞闷，身重发沉，困倦，喜食肥甘黏腻之物，大便稀溏，舌体通常较胖，舌边多有牙齿的痕迹，他们对潮湿、梅雨的环境适应力较差。这类人更容易患糖尿病、中风、冠心病等疾病。

湿热体质

湿热体质的人，通常面部油亮，身体常较为困倦，大便也是黏滞不爽，男性容易阴囊潮湿，女性白带较多，白带颜色较黄且臭秽。湿热体质的人，一般较难适应高温和湿热交蒸的气候。这类人更容易生痤疮。

气郁体质

气郁体质的人，通常更容易情绪激动，神情郁闷，生气后两侧胁肋部位会胀满疼痛，且疼痛走窜；频频出长气叹息、打嗝，或者感觉嗓子像有异物一样，咳不出来，咽不下去；或乳房胀痛，特别是女性月经前后或月经期间更为明显，容易痛经。这类人更容易患抑郁症、失眠等病症。

特禀体质

特禀体质的人因先天遗传所致，通常适应能力较差，需要调养的时间可能也会更久一些。

看体质择茶饮

中医在用药上有一个原则，即"寒者热之，热者寒之"，也就是说身体辨证属于寒性病症时，要用热性的药物治疗；而当身体辨证属于热性病症时，要用寒性的药物治疗。茶饮养生也可参照该原则，即阳虚体质的人，在饮茶时可适当配以补阳性质的草药；而对于阴虚体质的人，饮茶时可以配些有滋阴效

中医划分的九种体质

体质类型	体质特征和常见表现
平和质	面色红润，精力充沛，正常体质
气虚质	总感气不够用，声音低，易累，易感冒，爬楼气喘吁吁
阳虚质	阳气不足，畏冷，手脚发凉，大便稀溏
阴虚质	内热，不耐暑热，易口燥咽干，手脚心发热，眼睛干涩，大便干结
血瘀质	面色偏暗，牙龈出血，易现瘀斑，眼有红丝
痰湿质	体形肥胖，腹部肥满松软，易出汗，面油，嗓子有痰，舌苔较厚
湿热质	湿热内蕴，面部和鼻尖总是油光发亮，脸上易生痤疮，皮肤易瘙痒，常感到口苦、口臭
气郁质	体形偏瘦，多愁善感，感情脆弱，常感到乳房及两胁部胀痛
特禀质	为特异性体质。过敏体质者常鼻塞、打喷嚏，易患哮喘，易对药物、食物、花粉、气味、季节过敏

注：参考自2009年中国中医药出版社出版的我国第一部《中医体质分类与判定》。

果的草药；对于气虚体质的人，可在喝茶的时候，配以有补气功效的材料；若是血瘀体质，饮茶时可以配些有活血化瘀效果的药材；如果是痰湿体质，则可适当配以健脾利湿的药材；湿热体质的人，则需配以有清热利湿效果的中药；而气郁体质的人，可适当配些疏肝理气效果好的药材。

现代都市人有抽烟、喝酒、熬夜等不良生活习惯，从而导致体质的多样、多变，往往难以用燥热、虚寒简单划分。有的人从表现看两种体质兼而有之：体形较胖容易上火，但是吃点生冷的东西就拉肚子。还有的人体形偏瘦明显脾胃虚弱，但体质偏热。每个人的体质都会表现出主要症状，所以饮茶时应以主要症状为依据。如果内火比较旺盛的人夏季上火得厉害，还坚持喝红茶，那无疑火上加火。寒凉体质的人平时吃点生冷的就不舒服，还坚持冬天喝绿茶，那无疑雪上加霜。例如，张小姐是一家外企白领，一年四季菊花茶不离口。最近她一直喉咙痛，中医告诉她导致喉痛久久不愈的"元凶"是菊花茶。原来菊花虽然性甘、味寒，有散风热等功效，但过多饮用反会引起胃部不适，其寒性会对咽喉产生局部刺激，起不到保护作用。在弄清楚喉痛的原因后，张小姐感慨饮茶也要适当，不然适得其反有损健康。判断茶叶是否适合自己，不妨尝试饮茶后看身体是否出现不适症状，这主要表现在两方面：其一是肠胃不耐受，饮茶后容易出现腹（胃）

痛、大便稀烂等；其二是出现过度兴奋、失眠或者头晕，手脚乏力，口淡等。如果尝试某种茶叶后感觉对身体有益，则可继续饮用，反之则应停止。但无论怎样，饮茶不仅仅是一种时尚，更是一种养生之道，宜常饮而不宜过量，浓淡宜适中，可随饮随泡。

体质与饮茶种类的搭配建议如下：

每种茶类，无论你是什么体质，小尝一下，偶尔喝喝都是没关系的。但在饮茶方面，有的人偏嗜

九种体质与饮茶种类的搭配建议

体质类型	饮茶建议
平和质	各种茶类均可
气虚质	普洱熟茶、乌龙茶，富含氨基酸如安吉白茶、低咖啡碱茶
阳虚质	多饮红茶、黑茶、中发酵乌龙茶（如岩茶），少饮绿茶、黄茶，不饮苦丁茶
阴虚质	多饮绿茶、黄茶、白茶、苦丁茶、轻发酵乌龙茶，可配枸杞子、菊花、决明子，慎喝红茶、黑茶、重发酵乌龙茶
血瘀质	多饮各类茶，可浓些；也可选择山楂茶、玫瑰花茶、红糖茶等，推荐茶多酚片
痰湿质	多饮各类茶，推荐茶多酚片、橘皮茶
湿热质	多饮绿茶、黄茶、白茶、苦丁茶、轻发酵乌龙茶，可配枸杞子、菊花、决明子，慎喝红茶、黑茶、重发酵乌龙茶，推荐茶爽
气郁质	富含氨基酸如安吉白茶、低咖啡碱茶、山楂茶、玫瑰花茶、菊花茶、佛手茶、金银花茶、山楂茶、葛根茶
特禀质	低咖啡碱茶，不喝浓碱茶

某种茶，这样在长期的饮茶习惯影响下，体质也会发生变化。

茶是中国的传统饮料，但饮茶不当往往对身体有害无益，因此，饮茶应注意以下几点。

特殊人群慎饮茶

（1）神经衰弱者慎饮茶。咖啡碱兴奋神经，神经衰弱者饮浓茶，尤其是下午和晚上，会引起失眠，加重病情。可以在上午及午后各饮一次茶，建议上午饮花茶，午后饮绿茶，晚上不饮茶。

（2）孕妇可饮茶，但不宜饮浓茶。茶含大量茶多酚、咖啡碱等，对胎儿不利。为使胎儿智力正常发展，避免咖啡碱对胎儿造成过分刺激，孕妇应少饮或不饮茶。

（3）妇女哺乳期不宜饮浓茶。哺乳期饮浓茶，过多咖啡碱会进入乳汁，婴儿吸乳后会间接产生兴奋，易引起少眠和多啼哭。

（4）溃疡病患者慎饮茶。茶是胃酸分泌刺激剂，增加对溃疡面刺激，常饮浓茶会促使病情恶化。但轻微患者，可在服药2小时后饮些淡茶，对溃疡也有一定作用。饮茶也可阻断亚硝基化合物合成，防止癌前突变。

（5）醉酒慎饮浓茶。茶兴奋神经中枢，醉酒后喝浓茶会加重心脏负担。饮茶加速利尿作用，使酒精中有毒的醛尚未分解就从肾脏排出，对肾脏有较大的刺激性。因此，心肾功能较差者不要饮茶，尤其不能饮大量浓茶。

（6）老年人不宜饮生茶。生茶是指杀青后不经揉捻而直接烘干的绿茶。生茶外形自然翠绿，内含成分与鲜叶所含化合物基本相同，低沸点的醛醇化合物转化与挥发不多，香味带严重生青气。老年人饮用这种绿茶，对胃刺激性强，饮后易产生胃痛；青年人饮用也会觉得胃部不适，即"刮胃"。

建议多饮茶的人群

（1）糖尿病患者宜多饮茶。糖尿病患者的表现是血糖过高，口干口渴，身体乏力。饮茶可有效降低血糖，有止渴、增强体力的功效。患者一般宜饮绿茶，饮茶量可以稍增加些，一日内可数次泡饮，饮茶的同时也可以吃些南瓜子或南瓜食品，具有增效的作用。

（2）腹泻时宜多饮茶。腹泻很容易使人脱水，多饮些较浓茶，茶多酚可刺激胃黏膜，对水分的吸收比单纯喝开水要快得多，很快能给人体补充水分，同时茶多酚具有杀菌止痢的作用。

（3）吃油腻食物后宜饮茶。油腻食物多含丰富的脂类或蛋白质，胃排空为4小时左右，故食用后不易感到饥饿。胃内滞留太久，会产生饱胀感，也会感到口渴。喝茶有利于加快排出，使胃部舒畅。为"消脂"而喝茶，茶可适当泡浓点，但应喝温热茶，量不宜多，否则会冲淡胃液影响消化。

（4）吃太咸的食物后宜饮茶。吃太咸食物会过量摄入食盐，易造成血压上升，尤其是高血压，更不宜吃得太咸。盐分过高，对健康不利，应尽快饮茶利尿排出盐。腌制食品含大量亚硝酸盐，食用后亚硝酸盐还易同其他食物的二级胺发生反应产生亚硝胺。饮茶可抑制致癌物形成，增强免疫功能。

（5）出大汗后宜饮茶。从事过量体力劳动，在高温高热环境中工作，会排出大量汗液，这时饮茶能很快补充人体所需水分，降低血液浓度，加速排泄体内废物。

（6）采矿工人、做X线透视的医生、电脑工作者、长时间看电视者和打印复印店工作者宜饮茶。因这类人会或强或弱受到辐射作用，而茶含茶多酚，有一定的抗辐射作用，多饮茶有利于健康。

（7）脑力劳动者和夜晚工作者宜饮茶。茶含咖啡碱等，提神醒脑，所以作家、学者和夜晚脑力工作者多饮茶，有利于提高思维活动，增强记忆力，提高工作效率。

（8）演讲者、说书人和演唱者等宜饮茶。从事长时间用嗓工作者，应常饮茶润喉，以滋润声带，使发音

清脆，也可以减轻咽喉充血肿胀，防止沙哑，防止咽喉炎的发生。

（9）吸烟者和被动吸烟者宜多饮茶。吸烟时烟草燃烧产生的气体和焦油存在大量的自由基，直接或间接攻击损伤肺细胞。茶中的茶多酚能有效清除自由基，起到保护肺的作用。

不宜饮茶的六种情况

（1）忌空腹饮茶。空腹饮茶会冲淡胃酸，还会抑制胃液分泌，妨碍消化，甚至引起心悸、头痛、胃部不适、眼花、心烦等"茶醉"现象，并影响对蛋白质的吸收，还会引起胃黏膜炎。若发生"茶醉"，可口含糖果或喝些糖水以缓解。

（2）忌饭前饭后大量饮茶。饭前饭后20分钟左右不宜饮茶，饮茶冲淡胃液，影响食物消化，且因茶含有草酸，草酸会与食物铁质和蛋白质反应，影响铁和蛋白质吸收。

（3）忌睡前饮茶。睡前2小时内最好不要饮茶，饮茶会使精神兴奋，影响睡眠，甚至导致失眠。尤其是新采的绿茶，饮用后神经极易兴奋，可造成失眠。

（4）隔夜茶不可以喝。饮茶以现泡现饮为好，茶水放久不仅会失去维生素等营养成分，而且茶汤会因氧化和微生物繁殖，易发馊变质而致病。

（5）忌饮劣质茶或变质茶。茶

如不妥善保存，易吸湿霉变。变质茶含有害物质和病菌，绝对不能饮用。

（6）不宜饮用过浓的新茶。新茶中所含鞣酸、咖啡碱、生物碱、芳香油等较多，过浓会使神经系统高度兴奋，出现心率加快、心慌气促等"茶醉"现象。

不良的饮茶方式

（1）用保温杯泡茶。沏茶宜用陶瓷壶、杯，不宜用保温杯。因用保温杯泡茶叶，茶水较长时间保持高温，其中一部分芳香油逸出，会使香味减少；浸出的鞣酸和茶碱过多，有苦涩味，因而也损失部分营养成分。

（2）泡茶时间过长。茶叶浸泡4~6分钟后饮用最佳。此时，已有80％的咖啡碱和60％的其他可溶性物质浸泡出来。时间太长，茶水就会有苦涩味。放在暖水瓶或炉灶上长时间煮的茶水，易发生化学变化，不宜

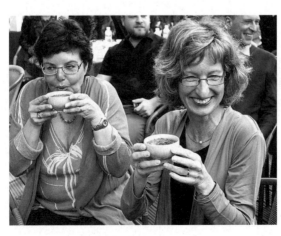

再饮用。再则，一大杯茶泡一天，这样品尝不到茶的真味，且长时间浸泡容易使茶中的重金属析出，不利于健康。最好是做到茶、水分离，哪怕没有专业茶具，也可准备一个带滤网的茶壶或茶杯。

（3）扔掉泡过的茶叶。大多数人泡过茶后，把用过的茶叶扔掉。其实泡后的绿茶最好把茶叶吃掉，名优绿茶的茶叶都很嫩，含有较多的胡萝卜素、粗纤维和其他营养物质。

（4）习惯于泡浓茶。泡一杯浓度适中的茶水，一般需要5克左右的茶叶。有的人喜欢泡浓茶，茶水太浓，浸出过多的咖啡碱和鞣酸，对胃肠刺激性太大。

此外，"新茶不洗、剩茶不扔、茶垢不清"也是人们喝茶中容易犯的错误。不论幼嫩的新茶还是珍贵的陈茶，表面上都可能有农药残留、尘螨污染，乌龙茶和黑茶最好"洗"一下，头遍茶倒掉不喝。有些人不愿洗掉茶杯上的茶垢，其实茶垢不但对健康不利，还会影响茶的味道。

饮茶的两个误区

一是觉得越贵的茶越好。现在越来越多的高价茶，除了满足人们对口感

的需求，更是一种身份的象征。茶的价格应由品质和级别决定。品质主要指茶的产地和树种，比如西湖的龙井，级别主要和采摘时间、采摘部位有关，嫩芽、一芽一叶、一芽两叶价格就相差不少，同样是龙井，清明前采摘的明前茶就是最贵的。其实不需要买高档茶，完全可依据个人经济能力和不同的口味进行选择。100~300元一斤的茶比较合适。这个价格，已可以买到品质非常好的茶。所以在购买的时候，应重品质、轻级别。有些级别高的茶采摘时间太早、太嫩，而茶的一部分营养恰是在茎里，有些便宜的茶养生效果更佳。

二是只喝茶不品茶。茶有两种，一种是"柴米油盐酱醋茶"的茶，另一种是"琴棋书画诗酒茶"的茶。第一种茶可满足人们"养身"的需求，比如解渴、提神、祛火、消食等；第二种茶则可以满足人们"养心"的需求，比如抒情、礼仪、悟道等。茶对人来说最大的价值是养心为主、养身为辅。尤其是中年人，工作忙，压力大，更应该给自己一点时间，耐心地泡一壶茶、品一壶茶。人在烦躁时很容易做出错误的决定，这时也不妨先慢慢品一壶茶，再做决定也不迟。

慎用茶水服药

药物的种类繁多，性质各异，能否用茶水服药，不能一概而论。茶叶中的鞣酸、茶碱，可以和某些药物发生化学反应，因而在服用金属制剂时，因茶多酚易与金属制剂发生作用而产生沉淀，故不宜用茶水送药，以防影响药效。有些中草药如麻黄、钩藤、黄连等也不宜与茶水混饮。一般认为，服药1~2小时内不宜饮茶。而服用某些维生素类药物时，茶水对药效没有影响，因为茶叶中的茶多酚可以促进维生素C在人体内的积累和吸收，同时茶叶本身含有多种维生素，也有兴奋、利尿、降血脂、降血糖等功效，可增进药效，对恢复人体健康也是有利的。

不宜用茶水送服的药物有：

镇静、催眠、镇咳类药物。

含铁剂（硫酸亚铁、碳酸亚铁、枸橼酸铁铵等）。

含铝剂（氢氧化铝、复方氢氧化铝、硫糖铝等）。

补钙剂（葡萄糖酸钙、乳酸钙等）。

钴剂（氯化钴、维生素B_{12}等）。

银剂（矽碳银片等）。

酶制剂（消化酶片等）。

儿童可以饮茶吗

茶叶中的化学成分有700多种，有些成分能起药理作用，更多成分则有利于人体健康。但是，儿童饮茶需要特别注意，适量才能发挥茶对身体的保健作用。由于茶的品种不同，化学成分也会有些差异。儿童不宜喝浓茶。茶中含有的生物碱是咖啡碱、可可碱、茶碱等，通称为黄嘌呤类。黄嘌呤类所引起的兴奋，儿童比成人敏感，如果饮茶过量或过浓，会造成儿童过度兴奋、心跳加快、小便次数增加以及失眠等问题。儿童正处在发育成长的阶段，各器官系统的发育还没有完全成熟，如果经常让他们处于过度亢奋、睡眠不足的状态，会消耗他们的体能，从而影响生长发育。另外，儿童饮茶过量，还可能造成维生素B_1的缺乏和影响铁质的吸收，因为茶多酚太多，不利于铁吸收，易引起儿童缺铁性贫血。儿童可适量喝些淡茶。学龄前儿童可喝一些粗茶，因粗茶茶多酚含量较低。

当然，茶叶中所含的有机化合物和无机化合物，许多是儿童生长发育所必需的。茶中氟含量对儿童尤其有帮助，可以强化骨骼。合理地饮茶，不要喝太浓的茶，对儿童是有益处的。儿童每天的饮茶量最多不要超过500毫升，而且茶汤要比大人的淡些。儿童喝的茶，以普洱茶、花茶和青茶较理想。普洱茶含氟量最高，刺激性较弱；花茶富有茶和花的混合香，含氟量仅次于普洱茶；青茶是包含广泛的茶类，以香气清爽、汤色金黄的青茶较容易被儿童接受，例如文山包种茶、高山茶等。儿童喝的茶是比较复杂的，在选购时必须费点心，才能买到理想的佳茗。

儿童饮茶的泡法：以2克茶叶，用250毫升开水冲泡，浸泡5分钟，这样的比例冲泡出来的茶汤不会太浓，每份茶叶冲泡一次就可以了。一天最多冲泡两份，这样的分量是儿童可接受的合理范围。如果家长能教孩子这样喝茶，不但能喝出健康来，也能让孩子从小养成喝茶的好习惯。

以茶养性之我见

鲍志成

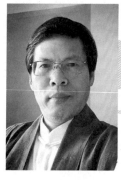

鲍志成，浙江省文化艺术研究院研究员、文化传承研究所所长，东方文化论坛策划总监，中国国际茶文化研究会学术委员会委员、学术与宣传部副部长等。

人要饮茶，一为解渴补水，二为提神醒脑，三为治病疗疾，四为破解孤闷，五为如礼随俗，六为会友处世，七为清供神明，八为修道养德。人作为个体生命存在，对外界的需求不外乎生理和心理两个方面，也就是生命的物质需求和心灵的精神需求。从这个角度来看，这饮茶的八大理由，前三大是满足人的生理需求，补充水分，提神醒脑，清热解毒，保健养生；这后五大理由，都是为了满足心理、社会、精神需要，怡情悦志，以茶入礼，以茶会友，以茶祭祖供佛敬神，以茶修养人格品德。而且不难发现，这些饮茶的理由，大多是为了祛除人性中的负面因素或负能量，也就是古人说的"恶"，培养人性中的正面因素或正能量，也就是古人说的"善"。仔细分析，还可以发现，这生理需求与心理需求是有关联的，生理需求解决

问题后，可以有助于心理需求问题的解决，达到社会和人格意义的善。看来，茶确实于人有大益，不仅疗疾，还能治心，不仅自用，还有他用。

古往今来，咱们老祖宗就好这一口茶。被誉为"茶圣"的陆羽说，茶乃"南方之嘉木"，是大自然孕育的"珍木灵芽"。唐朝大诗人韦应物（737—792）是这样称赞茶的："性洁不可污，为饮涤尘烦。"这山间之茶，品性高洁，就如君子，不可玷污。北宋大文豪苏东坡，作了一篇千古奇文《叶嘉传》，用拟人化的笔法，极尽赞美之词地描述了茶从山野之士到庙堂

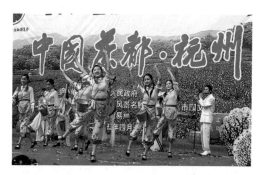

之贵的一生历程，把茶誉为"清白之士"，赋予茶清廉自持、守正养素的人性之美，盛赞茶具有"清和淡洁，韵高致静"的高洁品性和神妙功效，所以茶性之美、茶德之具，归根结底是人性之美、人类之德赋予的。难怪乎自古迄今，儒释道都赋予茶清正高洁、淡泊守素、安宁清静、和谐和美的品德，实际上是寄寓了深厚的人文品格。

不仅如此，历代茶人还推己及人，赋予茶许多社会教化功能。据说唐末刘贞亮所著的《茶十德》中，提出了饮茶"十德"之说。以茶助廉，以茶雅志，以茶修身，以茶养正，自古为仁人志士培养情操、磨砺意志、提升人格、成就济世报国之志的一剂苦口良药。

以茶问道、以茶参禅、以茶悟

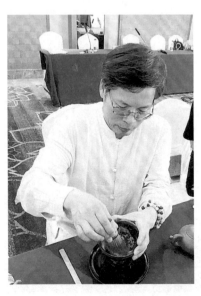

道，是禅僧茶事实践与参禅修持相结合的关键环节，其根本作用是破除昏寐瞌睡，保持清醒，进入并保持禅定状态。我这里打个比喻，就是"清醒地睡着"的状态，这是超乎平常知觉状态下的一种高级神经活动。禅宗在实践这一修持法门时与茶结下不解之缘，原因不外乎茶的提神醒脑助益参禅打坐，茶的药理作用符合、满足了禅僧特殊的修持活动——打坐参禅所需的生理状态。禅宗从"吃茶去"的和尚家风、"以茶供佛"的佛门礼制、"以茶参禅"的修持实践，到把僧堂茶会茶礼仪轨纳入《禅苑清规》，把茶会茶礼当作禅僧法事修习的必修课和僧堂生活的基本功，从而形成完善严密的茶堂清规或茶汤清规，把茶的这种提神功能和助益作用发展到极致，可谓是人类探索高级神经活动或高级认知实践的独门绝法或成功案例，是对古印度佛教"瑜伽"的继承和发展，与儒家的"静坐""吐纳""宁静致远"，道家的"气功""坐桩""坐忘""无己"等，也都有着异曲同工之妙。

茶性与人性相通，人性与佛性相通，茶人赋予茶以人性光辉和天赋美德，使得茶在人类精神生活层面扮演重要角色，担当人神对话、参禅悟道的媒介；以茶问道，以茶参禅，助益人们开启智慧，看清人生社会，参透天地宇宙，解脱自在，圆融无碍，得大自在，成就圆满觉悟人生；以茶悟道，悟的是人生正道、天下大道，参的是天地宇宙之至道。

从陆羽的"精行俭德"，到日本茶道的"清敬和寂"，再到现代茶文化的核心价值理念"清敬和美"，茶道思想自古就与儒佛道三教思想尤其是禅宗思想交融圆通，其原因正是因为茶道实践契合人类认识自我和世界、开启智慧法门的基本方法。在这个过程中，茶发挥了涤烦滤俗、澄心益思、格物致知的功能，使人在茶道实践中完成自省、超越、开悟、得道的人格提升过程，实现人格完善，成就至善至美的理想人生。因此，茶堪称是人类通向和谐自由、和悦自在智慧之门的"心灵醍醐""灵魂甘露"。

茶，百人千味；禅，玄妙难言。古人曰："熟读唐诗三百首，不会作诗也会吟。"普通的茶与善美的人性、高妙的禅境也一样，日饮茶汤三大杯，即使不懂禅的真谛，也会在日常的茶饮中，感悟茶之品性美德，自觉觉他，自度度他，美美与共，天下太和。祖师大德所谓的佛法在茶汤里，正是这个意思。以茶养性参禅，从"吃茶去"做起，一切自然而然，功到自然成。

◆ 知识链接

茶于养生最大的价值，是养性

茶道与中国养生，是一种内在的认同和本质的联系。

现代医学、生物学、营养学等对茶的研究表明，凡调节人体新陈代谢的许多有益成分，茶叶中大多具备。茶能抗癌、防衰老，能提高人体生理活性。

目前已分析出茶叶中的营养物质达600多种，包括生物碱类、茶多酚类、矿物质、维生素、蛋白质与氨基酸类等。

"品茶者，独品得神。"一人品茶，能进入物我两忘的奇妙意境。

两人对品"得趣"，众人聚品"得慧"，茶的心理功效成为保持人体身心健康的灵丹妙药。

茶的生理功效不胜枚举。提神益思，提高效率；降脂降压，保持健康；保肝明目，防辐射抗癌变；抗衰老以延年益寿等。茶道是人类的最佳养生之道。

但"天人合一"理念表明，只有顺应自然的变化规律，因时而宜，因人而宜，注意某些饮茶禁忌，才能健康长寿，更好地养生。

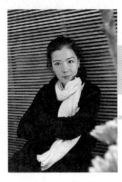

六桥烟雨寻琴来

王　颖

王颖，琴人，毕业于新加坡南洋艺术学院，多年从事空间设计，1988年始学习古琴，师从龚一先生，现为杭州井外天古琴社社长。

自弄还自罢，亦不要人听

我学琴算早，大约在1988年，仿佛小身体里住了个老灵魂，电台还是电影里听到那一声悠悠然的"当……"，当下就痴掉了，也不知是何乐器更不知何曲。儿时用一块木片缠上几条皮筋，隔一小棍当琴玩，想是最原始的"削桐为琴，绳丝为弦"了。渐渐长大，知道这件乐器原来叫古琴，不过那个年代学钢琴的都稀少，何论古琴，不要说学，连听都很难听到。

好在是杭州。对中国古琴发展影响至大的，也是中国音乐史上第一个形成系统流派的——浙派，就是始于北宋，盛于南宋临安。

北宋时期，两浙琴派已经在当时琴坛有一定影响，《琴论》就有"京师过于刚劲，江西失于轻浮，惟两浙质而不野，文而不史"的肯定。南渡临安后产生，文人云集，琴师荟萃，开创了对后世有巨大影响的浙派，留下古琴经典的代表曲目，如永嘉郭楚望的《潇湘水云》，衢县毛敏仲的《樵歌》《渔歌》《山居吟》。历经宋明两朝的发展兴盛，于清中后期式微，但传承之火，虽微而不灭。

当时浙派徐门的徐晓英老师在工人文化宫开班，一班人十几二十个，老师台上示范，身周学生团团围住，弹一句，重复若干遍，零星的数遍后下去自家琴上摸索了，数个年长的尚在苦苦记忆。没有录音没有视频，口传心授，老师一句句教，学生一句句学，跟着密码般的简谱溯回到久远时光。

那时时光慢，背着琴，骑着自行车，解放路上梧桐大片树荫，重重叠叠。

那时没人讲经济讲股票讲房价，也没人讲养生，日出而作，日落而息，做些家常江南小菜，不膏腴亦不清寒，大人劳作小儿嬉戏，夏夜蒲扇西瓜，围坐讲古；冬时炭炉红薯，候雪打仗。

曾有幸在青春时生活在声声慢的年代，等好友来访，在自己小屋内，沏一杯龙井，拂去一两片老黄的叶子，啜一口，灯下认认真真地弹一曲《关山月》，虽琴声稚嫩，却是琴艺的积淀。

1996年去国外求学时，带着我哥赠我的一张琴。学业繁重，大多课余时间在图书馆找资料看书，和对付大量功课，偶尔夜深人静，思虑放空之时，隔着时空滤去所有杂质的西湖绝美就那么呈现心头，六桥烟雨，杂树生花……寻了琴出来，信手漫弹，曲子只依稀记得，一曲《平沙落雁》零零落落弹成乡愁。

白居易写过许多琴诗，这半首"入耳澹无味，惬心潜有情。自弄还自罢，亦不要人听"依然最得我心。

一奏还淳风，再奏和人心

古琴是公认的修身养性的佳友，性，心生也，养好性了，好身体自然就拥有了。我们生活在尘世，凡百人要面对的俗事一件不少要面对，相应的情绪一分不少要承受，在外得挨得住老板的骂，接得住甲方的招，融得进同事朋友们的圈，挡得了箭避得开刀；对内得买得起房，安抚得好家小，管得好各种杂事，找得好学校；更有在情感中的贪嗔痴，总是怨憎会、爱别离，总是得不到，各种苦。

曾经，在国外念书的我，也为交功课赶设计熬过夜，那时第一我还年轻，第二我很快乐，做自己喜欢的东西始终有一种激情支撑着。

而几年后，在国内设计公司做总监，我的激情被永无止境的工作最终消耗得稀薄，加班是常态，熬夜更是家常便饭。紧绷而涣散，整个人支离破碎……回首那几年，真是一段不堪回首的日子，身心俱疲，整个人都处于亚健康状态，常常生病，抵抗力差，情绪也糟糕，如今细想，最终坚持下来，还是因为古琴。

我喜欢在晚饭时间，去琴茶坊的小舞台，借旁边的灯光，昏暗中弹半小时琴，《欸乃》《渔舟唱晚》《山水情》……脑子里渐渐浮现画面，那是"欸乃一声山水绿"，是"醉眼冷看朝市闹，烟波老，谁能惹得闲烦恼"叹不来的逸兴。这难得的半小时像是偷来的闲情，平复情绪，放空自己，归复平静。

2009年后，我重新规划了工作生活，一开始做兼职设计师，后来则全情投入古琴的学习和教学。这些年来，抚琴吟唱，调理身体，养心清神，古琴成了生活中的重要部分，怡心快事，乐此不疲。

是时心境闲，可以弹素琴

转眼2017，世界瞬息万变，古琴亦是。2003年古琴联合国申遗成功,2008年奥运的宽袍广袖拂出古老而激越的琴声,"古声淡无味,不称今人情"的古琴开始爆红。

如今,越来越多的国人开始关注古琴,媒体的传播,电影电视的艺术再创作,年轻的从东方不败式的挥洒里看到豪情,年长的寄情于泠泠琴音里清心静性。琴,一件中国最古老的弹拨乐器,曾在三千年里作为士族文人修身养性的必备之器,在三千年后的现代社会又一次成为修身养性的载体,只是这次面对的是大众。

我在学员的第一节课,始终会问他们同样的问题:"你为什么学古琴?"

"喜欢,很帅,好听。"是个初二,一米七的小姑娘。

"好奇,好听"的占了10%。

"文化底蕴深厚,代表中国传统文化,想感受一下"的占了20%。

"从现在学起,为退休做准备;想修身养性,以后就喝喝茶弹弹琴;我脾气急,我想静下来;瑜伽太极也养生,不过动作幅度太大,古琴更静",如此等等。

许多中年人,希望借助古琴,让心性沉静下来,在繁杂的工作和喧嚣的尘世中,寻得清净的一隅。

而古琴作为一件乐器,琴音中正平和,闻之令人心静,琴曲大部分描写景物山水,崇尚天人合一,返璞归真。弹琴时要求平心静气,调息净虑。最初的学习过程,多数人会在意指法和音准节奏,而熟练后渐入佳境,学员经常告诉我:"根本停不下来,夜静琴声悠悠然起来,可能老师您听了觉得还有很多问题,不过自己觉得好听到醉了。"

古琴先自娱,然后娱人,自娱令身心调和,尤其是负性情绪饱和、烦躁郁闷不堪的时候,不要放任情绪泛滥,试着坐到琴前,刚开始思绪繁杂,琴音浮躁,渐渐你就会专注于每个出指音色,呼吸也跟随着节奏的"气口"平缓下来,半小时后你可能把刚才的不愉快都淡忘了。

尾声

近年古琴大热,在教学中也发现许多抱着好奇心态来拗造型的朋友,也有穿着美服拍照的,很多人上完几节课就放弃了。任何一件乐器学习的过程难免枯燥,坚持才有可能收获。希望弹琴的路上有你,有更多人来欣赏和传承这门古老而瑰丽的艺术,并能在琴声里获得身心健康。

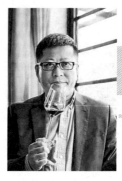

葡萄酒与健康

孙振方

孙振方，杭州市放心酒工程示范点醇萃酒窖创始人。

第一次接触葡萄酒的情形已经记不清了，只记得那个时候喝葡萄酒，不是为了生活和享受，而是为了赶时髦。阖家团圆的时刻，家家户户桌子上摆的一定会是红葡萄酒，因为潜意识里觉得它上档次，够隆重，绛红色的酒液在晶莹的水晶杯中绽放，神秘高贵，仿佛端着一个高脚杯就能变身优雅贵族了。

有的人喝酒，是为了借酒浇愁，无法做到潇洒转身，就只能把往事烦心事融进酒里通通一饮而尽，殊不知"举杯消愁愁更愁"；有的人喝酒，是为了打动心上人，一起醉在甜甜蜜蜜的美妙时光里，颇有唐玄宗为讨得杨贵妃欢心"一骑红尘妃子笑"的程度；有的人爱酒如命，省吃俭用一个月只为了喝点好酒，哪怕就一口。

葡萄酒作为商品，很少会有人打着"健康"的旗号做宣传，因为大家都知道的道理：过量饮酒有害健康。但是，在人类饮用葡萄酒之初，便是以健康和补充营养为目的

的。古希腊的神医们就经常使用葡萄酒作为退烧、伤口消毒、利尿和滋补的药物。中世纪的欧洲，饮用葡萄酒盛起于皇室贵族，他们相信葡萄酒能医治百病，更被教会宣称为"上帝的血液"。而经过千年的时光后，葡萄酒变成了现在我们看到的样子，同时随着科学技术的进步，人们经过严谨的证明，发现葡萄酒确实有益健康。

法国有一句谚语："一杯好的葡萄酒，可以让医生的收入减少。"法国人的饮食中包含大量的饱和脂肪酸，但他们患有心血管疾病和胆固醇疾病的概率很低，这是因为葡萄酒属于碱性饮料，不但可以促进肠胃的吸收和消化，还有利尿、抗氧化、镇静等作用。工作一天回家后倒上一杯葡萄酒，可以很有效地消除疲劳。试想一下，一边坐在舒服的藤椅上，耳机里传来舒缓清新的音乐声，一边泡着脚，再加上一杯白葡萄酒，这样的生活岂不美哉。

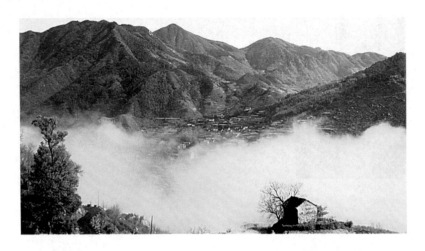

而纵观我国历史，唐朝的王翰曾经留下"葡萄美酒夜光杯，欲饮琵琶马上催"的千古名句。明朝医药学家李时珍在《本草纲目》记载："葡萄久贮，亦自成酒，芳甘酷烈，此真葡萄酒也。"同时，他对葡萄酒的功效是这样描述的："主治暖腰肾，驻颜色，耐寒。"随着生活水平的不断提高，葡萄酒已经在中国渐渐得到普及和流行，它已经发展成为新时代大众所喜爱的时尚饮品。

葡萄酒像女人，有的热情如火，奔放如歌；有的优雅安然，体贴入微；有的青春生涩，楚楚动人。生活中的很多女性并不愿意喝酒，认为那样不够得体。然而恰恰相反，对于女人来说，饮一杯葡萄酒不仅会体现你的知性优雅，同时对女性健康也非常有益。它可以美容养颜，减肥延寿，防止疾病发生，睡前来一小杯葡萄酒，可以帮你安神入睡。其中的多酚物质可以控制黑色素的形成，若你还在担忧岁月的痕迹悄悄爬在脸上，不如时不时饮一小杯酒。

可以说，葡萄酒是一款适合男女饮用的酒。英国诗人拜伦也曾经提到过自己的抑郁症就是因为长期坚持饮用葡萄酒而治愈的。当然，不可能仅仅饮用1~2次葡萄酒就会让人马上健康起来，上面所说的功效要通过长期饮用才可以慢慢呈现。毕竟葡萄酒不是药物，只有坚持正确的饮食习惯，再加上运动、禁烟，同时适量饮用葡萄酒，这才可以真正体现其价值。

那么一天饮用多少杯葡萄酒才最适宜呢？在美国，建议饮用的量是成年男性一天1~2杯，女性1杯；在英国，成年男性3杯，女性则是2.5杯。如果是4个人的午餐，一起喝一瓶葡萄酒比较适宜；晚餐时，两个人喝一瓶葡萄酒比较合适。但是到了东方，这种饮用葡萄酒的习惯并没有那么容易坚持下去，因为东方人的饮食习惯和西方人有很大的不同，不可能每顿晚餐都喝葡萄酒。

关于葡萄酒可以预防疾病、有助睡眠早已有过无数谈论，葡萄酒与养生也早已算是老生常谈。其实真正来说，酌一杯小酒更多的是为了一种健康的生活态度和一种健康的生活方式。

世界之大，舞台太广，你唱罢来我登场，连绵不绝源源不断，尤其是繁华的城市，地铁、公交车来来回回，带走了城市人的悠闲自得，也带走了人们的梦想与安宁。许多人一生匆匆忙忙，重复机械，白驹过隙，转眼几十年仍然碌碌无为，最后发现自己力量很微小，没能拉住时间的脚步，却让时间带走了珍惜的美好、年轻的冲动、初恋的悸动。

人们需要让自己偶尔停下脚步，慢下来，酌一杯浓郁优雅的红葡萄酒，或者来一杯清新淡雅的白葡萄酒。当你劳累时、心伤时，所有的一言难尽通通下肚一饮而尽。古人有围坐西湖一壶茶，柳浪闻莺赏荷花，闲暇时你也可以来一杯葡萄酒，持杯对月，看看这城市的灯火霓虹，车水马龙，映照无数记忆碎片的光辉岁月，抓住青春最后的尾巴，继续疯狂一回，随时都有奔跑的力气。

文至末尾，还是要说一句：凡事有度合理，酌一杯小酒有益健康，放松身心，愉悦心情，但切记不可过量，月盈则亏，水满则溢，葡萄酒也同理，每天一点点，积累起来的效果才会更好。而且，一定要根据自己的情况而定。

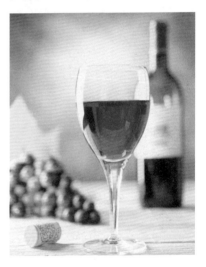

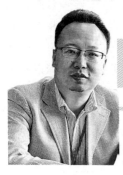

追求幸福的方法

骆　宏

骆宏，心理学博士，主任医师，教授，杭州师范大学附属医院院长，中国科学院心理研究所心理健康促进中心副主任，浙江省心理健康促进会副会长。

《史记》有云："民以殷盛，国以富强。"这大概就是老祖宗心目中理想国度的样子。什么是殷盛，用现在的语言词汇来匹配，可能对应的就是"幸福"了。可以说，从古至今，恐怕没有哪一个词像"幸福"这样被诸多谈论，可以毫不夸张地讲，追求幸福，是人类社会永恒的话题。同样，这个概念也是心理科学关注的重要课题之一。到底什么是真正的幸福？幸福和什么有关？如何能够幸福？这里我们试图结合当代认知心理科学的研究成果进行一些讨论。

幸福不是什么

要说清楚幸福是什么并非一件容易的事情，相对而言，要说清楚幸福不是什么似乎更容易一些。

已有心理学研究发现，过去50年，欧美发达国家收入增加，但生活满意度没有增加。而富有的人只比贫穷的人幸福一点点。这至少提醒了我们，幸福与财富不是对等的关系。国内研究则表明，当一个城市的人均GDP超过3000美金的时候，幸福体验就与收入增加之间没有了线性关系。

同样，幸福与那些所谓的重要事件关系也不大，因为研究表明，一个重要事件（如升职、中奖）在3个月后就会失去它对幸福程度的影响力。换言之，我们不会因为得到了什么就获得了永远的幸福，即便有些事情一瞬间会让我们很开心很快乐，但它们都不会帮助我们一直幸福下去。

此外，我们常认为幸福与健康关系很大，实际幸福与健康也并非完全的线性关系。虽然我们说身体健康与幸福息息相关，但身残志坚的人，照样可以感觉到很幸福！一个癌症患者可能很痛苦，但他也可以感到自己是幸福的。

基于对幸福的研究，如果一定要说幸福是什么，我们现在可以肯定的是：幸福不仅仅是"感觉良好"，它除了我们的主观感受外，还包含了一些客观的现实，这些客观感受包含了我们能够感知到的存在意义、我们良好的人际关系以及获得的成就感。简单地归纳，如今我们要衡量一个人幸福不幸福，至少应该包含五个要素：积极的情绪体验、专注投入的状态、良好的人际关系、有价值的生命意义感以及足够的个人成就感。

认知局限挑战幸福

如果问大家要不要幸福，估计没有一个人会说不要的，但要真正能够获得上面我们所说的幸福不是一件容易的事情。缘何如此？那是因为要获得幸福，我们就需要克服自身的很多认知局限性，特别是我们自己思维的局限性。有时我们谈到的"睿智"，某种意义上也是指我们能够不被自己的认知局限所设限。

认知局限之一：对坏事比好事的记忆深刻。这一天性的好处是让我们能"引以为戒"，但坏处也是显而易见的，这个坏处就是"难以忘怀"！如果一个人总是对发生过的很多不幸念念不忘，"一朝被蛇咬，十年怕井绳"，那么就很难从"不开心"中走出来。

认知局限之二：主动忧虑未来。同样，居安思危、不怕一万就怕万一，可以帮助我们"有备无患"，但凡事过了头就变成了坏事，如果我们总是"杞人忧天"，幸福就无从谈起了！

认知局限之三：成语常说：习以为常、见怪不怪。它的好处是"适者生存"，坏处则是"熟视无睹"！

总之，我们常说，凡事都有两面性，同样的一件事物，我们可以这么解读，也可以那么解读。解读好了，对我们的生活工作是促进作用；解读不好，就成了疾病状态，要出问题。这也意味着管理幸福靠的是我们自己！一个人若能够不"固执己见"，能够"虚怀若谷"，因势而谋、因势而动、因势而进，这都需要提高我们的"认知平衡"能力，也可以说这就是我们老祖宗讲的"智慧"，一种良好的"心智"。"不能胜寸心，安能胜苍穹"讲的就是这个道理！

幸福在这里

既然幸福是多维度的集合，要获得幸福，自然也需要方方面面的修为。中国儒学讲到的"修齐治平"，正是提供了一套在生活实践中获得幸福的路径和方法。这里我们单从调节自我认知的角度来谈一

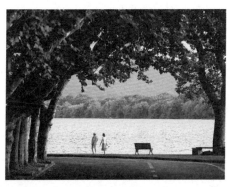

些心理学的方法。

建议一：过去的就让它过去

已有研究表明，对过去的不幸念念不忘常常是我们得不到平静、满足和满意的罪魁祸首。而耿耿于怀的人患心脏病的概率是宽容者的5倍。这些研究都提示我们要获得幸福，就要学会"放下过去"，同样，研究显示，感恩和宽恕能改变我们的记忆，让我们生活得更加幸福，所以我们"不要为过去别人的错误而一直惩罚自己"，虽然我们不能忘记过去，但我们是可以放下过去的。与此同时，我们可以主动和他人分享能够带来喜悦的事情，做到"好汉也提当年勇"，主动唤起那些让我们觉得愉悦的记忆。

建议二：对未来充满乐观

已有研究显示，积极乐观会给我们带来诸多好处。由于乐观，我们的免疫系统会更加强健，抵御疾病的能力也会更强；乐观也会让我们不把事情"看死"，更能看到自己的不足，而愿意主动学习、主动提升，从而避免不必要的失败，减少坏事的发生。同样，一个积极开朗的人也更容易获得大家的信赖，从而获得更多的社会支持。

至于如何乐观，心理学研究发现，并非是我们一味地把坏事往好处去想！一个乐观的人最大的认知特点在于，他能够拥有开放的心态，能够看到事物发展的很多可能性，能够审时度势，在变化中间因地制宜、因时制宜地做出最恰当的选择。

建议三：抓住现在的幸福

生活里我们常说，要活在当下。一个当下不能体验到幸福的人，很难说能够获得持续的幸福。那么如何能够抓住当下的幸福？首先我们需要每天都进行自我的心灵洗礼。我们不妨经常问问自己三个问题：第一，"今天我对自己认可或者满意的地方是什么？"第二，"今天别人做了什么值得我说声谢谢的事情？"第三，"今天我闻到了、触到了、尝到了、看到了、听到了什么感到愉悦的事物？"对于上述三个问题，我们能够找出的答案越多越好。有研究显示，如果我们连续21天能够坚持回答这三个问题，我们的幸福水平会得到显著提升。

要获得现在的幸福，我们还需要有所追求，为此，一个人需要经常给自己设置一些有挑战有难度的目标，当然这些目标应该是通过自己努力能够"够得着"的。总之，你喜欢生活，生活也会拥抱你！

上面的这些建议，知道不等于就能做到。幸福是要靠修炼的，从一点一滴开始做，日积月累，这些观念、态度就成为我们自己的了。当我们内化于心，外化于行的时候，我们就真正获得了幸福。

人际交流与幽默谈吐

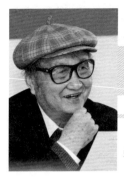

孙绍振

孙绍振，福建师范大学文学院教授，博士生导师，中国文艺理论学会副会长。

人际交流为什么需要幽默的谈吐？这是因为人与人之间的交流出现了障碍。

我们中的很多人，对月球、地球、原子核可能有很深刻的了解，对自己、对身边的人却缺乏了解。

交流成为一门学问，可以说到目前为止，对人究竟是怎么回事还没有一个很好的定义。

亚里士多德给出的定义是：人是"无毛的两足动物"。他从人的外部形态上下了定义，但这个定义太肤浅。马克思后来给人下了一个定义——能够制造工具、有目的的劳动者。

这个定义就比较好了，但是还是不周全，因为人的劳动并不是个体劳动，而是社会劳动、群体劳动，人在劳动的时候需要交流，于是又有人作了补充：人是一种特殊的动物，这个动物能够运用抽象的语言符号。人能够讲话，有思想，而且讲话用文字记载下来，变成经验，世代传承。

因此交流成了一门学问，很奇怪的是我们学校是没有交流课的，但是在西方，从小学到大学都非常重视"交流"这门课。

为什么人与人会交流不了？有一种理论说，人是分阶级的，不同阶级的人会有斗争、有矛盾。这个理论不太严密，因为同一个阶级甚至是同一家庭的人，也会因为难以沟通而吵架起冲突。

看来，人与人之间的沟通困难，不能简单地归结为集体的因素，还有个体的因素。交流困难，和人的本性有关。

第二种情况是人在交流时要看场合，你即使是好意，但讲话的场合不对也一样起冲突。比如说在追悼会上，对去世的人你只能讲功劳，不能讲他犯过多少多少错误，这是交流的语境所决定的。交流不讲语境，肯定是吃力不讨好！

拉近距离是演讲的前提，要学

会交流，起码要懂得一个问题，就是交流大致有两种，一种是公众的、公开的，像我今天这样；第二种是私人的。

私人间的聊天，最大特点就是随机的、自由的，想到哪里说到哪里，是自由的、即兴的、无序的，甚至是没有逻辑的。如果说有一个人跟你谈天，他事先准备好提纲，就很可怕了，他可能有什么目的，要诱你说什么话。

我们中国最缺乏理论指导的就是公众的交流，也就是作报告、演讲、上课等等，对其中的规律，我们研究得很不够。一个很明显的现象是领导上台讲话都拿稿子念，从根本意义上说，这违背了交流的起码准则。

美国演讲学家卡耐基说，演讲必须是有准备的，但演讲不能完全准备，要带有某种程度的即兴。不仅是要说出我的信息，而且我要接受你们的反馈，看你们有没有什么兴趣，能否听下去。

我曾经有幸听过大演说家"印尼的国父"苏加诺的演讲。1956年我在北京大学上学，有一天和同学们一起去清华大学听他演讲。我们坐在操场上，看着苏加诺的迎宾车开进来，绕过操场去图书馆。当时我们一看来了这么多名人，很兴奋，就涌上去握手、签名，结果人太多了，把车给挡

了，停了好几分钟。

后来我知道，一个总统的坐车没能按规定时间开到目的地，停了两三分钟，这是一个事故。当时的教育部长叫杨秀峰，在正式演讲开始前把我们批评了一通。同学们情绪有些低落。

演讲开始。苏加诺站在台上，似乎已经感觉到我们的情绪。于是他说："我有一个建议，建议你们向前走一步，因为我愿意生活在青年中间。"我们就向前走一步，往地下一坐。苏加诺这时候又来了一句："我还有第二个请求，我请诸君笑一笑，因为我们面向一个美好的未来。"整个会场沸腾起来了！

所以我就体会到一点，交流之前要缩短与听众间的心理距离，这是一个非常非常重要的规律，缩短了心理距离，演讲者和听众之间就能互相推动，共同创造演讲的好氛围。

我再举一个例子，台湾有位演说家叫李敖，大名鼎鼎，他到一个大学演讲，一票难求。他上台后说："我没带讲稿，你不要以为我很有信心，我也很害怕。我怕三种人，第一种是听完一场演讲都不鼓掌的人（于是底下就给他鼓掌了）；第二种是听了一半上厕所的人；第三种最可怕——上了厕所永远不回来的人。"他已经是大名鼎鼎了，还是要跟大家沟通一下，用

的是幽默。

当摆事实讲道理的雄辩不管用时，有一种说法，几乎成了共识——交流不是很简单吗？你思想不通，我来说服你。怎么说呢，摆事实讲道理，有理走遍天下，无理寸步难行，真理越辩越明，诸如此类。但是实际上你要真正交流的话，事实常常越摆越不明。为什么？因为每个人看到的每一件事，都带着自己的感情，带着自己的眼睛。

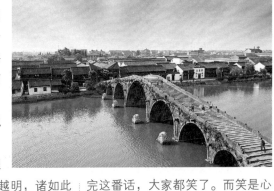

这里举一个经典的例子，1946年审判日本战犯，当时亚洲各国、英国、美国也参加，组成一个国际法庭来审判日本法西斯战犯。还没开始审判，各国的大法官就吵成一团。大家为谁坐第一个位置争执不休。这不仅是个人的事，而是有关各国地位和荣誉。争来争去，大家都上火了。后来中国法官梅汝璈发言说："我们不妨找一个体重测量器来，看看各人的体重是多少，最重的人居中，最轻的人就往旁边坐。"这话引得大家哄堂大笑。庭长笑道："你的办法很好，但是它只适用于拳击比赛。"梅汝璈答："对对对，我认为这是唯一客观的标准。我太瘦，我想让中国政府派一个比我胖的人来替代我。"一讲完这番话，大家都笑了。而笑是心与心最短的距离。最后，按照梅汝璈的主张，依照日本投降书上受降签字的次序排位，中国紧随美国之后，排在第二位。

梅汝璈用的是幽默的办法。幽默就是不讲正理讲歪理，引起了大笑，可以缩短心理距离；而争论、雄辩虽然讲正理，但是可能扩大心理距离。这说明，在发生争论的时候，雄辩固然重要，但是在雄辩之前理清情绪的最好办法则是幽默。精通交流的人，该讲道理的时候就雄辩，该顺情绪的时候就幽默。举一个我所在大学的例子。寝室要搞卫生，寝室长分配任务：8位同学平均分担。突然，有4位调皮的同学不干了，他们说：你们睡下铺的，消耗少，随便就能躺下来，而我们睡上铺的同学要爬上爬下，所以睡下铺的同学应该分担更多的搞卫生的任务。

这时候靠雄辩没用，威信也没

用。这个寝室长很有水平，他说你们这个意见可以考虑，住下铺就扫地板，住上铺就扫天花板……但我有一个疑问，你们能否考虑一下？什么疑问？他说，以后走路怎么办，是不是住下铺就走地板，住上铺就走天花板？

这就是用幽默来化解互相对抗，用幽默来缩短距离。

近几届的美国总统里，我认为里根是最幽默的。有一次里根到加拿大访问，有一群人举着标语来反对里根访问。加拿大政府多少有点紧张，里根这个时候就很幽默，他说："喊着口号举着标语来反对我，这我见得多了。"这样说可以让自己轻松一点，让对方也稍微轻松一下。但是毕竟反对的口号还是很响，里根又说："这些人我认识，他们都是从美国跟过来的，他们的目的是让我有一个宾至如归的感觉，让我有回家的感觉，不是加拿大人干的。"

幽默有的时候需要睁着眼睛说瞎话，需要有一种非常宽广的胸怀。你没这个胸怀，即使你有幽默的技巧，也很难幽默得起来。

孔子教导我们要温良恭俭让，但是我们还是幽默的，何以见得？你看春节晚会，什么节目最受欢迎？幽默小品。陈佩斯、赵本山经常演小偷、坑蒙拐骗者，但是我们觉得很好玩，笑得很开心，因为我们看到的是坏人在生存中也有这么多好玩的事情，看到人性的缺点。

如果我们都不会欣赏这个，那么我们就真正成为一个机器人，甚至于成为一个无毛的两足动物了。

（浙江领导干部网络学院供稿）

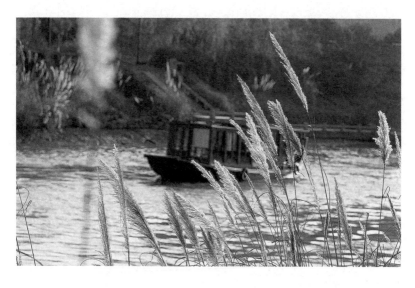

做自己的心理咨询师

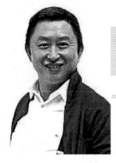

林昆辉

林昆辉，台湾临床心理师，心理咨询师，台湾大观心理治疗所院长，台湾中山医学大学讲师，台湾乐安医院临床心理科主任。

我们的身体健康和心理健康是相互影响的。身体不健康就易生疾病而引发心理不健康。心理不健康就易出现坏念头和坏情绪，如果又引发相应的生理症候群，就可能引起神经症甚至精神分裂症。身体健康的维护需要早发现早治疗，通过对身体各脏器的检查能发现各种疾患的蛛丝马迹。然而，心理健康要如何做健康检查呢？

要想知道自己是否心理健康，应该经常问问自己这几个问题。

先问自己：我是谁

心理学把一个人区分为"自我"和他在不同场合所承担的"角色"，自我包括"欲望"与"嫌恶"，角色包括"家庭""学校""职场""社会"四大角色系统。所以，一个人不只是"一个角色"，而是"自我"＋"家庭角色"＋"学校角色"＋"职场角色"＋"社会角色"，一共"五个"。实则四个角色系统内，每一个人还有"多重角色"扮演。例如：一个男人，既是父亲又是儿子，也是兄弟或者丈夫。下面这个图就是"自我—角色—相对角色—相对自我"心理模型。通过这个模型我们能看到每一个人都承担着不同的角色，因为各种角色的影响，我们对自我有判断与期待，也因此产生各种心理反应。

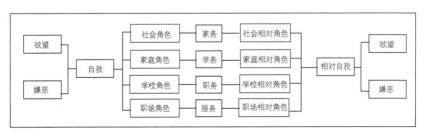

"自我-角色-相对角色-相对自我"心理模型

"我"字，是指"自我"，但指谓的对象是"欲望"与"嫌恶"。"自我"是一个能思想的主体，"欲望"是我想、我要、我喜欢，"嫌恶"是我不想、我不要、我不喜欢。当一个人说"我"的时候，不是在说"我喜欢"或"我讨厌"的内容或对象，而是在说一个具备"我喜欢"与"我讨厌"的"能力"的我。进一步讲还可以指称，已经习惯处于：

1＝A％欲望＋B％嫌恶，A从1→100，B从1→100。

例如：我是一个只有欲望（A＝100）、没有嫌恶（B＝0）的人，或我是一个欲望很少（A＝20）、嫌恶很多（B＝80）的人。心理学上的我，非关认知、价值观、经验或记忆的知识，而在于指称：一个有多少欲望与嫌恶能力的"自我"。

当一个人问"我是谁"时，这个"谁"其实是指称"自我"所扮演的"四个角色"到底是个什么样子的角色。对这四个角色的行为规范进行了解，四个角色行为规范与相对角色的"行为期待"是否有冲突，称之为"自我了解"。自我了解是指"自我"去"了解"四个角色的内容，以及其与相对角色的冲突性。这个程序所认识的"我是谁"，不但明白了"谁是我"，还贴近了别人眼中的"我是谁"。

再问自己：你是谁

这个"你"字，是指任何特定

人的"自我"，但是对方所叙述的认知、价值观、经历与知识，或者所表现各种行为的善恶好坏与成败荣辱美丑，都无法让任何人去了解他的"自我"，我们只能去问任何相对人"你是谁"，重点不在"你"的欲望与嫌恶，而是你是"谁"。这个"谁"指的就是我们所说的"相对角色"，亦即对方的四大角色系统。进一步而言，还指称了你的四个角色与我的四个角色的"相对性关系"。问"你是谁"，其实就是在问：我俩在哪几个角色系统有关系？是什么角色关系？你的角色行为规范是什么？对我这个相对角色有什么行为期待？尤其是为什么我与你的角色行为期待不一样？到底你是怎么玩这个角色的？最重要的是——你这个谁把我当谁？

回答这个问题：我们是什么

"我们"是什么呢？这"我们"指称的是一组固定的"角色—相对角色"，并且在特定时间与空间会有固定的共处或共事的行为。我们是一组角色，并且是一个"小团体"。我们不是我也不是你，所以我是谁和你是谁都不重要，我或你的"自我"的"欲望"与"嫌恶"的AB比例值、内容或对象，统统都不重要了，说了"我们"，成了"我们"，就必须探索、发展与调适出"我们"的"欲望"与"嫌恶",以及"我们"是"谁"。倒过来思考就是——我们是什么角色关系?是同学、同事、或夫妻?或母子?这组"特定角色—相对角色"的社会文化行为期待是什么?简单地说,就是我们对对方有什么期待?或者对方对我们有什么期待?我们共同接受与私下认定的彼此行为期待是什么?

问问:你们、他们是什么

"你们,他们"是指称跟我们有交集的人,"我们"是什么?是在问你与他们这些人的"特定角色—相对角色"关系规范、期待与冲突性。你们是谁?可能是问:你们是一家人吗?他们是谁?可能是问:他们是哪个班的同学?或哪个学校的学生?或哪家公司哪个部门的哪些员工?问了"你们、他们是谁,是什么",进一步的意思是"你们、他们想干吗",更进一步的意思是"你们、他们想对我怎样"。通过对自己询问这个问题,探索相同或不同角色之间的关系、规范,我们自己对他们期待与可能的冲突性。

自己动手做心理健康体检

心理健康体检,不是在检查我们有没有神经症,也不是检查我们有什么心理创伤,更不是检查我们是否有错误的价值观,而是运用正向心理学观点,是预防身心疾病,

是借着回答我们刚才提到的四个问题,来对自己的心理健康进行体检。在检查的过程中,重新解构与建构"自我—角色—相对角色—相对自我"心理模型,并在操作过程中与操作后,对自己与他人生活的交集处,都获得了心理历程的梳理以及自我与角色能力的建构。

"我"做心理体检

四项体检可自己一个人操作,每季度做一次最佳,至少每半年做一次。每次结果都要和上一次比对,并记下来和下一次比对。

"我们"做心理体检

找一组或几组"我们",两个人或一组人(或一家人)一起做四项体检,然后互相比对和讨论。这样子的效果更好,最精彩。

出现心理问题时,"我"或"我们"做心理体检。出现创伤事件或负性心理时,感觉烦恼难过时……就自己做心理体检或找相对关系人来帮助自己做心理健康体检。

找心理咨询师陪"我"做心理体检

如果前三项做完,都还是不舒服放不下,请找心理咨询师陪你一起做。专家会陪你一起设定不同的"我们",并且协助你进行更透彻的"自我—角色—相对角色—相对自我"的解构与重构,重新强化你的能力与动力。

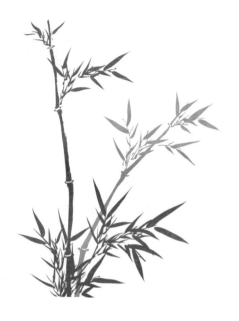

知识篇

药王孙思邈的简单易行养生法

头常摇

双手叉腰，闭目，垂头，缓缓向右扭动，直至恢复原位为一次，共做6次。反方向重复。经常做可令头脑灵活，注意要慢慢做，否则会头晕。

发常梳

将手掌互搓36下，令掌心发热，然后由前额开始扫上去，经后脑扫回颈部。早晚各做10次。头部有很多重要的穴位，经常"梳发"，可以防止头痛、耳鸣、白发和脱发。

目常运

合眼，然后用力睁开眼，眼珠打圈，望向左、上、右、下四方；再合眼，用力睁开眼，眼珠打圈，望向右、上、左、下四方。重复3次。有助于眼睛保健，纠正近视。

耳常鼓

手掌掩双耳，用力向内压，放手，应该有"噗"的一声，重复做10下。双手掩耳，将耳朵反折，双手食指扣住中指，以食指用力弹后脑风池穴10下。每天临睡前做，可

以增强记忆力和听觉功能。

齿常叩

口微微合上，上下排牙齿互叩，无须太用力，但牙齿互叩时须发出声响，做36下。可以疏通上下颚经络，保持头脑清醒，加强肠胃吸收功能，防止蛀牙和牙骨退化。

漱玉津

（1）口微微合上，将舌头伸出牙齿外，由上面开始，向左慢慢转动，一共12圈，然后将口水吞下去；之后再由上面开始，反方向做12圈。

（2）口微微合上，这次舌头不在牙齿外边，而在口腔里，围绕上下颚转动；左转12圈后吞口水，再反方向做12圈。吞口水时尽量想象将口水带到下丹田。

面常洗

搓手36下，暖手以后上下扫面，双手同时向外打圈。经常做可令脸色红润有光泽，同时减少皱纹。

腰常摆

身体和双手有韵律地摆动。当身体扭向左时，右手在前，左手在

后，在前的右手轻轻拍打小腹，在后的左手轻轻拍打"命门"穴位，反方向重复。最少做50下，做够100下更好。可以强化肠胃、固肾气，防止消化不良、胃痛、腰痛。

腹常揉

搓手36下，手暖后两手交叉，围绕肚脐以顺时针方向按揉。揉的范围由小到大，做36下。可以帮助消化、吸收，消除腹部鼓胀。

摄谷道（即提肛）

吸气时，将肛门的肌肉收紧；闭气，维持数秒，直至不能忍受，然后呼气放松。无论何时都可以练习。最好是每天早晚各做20～30次。相传该动作是"十全老人"乾隆最得意的养生功法。

膝常扭

双脚并排，膝部紧贴，人微微下蹲，双手按膝，向左右扭动，各做20下。可以强化膝关节。所谓"人老腿先老，肾亏膝先软"，要延年益寿，应从双腿做起。

脚常搓

右手擦左脚，左手擦右脚。由脚跟向上至脚趾，再向下擦回脚跟为一下，共做36下；两手大拇指轮流擦脚心涌泉穴，共做100下。脚底集中了全身器官的反射区，经常搓脚可以强化各器官，治失眠，降血压，消除头痛。

常散步

挺直胸膛，轻松地散步。最好心无杂念，尽情欣赏沿途景色。民间有个说法："饭后走一走，活到九十九。"虽然有点夸张，不过，散步确实是有益的运动。

（杭州乾宁斋中医养生馆供稿）

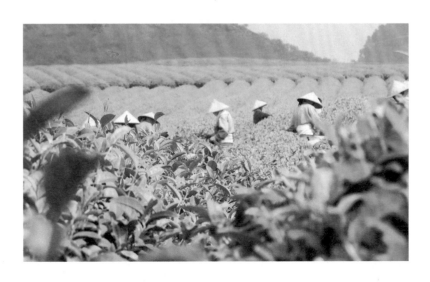

中国古代养生九法

经络养生

经络是遍布人体全身的"网络"系统，它控制着血和气的运行，以保证各系统组织的正常功能。《黄帝内经》说，经络具有决生死、处百病、调虚实之作用。古代养生学家认为，疏通经络可作为摄生的重要措施，而最简便的方法就是经常刺激、按摩、针灸三个重要穴位即合谷穴、内关穴和足三里穴。

合谷穴可以防治颜面及五官方面的疾病，内关穴有助于防治心脏疾患，足三里穴则对预防五脏六腑特别是消化系统的疾病最有效。

饮食养生

古人认为，合理饮食可以调养精气，纠正脏腑阴阳之偏，防治疾病，延年益寿。故饮食既要注意"博食"，即以"五谷为养，五果为助，五畜为益，五菜为充"，又要重视五味调和，否则会因营养失衡、体质偏颇、五脏六腑功能失调而致病。

固精养生

古人认为，精血是人体营养物质中的精华部分，是生命的物质基础；五脏六腑得到精血的供养，才能保持其正常功能。如性欲无节，精血亏损过多，就会造成身体虚弱、病变百出、减损寿命。而保养阴精则可延缓衰老。

顺时养生

古人认为，天有四时气候的不同变化，地上万物有生、长、收、藏之规律，人体亦不例外。因此，古人从衣食住行等方面提出了顺时养生法。人的五脏六腑、阴阳气血的运行必须与四时相适应，不可反其道而行之。

因时制宜地调节自己的生活行为，有助于健体防病，否则，逆春气易伤肝，逆夏气易伤心，逆秋气易伤肺，逆冬气易伤肾。

减毒养生

古人认为，人若喜怒无常，则会导致体内阴阳、气血失调。劳累过度会损伤脾气，伤于饮食则生湿、热、痰浊。冒犯六淫，伤之外邪则百病丛生。这种致病因素被人体视为"毒"，因此提出以"减毒"来保全真气的养生之道。

而通过饮食调理、服用药物及其他措施，减少体内积聚之毒，可免生疾患，防止早衰，进而延年益寿。

静神养生

静神在传统养生学中占有重要地位。古人认为，神是生命活动的主宰，保持神气清静、心理平稳，可保养元气，使五脏安和，并有助于预防疾病、增进健康和延年益寿。

反之则怒伤肝、喜伤心、忧伤肺、恐伤肾，以致诱发种种身心疾患。

修身养生

古人认为，凡追求健康长寿者首先要从修身养性做起。平日应排除各种妄念，多说好话，多行善事。

古医家孟诜云："若能保身养性者，常须善言莫离口。""口有善言，又当身行善事。"

孙思邈则说："心诚意正思虑除，顺理修身去烦恼。"养成良好的品行，常做有利于他人的事，可使自己心胸开阔、心情愉悦。

调气养生

古人认为，人体元气有化生、推动与固摄血液，温养全身组织，抵抗病邪，增强脏腑功能的作用。营养失衡、劳逸失当、情志失调、病邪夹击等诸多因素，可导致元气的虚、陷、滞、逆等症候，进而使机体发生病理性变化。

调气养生法主张通过慎起居、顺四时、戒过劳、防过逸、调饮食、和五味、调七情、省言语、习吐纳、行导引等一系列措施来调养元气，祛病延年。

进补养生

传统医学十分推崇用滋补药物调理阴阳、补益脏腑、滋养精血。合理进补可以强身、防病、祛病。但进补既要辨证，又要适量，还应考虑顺应四时。服用补药时，如系入肺药，在秋季较合适；如系温补药，则在冬季比较适宜。

（杭州乾宁斋中医养生馆供稿）

《黄帝内经》闭目养生说

闭目养神是养神修性的一种简便易行而又收效明显的方法。中医认为，神是人体生命活动和精神活动的总称，对身心健康关系重大。

《黄帝内经》曰："得神者昌，失神者亡。"可见神的充耗关系到人的壮老；神的得失又关系到人的昌亡，人体五脏六腑的精气都上注于目。

闭目可以养生，闭目养神对于中老年人以及终日劳心用脑或长期使用目力者，是大有裨益的。中老年人日常生活中的闭目养生法主要有以下13式：

闭目养心

在日常诸事纷扰、头昏脑涨时，找一清静之地，正襟危坐，双目闭合，眼睑下沉，调匀呼吸，意守丹田。

良久则头脑清醒，心平气和，心静如水，烦恼渐渐消失，进入静谧祥和状态，机体阴阳气血通达顺畅，心理平衡，情绪愉悦，头脑清晰，浑身轻松。

闭目降气

凡遇愤愤不平或遭受屈辱，于暴躁难捺之时，要理智地控制情绪，离开是非之地，闭目思量。同时用自己的双手食指轻轻压在眼睑上，微微揉搓，到眼珠发热发涨，便觉胸膛闷塞顿开，肝火胃气下降，躁怒平息，心情和缓。

闭目行悦

在忧郁悲伤、失望空虚、心烦意乱之时，退避静舍，闭目独坐，尽量默忆，想象以往得意欢愉之事，即会觉得心神平衡，悲伤烦乱之情就会逐渐消失。

闭目卧思

人有三种思维方式：第一为睁眼思维方式，第二为梦境思维方式，第三即是闭目思维方式。闭目思维是一种临界思维"现象"，即卧而不寐，闭目臆想联翩。

在这种思维状态下，大脑排除了外界的干扰，又处于充血、充氧状态。如此可促使大脑细胞的潜能最大限度地发挥作用，以提高思维的深度和广度。

闭目消食

吃完饭后闭目休息10～30分钟，再去散步或是做别的事情，这对肝脏的保养，尤其是有肝病的人来说是非常必要的。

吃完饭后，人体内的血液集中到消化道参与食物消化，如果再行走、运动，血液就会有一部分流向手足，此时，流入肝脏的血流量就要减少50%以上。

如果肝脏处在供血量不足的情况，正常的新陈代谢就会受到影响，从而导致对肝脏的损害。

闭目赏乐

你可以常常闭目听一些自己喜爱的音乐和戏曲。优美的旋律可增进大脑活动，调节中枢神经系统的功能，使人产生心旷神怡的感觉，对身体健康十分有益。

闭目解乏

劳逸结合对老年人来说十分重要。当身体劳动累了，或读书、看报、写字疲乏的时候，不妨闭目静养片刻，这对迅速恢复精力和养生保健都大有益处。

闭目释烦

常言道："眼不见，心不烦。"这话是很有道理的，意思是说闭上眼睛不但可以养目，而且可以静心。心静则神安，神安则灾病不生，福气永存。

闭目养阳

老年人适当闭目静心晒晒太阳，可以养阳。德国柏林自由大学克劳瑟发现，如果不是严重高血压，经常晒太阳能够降低血压。当人的皮肤受到阳光照射时，便会产生维生素D，维生素D参与人体的血液循环。

闭目动行

老年朋友们不妨试试，找一处清净之地双目微闭，全身放松，以尽可能慢的动作打一套太极拳，充分体会缓慢柔韧、圆滑连贯的要领，定会有意想不到的收获。

闭目强记

老年人随着年龄的增长，记忆力日渐衰退，常常会遇到要记起某个人、回忆某件事，一时半会儿就是想不起来，抓耳挠腮甚是痛苦。

此时不妨闭目静心几分钟，待全身放松，心平气和后，或许会灵光一现，豁然开朗。

闭目神游

静坐闭目，给想象插上翅膀，飞向野外，观灵山秀水，望天高云淡，听飞瀑松声，游长江大海……此时心怡神驰，心灵与天籁之声窃窃私语，天人合一，会有一种身轻如燕的感觉。

人到老年，不能日行千里，却能神行万里，这种"精神"畅游非常有益健康。

闭目静息

老年人睡眠欠佳是常有的事，遇到一时睡不着或半夜醒来再难以入睡时，千万不要心烦意乱，即使不能入睡，静息也能达到养生的效果。

（杭州乾宁斋中医养生馆供稿）

养生与养心

导语：中医的最高境界是养生，养生的最高境界是养心。

◎睡觉是养生第一要素。睡觉的时间应该是晚9：00~早3：00。因为这个时间是一天的冬季，冬季主藏，冬季不藏，春夏不长，即第二天没精神。

◎一切药物对治病来说都是治标，不是治本，不管是中医还是西医。因为一切的病都是错误的因产生错误的果。错误的因不除，错误的果就不会绝根。健康的根本在心。一切法从心生，心净则身净。所以得病了，不要向外求，要靠自身的修复系统来修复自己的疾病。其实人和动物是一样的，动物的病都是靠自己，人也能。

◎人是一切生物中构造最完美的灵体，健康的身体是人生来就具备的；人的健康状况的调节是靠人体本身所具有的调节修复系统来完成的，而不是靠外部因素，外部因素只能起辅助作用。

◎人的健康离不开两大要素：一是足够的气血，二是畅通的经络（包括血管和排泄垃圾的通道）。

足够的气血靠：足够的食物+胆汁+必要时间内（晚上天黑后至午夜1：40）优质的睡眠（这个时候大脑完全不工作，由自主神经主导）+良好的生活习惯。

畅通的经络需要清净心。一切七情六欲都会破坏清净心，从而破坏经络的正常运行。

◎过度地增加食物不仅不会增加血气，而且会成为身体中的垃圾负担，反过来还得靠消耗血气来把它们清理掉。五脏六腑是一个血气加工厂，食物是原材料，加工能力是有限的，而食物是无限的，所以食物的数量必须得到控制。

◎适当运动可以帮助人的气血运行，但同时也在消耗人的气血。人体的微循环主要应该靠松静来达到，这也是健康必不可少的。

◎对于一个有宿疾的人来说，只有气血充足了（一是通过这里所介绍的补充气血的方法，二是通过散步打通气机），病情才会显现出来。所以练功的人在功夫达到一定水平后都会出现一些"有病"的现象。这个时候要沉住气，定下心来多做些静功以增加自己的气血，尽快度过这个时期。

◎人违背了养生法则，虽不一定会立即得病，但一旦形成习惯，就会大大增加得病的概率。这就和交通规则一样，你违背了交通规则，不一定会出事故，但其危险性是显而易见的。

◎人要想健康，就必须使体内有足够的"气"来"气化"所进的食物，只有这样，体内才不会积累垃圾，不会有多余的食物来释放游离的"虚火"而损害体内的脏器。这个"虚火"反过来会损耗一个人的"气"。所以，从这个意义上来讲，现代人生病，大多数是饮食不节的缘故。

◎俗语说："灵机一动，计上心来。"这个"机"字如果能真正领悟透了，那么你的悟性就算是开了。老师教人，医生治病，其实就是在点拨你的这个"机"，让你"机"打开。这个"机"，有时也叫"关键"。当然，这个"机"起作用是有条件的，就和氢气只有达到一定浓度，遇火才可以燃烧爆炸一样。记住，别人的作用都是外因，你自己才是真正的内因。

◎人生最忌是个乱字，心乱了，对外可以紊事，对内可以打扰血气，使失正常。凡恼怒恐怖喜忧昏疑，都是乱，为多病短寿的根源，不但养病时不应乱，即平居时亦忌心乱。

◎身病之起，无不由心虚弱，外邪乘入。而心虚气弱，每由心魂恼乱，真体不充，发现种种不安。贪食贪胜贪得贪乐逸，皆足以致病。以贪之不得，于是乎嗔。贪嗔可使心荡气促，胆惊肝旺，六脉震动，五脏沸腾，外邪同时乘入，此病之起因。

◎凡人欲求长寿，应先除病。欲求除病，当明用气。欲明用气，当先养性。养性之法，当先调心。

◎人受五行之气而治生，故肉身以气为主。气亏则病，气滞则病。欲治其病，先治其气。

◎治五脏之病，莫先于补气。肾犹亟焉。补气在勿动心，心动则肝旺，各脉震惊，真水耗损。心为扇，主引风。风动则火旺，火旺则水干，水干则地损。

◎心定神一，受治者信坚心专，两心相合，可以统治百病，无不神效。

◎人病可分两种：一是经络基本畅通但气不足。表现是经常这疼那疼，是因为他气不足以气化食物，而产生了相火（也叫虚火），随着经络在体内乱窜，哪儿通走哪儿，遇到一个地方堵塞了，这个地方就疼了。这样的人吃一点药就会立即见效。二是经络不通，气也就无处存身。表现在外表看不出有什么毛病，但一旦发现就是大病，而且这种人经常是吃什么药都见效慢，或根本不起作用。

◎主发谓之"机"。箭在弦上要发出去，必须拨动这个"机"。其他任何事情都是这样，都有一个"机"，只有触动这个"机"，事情才会发生；不触动这个"机"，其他的条件再多，也没办法引发事件。"机"就是这么一个东西，它是事情发生的最关键因素。它是点，不是面。可是触动这个点，就能带动面。所以，病机就是疾病发生、发展、变化的最关键因素。也可以说，病机一开，人的病状就会显现出来，人就进入了"病"的恶性循环当中。和病机相对的就是"生机"。生机一开，人就会进入康复这个良性循环当中。实际上病机和生机是一个东西的两个方面，是一对阴阳。病机开了，生机就关了；而生机开了，病机也就自然开始关闭了。

◎心神不安，性情躁急，为致病致死之总因。故安心法，为卫生第一要诀。心可以主动一切。心定则气和，气和则血顺，血顺则精足而神旺，精足神旺者，内部抵抗力强，病自除矣。故治病当以摄心为主。

◎风寒阴阳暑湿，皆可使人致病，万一抵抗力薄弱，即可乘虚而入。身弱者多病，即是此理。富人有保卫力，如衣食住等等。贫人有抵抗力，如气足神旺，毛孔厚密，不易侵入等等。富人多食肥甘，伤胃伤齿。贫人多饿，所食不杂，故无肠病。富人多逸，故多气恼。贫人多劳，故少疾病。富人不造福而享福，只是消福，消尽则穷。穷人能勤俭，即是造福，果熟即富。凡衣食住之保卫力富，则精气神之抵抗力弱。保卫力弱，则抵抗力强。

◎心过劳的人，心疲肝旺，心过劳就是心太满，不虚。心满，则不纳肝（木）生之火，心不纳肝生之火，则肝气必积而盛。肝木克土，脾胃受病，消化不良，营养不足，夜眠不安。土又克水，于是肾水大亏，水不足则火更旺，心肾相连，心气更弱，肺病即成。内部相互关联，一动全动，一病全病。而扰之者，乃在妄心，所以治病在安其心，安心在息妄，息妄在明心，明心即自觉，而健康的功效在乎散步。

◎散步是息心法，心息则神安，神安则气足，气足则血旺，血气流畅，则有病可以去病，不足可以补充，已足可以增长。现在病可去，未来病可防，此其小者也。又心息则神明，神明则机灵，静者心多妙，观机辨证，格外敏捷，见理既正，料事益远，遇乱不惊，见境

◎心有两种，一是真心，一是妄心。真心是水，妄心是波，波因风动，风止波息，而水不动。寂然无念，是无心心也。

◎子时失眠，肾水必亏，心肾相连，水亏则火旺，最易伤神。午时属心，此时可散步一刻钟，闭目养神，则心气强。早起如在寅时三点至五点，此时切忌郁怒，不然必损肺伤肝，万望注意。

◎人生以血气流通为主，气滞可以阻血，血阻可以结毒为疖为瘰、为癌为瘤，皆是血气不流通之故。气以顺为主，血以通为畅。百病无不先由气滞，气郁于内，肝先受伤。挽救之法，在化除得诀。而化除要诀有二：第一寻其根，其根在心，心空则一切自化。第二以药石、按摩助其化除，帮助血气之流通。

◎心属火、肾属水，心肾相连。火宜降下，水宜上升，水火相济，则蒸气内发，各部机体运动，可求得健康。此可于舌上察知。舌无水则不活，故活字以三点水加舌字。舌上可以报告内部各种病状深浅，以断生死。

◎引火归元，又名水火既济，具体要求：不许任何部分用一点气力，包括意念、呼吸、肢体，做到眼不观、耳不闻、鼻不嗅、舌不尝、口不纳、心不想。此是唯一条件。若有所思所闻所觉，即是用气力，甚至乎使臂指即是用气力。呼吸稍粗亦是用气力。不久呼吸自然而平，似乎不由口鼻内出纳，而浑身万千毛孔中有了动作，或张或翕，此时无我无身无气无心，天然心归本位。

◎人在气不足的时候，不能盲目补气，否则会影响身体健康。如果是因为血不足，就需要先补血，因为血为气之母，否则就成了干烧器皿，把内脏烧坏；如果是因为瘀滞不通，就可以增加气血，血气同补。这样才能达到补气的效果。

◎环境对人养生的重要性是不言而喻的。这就是为什么人在空气清新的深山老林里，会把痼疾养好的道理。因为深山老林中的精微物质（负离子）会通过人在放松情况下的深呼吸把它吸收到人体内部，从而滋润孕养五脏六腑，使人重新焕发活力。还有重要的一点常人并不所知，就是人不仅仅是通过口鼻来呼吸，人体的每个毛孔都是可以呼吸的，而且正是它们吸取着天地的精华。

◎根据阴阳互抱的原理来看，清与浊相互吸引。所以人食入清新之物必将与体内污浊之物相抱，从而把它们排出体外。

◎很多人一听到医师宣布自己

得了重病时，往往都会显现出一副无辜的模样，希望用切、割、毒、杀等外来方式去除疾病，然而，疾病真的会没来由地产生吗？世上绝对没有这种"好好的就突然生病的事情"。以感冒为例，如果真要患者作自我反省的话，有些人会表示，自己在感冒之前，曾经一连熬了好几个通宵；有些人会说，自己最近吹了冷风、淋了雨；有些人则说，工作的压力很大，常常头痛又失眠。事实上，诸如此类现象，都是导致感冒的因素；假使患者的敏感度及警觉性够的话，自然能够做到"防患于未然"。

◎中庸，是养生的根本原则。人体中的气血也是一对阴阳，血为阴为体，气为阳为用。血为气之母，气为血之帅。气不足，易得瘀积之病，如肿瘤、血栓等；气太过，易得脑出血之类的病。所以，只有气血平衡，人才能健康。

◎什么是平衡？平衡就是阴阳的互相依存和互相制约，哪一方太过或不及都会失去平衡。怎么会伤元气，失去平衡就是在伤元气。经常处于平衡的状态，元气就会保持得好，人就衰老得慢。

◎阴阳之道就是矛盾对立的两个方面互相依存、互相转化。任何一对矛盾，如果一方脱离了另一方，不受另一方的制约了，那它离消失、灭亡就不远了。阴和阳就是如此。大自然中，一个事物的出现，总有令它产生的因素，但同时总会出现另一因素来制约它。这就是五行相生相克的道理，也是阴阳相互依存、相互制约的道理。所以养生的道理也是如此，你生病了，总有一个使你生病的因素存在，同时也会有一个制约它，令你疾病消失的因素存在。正如自然界中毒蛇存在的地方，必定附近就有解蛇毒的草药存在一样。

◎五行相生相克的应用：凡是因为五行太过引起的疾病，都可以用五行相克的方法治疗。同样，凡是因为五行不足引起的疾病，都可以用五行相生的方法解决。这是运用五行的根本原则。

◎我们人体是一个充满智能的机体，我们的身体有好多"哨兵"：牙齿、阑尾、扁桃体等。本来一旦我们的身体有异常时（通常是"上火"），这些"哨兵"会立即作出反应通知大脑。聪明的人这时候就应该调整心态，检讨自己，让自己平和下来。

◎记住，我们偶尔拉肚子、打喷嚏、咳嗽、发烧等，都是我们自己的身体修复系统在工作，不要一出现这些症状就滥用药物，否则这些药物就会破坏你自身的修复功能，一旦你的修复功能减弱或丧失，那你就把命运交给这些药物了。记住，只要症状不严重，最好的办法是静养，安心静气让自身的修复系统来完成疾病的修复工作。所以，我们每个人都要慎用药物，让我们自身的修复系统功能恢复起来，这才是真正的健康之道。

（觉舍 思源撰稿）

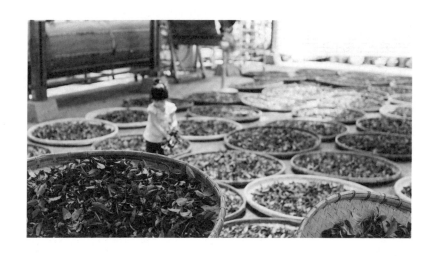

老中医辨证养生谈

健康不等于长寿

健康只能说明一个人的身体状况好，而长寿则是说明身体的持久性和延续性，这是两个完全不同的概念。以前有一位北京市十大健康老人，身体确实很棒。电视里经常报道他的健身经验。但是，有一天突然查出体内有两处癌变，肺上是小细胞癌，食管是低分化癌，两种癌的恶性程度都很高的，结果病情发展很快，我也未能将他医好，不久就去世了。所以健康的人生存质量较好，而长寿的人生命力较旺盛。

生命有时在于运动，但有时也在于静养

经常锻炼身体的人会比较健康，但不经常锻炼的人未必不健康。健康的人抵御疾病的能力强，不健康的人抵御疾病的能力弱，但是如果不被感染重病，照样也能活得长久。你看那些病病歪歪、常年药罐子不离身边的人，一天又一天、一年又一年地活着，把那些所谓的身强体壮的人都"熬"下去了。常言道："柏木桶熬不过破瓦罐，小心驶得万年船。"而生活中常看到过于健壮的人说走就走了，就像体育运动员并不比一般人长寿一样。过激的超负荷、超极限的运动只会损害人体、缩短生命，貌似健康，并不长寿。我提倡中老年人散步，每天走一个小时就很好。北大老校长马寅初瘫痪在床，哪有多少运动？但也活到99岁。民进党创始人之一雷洁琼90多岁时患体位性低血压，不能站立行走，我给她摸脉觉得肾气很足，最后照样活了100多岁！过度运动会损伤身体，加速人的损耗，加快了代谢，并不一定会长寿。乌龟没有兔子跑得快，但是乌龟比兔子代谢慢，寿命要比兔子长得多。慢性子的人常常比急性子的人长寿，可能与代谢有关系。

简单的、平静的、安详的生活和轻松愉悦的心情是长寿的基础

如果一个人一天到晚焦虑烦躁、担惊受怕、惶惶不可终日，就

不会有好的生活质量。人长期在忧愁苦闷的心境下生活就会衰老很快，免疫功能下降，促使尽早走向衰亡。所以，老年人一定要自寻其乐，常与人交流，不把烦恼的事情放在心上。"只有没心没肺，才会活得不累。"虚云大师活了120岁，是因为他遁入空门，除却了烦恼事。张学良被蒋介石软禁起来，反倒悠闲自得，衣食无忧，得以延寿百年以上。如果像蒋介石一样操心劳累，就不可能那样长寿。

长寿和饮食的关系很复杂

央视《夕阳红》栏目经常采访一些百岁老人，其中有天天喝粥吃咸菜的，有吃饭吃到七八成饱的。还有一对百岁老夫妻，老太太经常吃肉，老公公终生吃素。国学大师文怀沙从来都是随便吃东西的，高盐、高脂都不论，已经100多岁了，我见到他还是红光满面、精力充沛。台湾国民党中将王中泉老先生已经110多岁了，吃东西也不讲究，看上去只像80多岁的样子，站在那里说话一个多小时都不累。我认为这关键在于你是什么样的体质类型。比如说有人喝牛奶就拉肚子，是因为体内缺乏乳糖酶；有人吃了海鲜身上就痒，是因为对海鲜过敏，所以人和人差别是很大的，

各有适应性。就像前面提到的一对百岁夫妻一样，如果让他们两人换一换饮食谱，可能两人都活不到那个年龄。人是从猿进化而来的，本来就是吃素为主的，但进化的过程中一部分人改变了饮食习惯，如内蒙古、新疆、西藏人，没有太多的素食，不吃肉吃什么？几代人传下来就适应了。而没有遗传吃肉基因的人，吃肉多了就消化不了，代谢不掉。

长寿与睡眠的关系值得探讨

有人说睡眠必须充足，所以有的老人吃了晚饭八九点钟就睡了，但有人每天都很晚才睡，也从来不睡什么子午觉。肿瘤治疗专家潘明继几十年来每天只睡4个小时，但也活到了80岁。西方人没有午休的习惯，午觉自然就不睡了。人本来就有"猫头鹰型"和"百灵鸟型"，不能说哪种类型好，哪种类型不好。所以我觉得，各人有各人不同的作息习惯，只要按照自我规律去作息，不过劳、不过少、不过多，自己觉得舒服就行。

用药的问题很麻烦

现在很多人不能颐养天年的另一个原因就是随便乱吃中西药。乱吃中药在于不懂得辨证用药，只知道什么病用什么药，不知道什么

证用什么药，主要是不辨虚实寒热。举例来讲，感冒有风寒风热之分，风寒感冒要用辛温解表药，风热感冒要用辛凉解表药，如果吃反了，风寒感冒的更寒，风热感冒的更热，不但病不会好，还会加重病情，转变成亚健康状态，使体质更差。乱用西药的结果更是吓人。我们知道绝大多数西药都是化学合成的，是地球上原本没有的东西，是人体不需要也不接受的东西。我们天天谈食物污染，是说我们食用的动物体内残留大量的激素，植物体内残留化肥和农药。但是我们在吃这些食物时已经被它们代谢掉了一部分，这只是二次污染。而我们吃的大把的西药却是实实在在的一次性污染！这些化学药品对人体健康的损害是长期的、持续不断的、多脏器的，直接影响到人的健康和寿命。而中草药绝大部分是地里长出来的，是和粮食、水果、蔬菜一个来源，比西药相对安全许多，因此我劝大家防病、治病尽量选用中

药，少用或不用西药。

老年人的发热感染是过早死亡的主因

我在一些大医院参与抢救成功的高热患者，有的不仅昏迷不醒，甚至没有自主呼吸，我发现大多是阳虚发热的患者。人们最不容易理解的，即最容易忽略的就是阳虚发热，西医大夫更没有这个概念。什么是阳虚发热？举个不太恰当的例子，就是夏天看到冰激凌冒烟的现象，我们就错误地认为是热烫的食物。阳虚发热实际上是寒极生热，是体内寒到了极点的发热，是一种假象。这时如果再用大量寒凉的抗生素或者退烧药，控制不了感染是很危险的，很容易造成患者死亡！我见到的很多老年人就是这样悄然离去的。他们本来可以更长寿，但是没能活到自然的生命极限，因为没有找到好的中医用"甘温除热法"来治疗，就这样被草草地结束了生命。

（浙江省华夏健康系统工程研究院供稿）

五行与健康

中医学里讲究"五行、五气、五脏、五味、五色",它们彼此相连,相互作用,相生相克。五行和谐与否直接关系着身体的运行,哪一项强了弱了都会出现相应的身体症状,所以,了解机体五行也是健康的需要。

木

属木的时令为春季;属木的器官有肝、胆、眼睛。工作过于辛劳时第一要维护的就是肝脏。因为肝是身体里集中藏血的器官,你拼命工作它就得拼命储血。五行本来是按肝→心→脾→肺→肾这个方向相生的,肝过劳虚弱,心、脾、肺、肾都进入波及范围,而且过劳积累的怒气也会伤肝。所以加班时的零食不妨准备一些酸味的,比如话梅。如果木系某个器官感觉不舒服,可以多吃一些属木的青色食物。它们对应人体的肝脏及胆,含有大量的叶绿素、维生素及纤维素,能协助器官加速排出体内的毒素。

属木的情志为怒;属木的味道是酸味;属木的食物是青色食物。

推荐食物:白菜、包心菜和菠菜等各式叶菜。

火

属火的时令为夏季;属火的器官有心、小肠、舌;属火的情志是喜;属火的味道为苦味;属火的食物是赤色食物。心属火,这时候容易上火,心绪不宁,心跳加快,给心脏增加负担,所以夏季最重要的是养心。除了多吃养心食物之外,根据五行相克原理,肾克制心火,冬季好好补养肾气是个有远见的方法。养心最好吃些赤色食物,它们对应的是同为红色的血液及负责血液循环的心脏,气色不佳、四肢冰冷的虚寒体质者更可以多吃一些。

推荐食物:红豆、红枣、胡萝卜、红辣椒、番茄。

土

属土的时令为长夏,是指在夏天干热过去,开始下雨的一段时间;属土的器官有脾、胃、口;属土的情志是思;属土的味道是甘味;属土的食物是黄色食物。长夏多雨,是一年中最湿的时期。湿气过多会伤害脾胃,脾胃受伤影响食欲,所以盛夏季节我们总是没有胃口。这时候在饮食上就要"多甘多苦"，多吃甜的食物能补充脾气；按五行来讲，属火的心滋养属土的脾，多吃苦味强心的结果也是健脾。

土系器官出现问题，对应的是黄色食物。脾、胃在人体中扮演着养分供给者的角色，它们调理好了，气血才会旺盛。

推荐食物：橙、南瓜、玉米、黄豆、红薯。

金

属金的时令为秋季。秋天最应该保养的是肺，最容易出现的病症是咳嗽。秋天草木开始枯萎，很容易让人感时伤事，心情抑郁。属金的器官是肺、大肠、鼻；属金的情志是悲。悲属金，跟肺同源，过度悲伤就会造成肺损伤。

属金的味道是辛味；

属金的食物是白色食物。金系食物对应的主要是肺脏，大多是白色食物。它们性偏平、凉，能健肺爽声，还能促进肠胃蠕动，强化新陈代谢，让肌肤充满弹性与光泽。

推荐食物：梨、白萝卜、山药、杏仁、百合、银耳。

水

属水的时令为冬季；属水的器官是肾、膀胱、耳。外餐过多会伤肾。大厨做菜共同的特点就是油大盐大，这样下饭更香。可是咸味属水，和肾一族，适量是有益的，过度是糟糕的，如果同时面色发黑，肾脏可能就有问题。

属水的情志是恐；属水的味道是咸味；属水的食物是黑色食物。黑色食物对应的是肾脏及骨骼，经常吃能帮助与肾、膀胱、骨骼关系密切的新陈代谢正常，使多余水分不至于积存在体内造成体表水肿，有强壮骨骼的作用。

推荐食物：黑豆、黑芝麻、蓝莓、香菇、黑枣、桂圆、乌梅。

简单来说就是：

五行——木、火、土、金、水。

五脏——肝、心、脾、肺、肾。

五腑——胆、小肠、胃、大肠、膀胱。

五官——目、舌、口、鼻、耳。

五华——爪、面、唇、皮毛、发。

五味——酸、苦、甘、辛、咸。

五色——青、赤、黄、白、黑。

五情——怒、喜、思、悲、恐。

五液——泪、汗、涎、涕、唾。

（杭州浙里健康管理有限公司供稿）

养生三字经

吃洋葱，脑路通。吃大蒜，降血脂。蘑菇餐，防血栓。吃鲜姜，血脂康。木耳菜，降脂快。菊花茶，降血压。吃辣椒，消脂肪。乌龙茶，减肥佳。身材秀，吃土豆。气血虚，吃荔枝。葡萄甜，补血源。要润肤，樱桃补。常吃枣，不显老。燕麦汤，皮肤光。食蜂蜜，皮肤细。萝卜汤，治胃胀。枇杷果，治咳嗽。吃苦瓜，胃火下。吃芝麻，养头发。要安神，吃枣仁。要健脑，吃核桃。吃苹果，益补肾。养生经，要记清。身体好，幸福定。存下来，很有用。

喝粥顺口溜

◎若要皮肤好，粥里放红枣。
◎若要不失眠，粥里添白莲。
◎腰酸肾气虚，煮粥放板栗。
◎心虚气不足，粥加桂圆肉。
◎头昏多汗症，粥里加薏仁。
◎润肺又止咳，粥里加百合。
◎消暑解热毒，常饮绿豆粥。
◎乌发又补肾，粥加核桃仁。
◎若要降血压，煮粥加荷叶。
◎健脾助消化，煮粥添山楂。
◎梦多又健忘，粥里加蛋黄。

（杨洋整理）

民间养生诀

◎饱不洗头，饿不洗澡。冷水洗脸，美容保健。汗水没落，冷水莫浇。温水刷牙，防敏固齿。

◎吃米带糠，吃菜带帮。男不离韭，女不离藕。青红萝卜，生克熟补。食不过饱，饱不急卧。

◎养生在动，养心在静。心不清净，思虑妄生。心神安宁，病从何生。闭目养神，静心益智。

◎药补食补，莫忘心补。以财为草，以身为宝。烟熏火燎，不吃为好。油炸腌泡，少吃为妙。

◎臭鱼烂虾，索命冤家。食服常温，一体皆春。冷勿冰齿，热勿灼唇。物熟始食，水沸始饮。

◎多食果菜，少食肉类。饮食有节，起居有时。头部宜冷，足部宜热。知足常乐，无求常安。

◎养生在勤，养心在静。

◎人到老年，必须锻炼，散步慢跑，练拳舞剑；莫怕严寒，清扫庭院，绘画添趣，心胸宽广。

◎闻鸡起舞，床不可贪，种花养鸟，习书览篇；弈棋唱戏，房事莫贪，私事勿念，便宜勿占。

◎活动身体，贵在经常，心情舒畅，长寿健康；遇事勿怒，劳勿过偏，茶水勿浓，学习勿念。

◎饮食勿暴，少吃晚餐，吃饭勿语，切切吸烟；低盐低糖，勿食太咸，少吃脂肪，饭莫过量。

◎每日三餐，调剂适当，蔬菜水果，多吃无妨；按时入睡，定时起床，起身要慢，勿急勿慌。

◎饮酒勿过，名利勿钻，闲气勿生，胸怀要宽。

◎心无病，防为早，心理健康身体好；心平衡，要知晓，情绪稳定疾病少。

◎练身体，动与静，弹性生活健心妙；要食养，八分饱，脏腑轻松自疏导。

◎人生气，易衰老，适当宣泄人欢笑；品书画，溪边钓，选择爱好自由挑。

◎动脑筋，不疲劳，思睡养心少热闹；有规律，健身好，正常生活要协调。

◎常搓手，可健脑，防止冻疮和感冒。

◎夏不睡石，秋不睡板。春不露脐，冬不蒙头。白天多动，夜里少梦。

◎睡前洗脚，胜吃补药。晚上开窗，一觉都香。贪凉失盖，不病才怪。

◎早睡早起，怡神爽气。贪房贪睡，添病减岁。夜里磨牙，肚里虫爬。

◎一天吃一头猪，不如床上打呼噜。三天吃一只羊，不如洗脚再上床。

◎枕头不选对，越睡人越累。先睡心，后睡人，睡觉睡出大美人。

◎头对风，暖烘烘；脚对风，请郎中。

◎睡觉莫睡巷，最毒穿堂风。睡觉不点灯，早起头不晕。

◎要想睡得人轻松，切莫脚朝西来头朝东。

（杭州乾宁斋中医养生馆供稿）

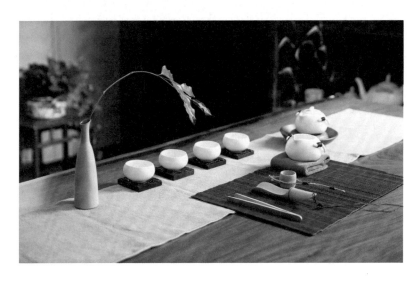

我的养生歌

"喝水"是长寿的第一要素。

"睡觉"是长寿的第一大补。

"走路"是健体的最好运动。

"唱歌"是心情愉悦的最好娱乐。

枸杞爱上了菊花，眼睛就亮了。

山药爱上了灵芝，血糖就低了。

三七爱上了山楂，血压就降了。

决明爱上了荷叶，大便就通了。

莲子爱上了芡实，脾胃就运化了。

黄芪爱上了当归，气血就顺了。

茯苓爱上了薏米，湿气就祛了。

金银花遇上绞股蓝，炎症就消了。

莲子心遇到了麦冬，心火就清了。

酸枣仁遇上了龙眼肉，睡眠就好了。

您爱上了养生，美丽健康就来了！

世界上最好的"长寿药"就是：喝水、睡觉、走路、唱歌、群里冒泡这五样，最重要的是，它们都是免费的。美好的一天从别忘了这五种"长寿药"开始！

祝各位幸福快乐，平安健康每一天！

五代中医世家老师的内部课件

清晨起，莫慌忙，

伸伸懒腰再起床。

床边坐，别着急，

半分钟后再站起。

温开水，喝半杯，

血脉通畅最宝贵。

大小便，要排空，

清肠排毒垃圾清。

吃早餐，很重要，

宜早更要营养好。

日出后，晨练宜，

空气新鲜利身体。

指梳头，干洗脸，

头脑清醒驻容颜。

洗洗鼻，揉揉眼，

远离感冒和花眼。

齿常叩，舌常转，

生津开胃齿固坚。
保健穴，常按摩，
健身祛病好处多。

大步走，小步跑，
一天万步比较好。
循渐进，持之恒，
常年坚持必然灵。

戒吸烟，限喝酒，
心胸开阔不发愁。
午饭后，睡一觉，
自我调节减疲劳。

晚餐少，宜清淡，

有利健康和睡眠。
晚饭后，散散步，
身心放松舒睡眠。

睡觉前，泡泡脚，
按摩涌泉胜吃药。
重健康，在心理，
心理健康数第一。

有爱心，要牢记，
淡泊人生有意义。
葆青春，养天年，
合家幸福到永远。

（徐苊供稿）

生理及膳食常识

◎凉水洗脚有损健康。

◎夏季多吃苦味有益健康。

◎多喝水能防肾结石。

◎夏季不宜光着上身睡觉。

◎冬季养生宜多食热粥。

◎冬季洗澡次数不宜多。

◎冬季不宜长期待在温暖房间。

◎不宜长时间停留在冬季雾气中。

◎冬天不宜把围巾当口罩用。

◎冬天早晨不宜洗头。

◎健身前热身活动很重要。

◎运动损伤应"冷"处理。

◎适量步行能使大脑更年轻。

◎步行最有利于中老年人健康。

◎深呼吸不利于老年人健康。

◎老年人晨练应先进食。

◎运动后应喝杯牛奶。

◎睡眠充足才有益健康。

◎情绪不畅会导致胃病。

◎手机贴膜会伤害眼睛。

◎员工不宜在办公室吃午餐。

◎午睡有助于预防冠心病。

◎不宜用沸水煎中药。

◎服中药不宜加糖。

◎不能用95％的酒精消毒。

◎每天日照超过3小时有益健康。

◎破损瓷砖辐射较大。

◎卧室窗户留缝有助于睡眠。

◎清晨不宜开窗通风。

◎热水袋比电热毯更益健康。

◎不宜用塑料袋保存果蔬。

◎筷子最好半年换一次。

◎牙龈出血要尽快更换牙刷。

◎正确刷牙比选择牙膏重要。

◎起床不宜马上叠被子。

◎晒被子不能拍打。

◎空腹不宜喝蜂蜜。

◎喝蜂蜜可解酒。

◎素食为主更适合中国人。

◎多吃海带可预防高血压。

◎凉水洗脸好处多。

◎刷牙宜用温水。

◎洗脚宜用热水。

◎脚寒容易感冒。

◎干嚼食物可防止大脑老化。

◎冬季上午晒太阳有利于健康。

◎跷二郎腿会影响健康。

◎戴帽子不宜过紧。

◎常梳头有益健康。

◎长时间微笑有利健康。

◎强忍泪水等于慢性自杀。

◎小便时咬紧牙齿有益健康。

◎打喷嚏时不能捂嘴。

◎早晨一杯水很重要。

◎咖啡要趁热喝才好。

◎酒后喝咖啡易发高血压。

◎喝下午茶有益增强记忆。

◎绿茶有益预防肝炎、肝癌。

◎胖大海泡茶不宜长期饮用。

◎感冒不宜喝苦丁茶。

◎不应用保温杯喝茶。

◎不宜空腹喝酸奶。

◎喝完牛奶应喝口白开水。

◎豆浆不应与红糖鸡蛋同饮。

◎白酒不宜代替料酒做菜。

◎吃海鲜不宜喝啤酒。

◎吃鱼能保持血管年轻。

◎鱼刺卡喉不宜醋疗。

◎胆固醇高者少吃鱿鱼。

◎食肉过多对身体有害。

◎骨折初期不宜喝骨头汤。

◎炖鸡汤不要先放盐。

◎茶叶蛋不宜多吃。

◎馒头比米饭更益补锌。

◎煮粥和烧菜不能放碱。

◎饭菜不宜"趁热吃"。

◎多吃黑色食物可补肾。

◎不宜吃开口的糖炒板栗。

◎多食核桃有益心脏。

◎花生具有抗衰老作用。

◎常吃花生可预防胆结石。

◎西瓜不宜长时间存放冰箱。

◎吃葡萄有利于护肝。

◎吃草莓有助于防止辐射。

◎甘蔗被称为"补血果"。

◎苹果营养全面。

◎苹果可降血压，降脂肪含量，保护前列腺，预防肺癌。

◎红枣有增强机体免疫力的作用。

◎山楂易致胃结石。

◎香蕉是廉价减肥药。

◎烂水果不烂的部分也有毒。

◎水果不如蔬菜有营养。

◎木瓜可增加胃肠动力。

◎芦荟能缓解亚健康。

◎胡萝卜有降血压作用。

◎萝卜白菜不要一起煮着吃。

◎西蓝花营养价值高。

◎香椿浑身是药、是宝。

◎处理香椿需用开水烫。

◎多吃番茄可防晒伤。

◎吃饭应先吃蔬菜后吃肉。

◎常吃大白菜好处多。

◎韭菜可补肾助阳。

◎茄子有利于降低胆固醇。

◎洋葱可保护血管。

◎做菜勾芡有助于保护肠胃。

◎黄瓜和番茄不能一起吃。

◎豆芽一定要炒熟吃。

◎饭前不宜吃番茄。

◎山药是冬季滋补佳品。

◎豆腐吃多对身体有害。

◎红薯叶是宝。

◎红薯有了黑斑不能吃。

◎日常饮食应少吃胡椒。

◎多食味精影响视力。

◎多吃盐会使血压升高。

◎黑木耳补铁效果最好。

◎大蒜宜生吃。

◎香油更适合中老年人吃。

◎腐竹在豆制品中营养价值最高。

◎枸杞子能强精壮体。

◎当归能增强肠胃吸收能力。

◎男人不宜趴着睡。

◎孩子厌食多吃醋。

◎使用筷子能促进幼儿大脑发育。

◎学生补偿式晚餐不可取。

◎儿童不宜多用鱼肝油。

◎果味维C不能让儿童当糖吃。

◎早餐吃燕麦有助于提高记忆力。

◎鼻子出血时不要抬头。

◎打乒乓球有助于预防儿童近视。

◎儿童不可多吃山楂片。

◎幼儿不宜经常服用止咳糖浆。

◎给孩子喂药不能用牛奶。

◎浴后不宜立刻化妆。

◎晒后不能用热水洗脸。

◎苦瓜羊肉汤去痘效果佳。

◎束腰过紧可引发痔疮。

◎吸烟也会伤胃。

◎不含尼古丁的香烟仍有害。

（杭州乾宁斋中医养生馆供稿）

美丽从调理脏腑开始

许多女性面色无华、皖白或晦暗，肌肤粗糙、斑点丛生或皱纹累累，往往缘于五脏功能失调。再高明的美容师，恐怕也难掩其憔悴之态。因此，要想养颜美容，首先应增强脏腑的生理功能。

心主血脉，其华在面，即心气能推动血液的运行，从而将营养物质输送全身。而面部又是血脉最为丰富的部位，心脏功能盛衰都可以从面部的色泽上表现出来。心气旺盛，心血充盈，则面部红润光泽。若心气不足，心血亏少，面部供血不足，皮肤得不到滋养，面色就会皖白晦滞或萎黄无华。

心气虚、心血亏少者，可将桂圆、莲子肉各30克，糯米100克，加水用大火煮沸，再改为小火慢慢煮至米粒烂透即可。常服此粥可养心补血，润肤红颜。

肝主藏血，主疏泄，能调节血流量和调畅全身气机，使气血平

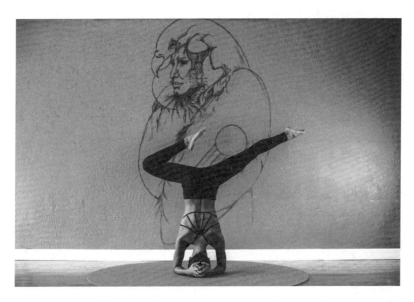

和，面部血液运行充足，表现为面色红润有光泽。若肝之疏泄失职，气机不调，血行不畅，血液瘀滞于面部，则面色青，或出现黄褐斑。肝血不足，面部皮肤缺少血液滋养，则面色无华，暗淡无光，两目干涩，视物不清。

对肝脏失调者，中医提倡食用银杞菊花粥。其做法为：银耳、枸杞子、菊花各10克，糯米60克，同放锅内，加水适量煮粥，粥熟后调入适量蜂蜜服食。常服此粥有养肝补血、明目润肤、祛斑增白之功。

脾为后天之本，气血生化之源。脾胃功能健运，则气血旺盛，见面色红润，肌肤弹性良好；反之，脾失健运，气血津液不足，不能营养颜面，其人必精神萎靡，面色淡白，萎黄不泽。

脾运障碍者应服用红枣茯苓粥。其做法是：大红枣20枚，茯苓30克，粳米100克。将红枣洗净剖开去核，茯苓捣碎，与粳米共煮成粥，代早餐服食。可滋润皮肤，增加皮肤弹性和光泽，起到养颜美容作用。

肺主皮毛。肺的气机以宣降为顺，人体通过肺气的宣发和肃降，使气血津液得以布散全身。若肺功能失常日久，则皮肤干燥，面容憔悴而苍白。

肺功能失常者需要补肺气、养肺阴，可食用百合粥。其做法是：百合40克，粳米100克，冰糖适量。将百合、粳米加水适量煮粥，粥将成时加入冰糖，稍煮片刻即可，代早餐服食。对于各种发热治愈后遗留的面容憔悴、长期神经衰弱、失眠多梦、更年期妇女的面色无华，均有较好的恢复容颜色泽的作用。

肾主藏精。肾精充盈，肾气旺盛时，五脏功能也将正常运行，气血旺盛，容貌不衰。当肾气虚衰时，人的容颜晦暗，鬓发斑白，齿摇发落，皱纹满面，未老先衰。

肾功能失调引起的容颜受损可服用芝麻核桃粥。其做法是：芝麻30克，核桃仁30克，糯米适量，同放锅内，加水适量煮粥，代早餐服食。能促进毛发生长，使皮肤变得光洁、丰润。

（麻浩珍撰文）

脾胃好不好，看看面色就知道

脾胃不好的人，从外表上就能看出来。

有的面色苍白，口唇没有一点光泽；有的过于消瘦，好像一阵风就能吹倒；有的很胖，看似体格较强，但一点都不结实；还有的说话有气无力，精神不振，年纪轻轻却未老先衰……这些多是由于他们的脾胃功能受损所造成的。因此，要知道脾胃好不好，可以常看以下几个部位：

口唇

一般来说，脾胃好的人嘴唇是红润的，干湿适度，润滑有光；脾胃不好的人嘴唇发白、没有血色，显得非常干燥，容易爆皮、裂口子。

口臭、牙龈肿痛等症状大多和脾胃消化能力不足有关。另外，睡觉时流口水，也是脾气不足的一种表现。

鼻子

脾胃的经脉和人的鼻子相连。鼻腔干燥、嗅觉失灵、流清鼻涕、鼻子出血，大多是脾胃虚弱所导致的。

鼻翼发红的人，多有胃热；鼻头发青伴有腹痛，也说明脾胃功能不好。

眼睛

脾胃不好容易气血不足，进而影响到肝。肝开窍于目，所以眼睛容易疲劳，看不清东西。

另外，脾和人体液的吸收关系很大，如果常出现眼睛红肿、脸肿等现象，也可能是脾的问题。

耳朵

脾胃虚弱会导致人的肾气不足，常常表现为耳鸣甚至耳聋。

此外，很多人的脾胃不好，是由于过度劳累或情绪引起的。尤其是春天，肝火旺盛，人往往易怒。

脾胃失调的人，春天常常觉得身上没劲儿、手脚冰凉，有时还会拉肚子。

脾胃受伤，五脏都遭殃

脾胃出了问题，很可能连累五脏。中医里有一句话："养脾胃就是养元气，养元气就是养生命。"脾胃健康是决定人寿命长短的重要因素。

心与脾

心与脾就像一对母子，心脏病要从脾胃治。脾负责统筹人的气血，供养心脏。一旦脾出了问题，不能益气生血，就会导致人的心血失调，引发心脏疾病。

肝与脾

肝与脾胃互相影响。常有患者告诉我，吃完饭还感觉饿，肚子却是鼓鼓的，吃了胃肠药也不管用。

其实，这往往和工作压力太大或情绪不好导致的肝郁气滞有关，必须先养好肝才能解决脾胃的问题。

反过来，脾胃也会影响肝脏，比如脂肪肝出现的根源就在于脾胃无法良好地消化食物，使得垃圾处理困难，堆积在肝脏里，从而影响肝的供血和其他功能。

肺与脾

脾胃虚最先影响肺。肺像个"宰相"，专门辅佐心脏这个"君主"。肺通过管理体内的气，协助心脏治理全身。

然而，肺气的盛衰取决于脾胃的强弱。脾胃虚的人往往会导致肺气虚，容易患感冒和其他呼吸系统疾病。

肾与脾

脾虚往往肾也虚。人的精力充沛，肾气就充足。肾的精气强弱，还和人的脾胃是否健康，能否提供充足的营养滋养肾脏有关。

长期脾虚会导致肾虚，表现为心里烦热、容易盗汗，或者畏寒怕冷、手足冰凉。

胃生病大多和饮食不节制有关，脾生病则与过度劳累有关。虽然脾胃生病的起因不一样，但必须一起养。

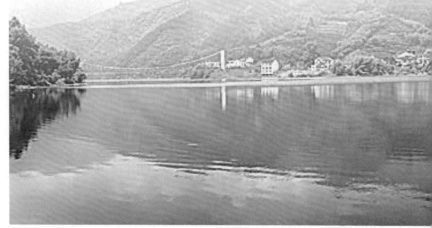

脾胃有四怕

一怕生，二怕冷，三怕撑，四怕生气。生冷的食物，如各种冷饮、生的蔬菜水果等，会带着寒气进入身体，最容易伤及脾胃。

此外，脾胃最怕撑，饥一顿，饱一顿对它伤害最大。

多动脚趾养脾胃

我经常让脾胃不好的患者多动脚趾，相当于按摩脾胃二经。上班时，可以边工作边用脚趾抓地、抓鞋底，每次抓5分钟。

或者在洗脚盆里放一些椭圆形、大小适中的鹅卵石，边泡脚边用脚趾抓石头。

脾胃喜欢细碎的食物

脾胃和老奶奶一样，喜欢细碎的食物。国外有研究证明，如果每口食物都能做到反复咀嚼，坚持几十年，你的健康状况就会明显好于同龄人。

春夏秋冬各有养法

春天少吃酸，多吃点甜味食物，如山药、香蕉、大枣等，以养脾脏之气。夏天湿气较重，多吃豆类健脾利湿，同时少淋雨、少贪凉。从立秋开始多喝粥，粥最健脾。冬季寒冷，容易刺激胃酸分泌增加，平时最好早睡晚起、多晒太阳，让身体温暖，是保护脾胃的最好方法。

有些药最伤脾胃

很多西药都会刺激肠胃，比如硫酸亚铁、氨茶碱等会让人恶心、呕吐；胍乙啶、心得安等会引起腹泻。阿司匹林、水杨酸钠、消炎痛等会诱发胃及十二指肠溃疡，导致出血。

一些苦寒类的中药，如板蓝根、六神丸等，虚寒体质、经常拉肚子的人不宜久服。

笑是给脾胃最好的礼物。

（杭州浙里健康管理有限公司供稿）

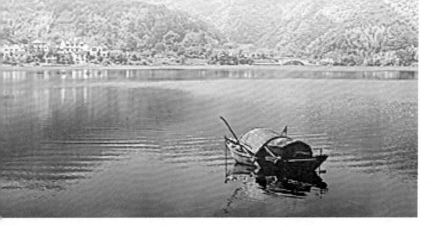

看图识病

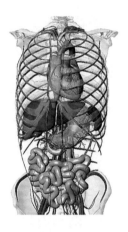

心脏有问题时——左边手臂会酸、麻、痛。

肝脏有问题时——小腿晚上睡觉时容易抽筋。

脾胃出现问题时——偏头痛。

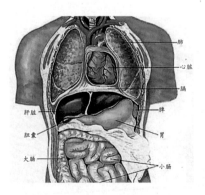

（1）晚上9~11点为免疫系统（淋巴）排毒时间，此段时间应安静或听音乐。

（2）晚间11点至凌晨1点，肝排毒，需在熟睡中进行。

（3）凌晨1~3点，胆排毒，亦需在熟睡中进行。

（4）凌晨3~5点，肺排毒。此即为何咳嗽的人在这段时间咳得最剧烈，因排毒动作已走到肺；不应用止咳药，以免抑制废积物的排除。

（5）清晨5~7点，大肠排毒，应上厕所排便。

（6）早上7~9点，为小肠大量吸收营养的时段，应吃早餐。疗病者最好早吃，在6点半前；养生者在7点半前；不吃早餐者应改变习惯，即使拖到9~10点吃都比不吃好。

（7）半夜至凌晨4点为脊椎造血时段，必须熟睡，不宜熬夜。

吃青色食物

按中医五行理论，青色食物可以通达肝气，起到很好的疏肝解郁作用，属于帮助肝脏排毒的食物。中医专家推荐青色的橘子或柠檬，连皮做成青橘果汁或是青柠檬水，直接饮用就好。

枸杞子提升肝脏的耐受性

除了排毒之外，还应该提升肝脏抵抗毒素的能力。这种食物首推枸杞子，它具有很好的保护肝脏作用，可以提升肝脏对毒素的耐受性。食用时以咀嚼着吃最好，每天吃一小把。

按压肝脏排毒要穴

这是指太冲穴，位置在足背第1、2跖骨结合部之前的凹陷中。用拇指按揉3~5分钟，感觉轻微酸胀即可。不要用太大的力气，两只脚交替按压。

眼泪排毒法

相比较少哭泣的男人，女人寿命更长，这不能不说和眼泪有关系。作为排泄液的泪液，同汗液和尿液一样，里面含有一些对身体有害的生化毒素。所以，难受时、委屈时、压抑时，就干脆哭一场。

吃苦排毒

首推莲子心，它味苦，可以发散心火，虽然有寒性，但不会损伤人体的阳气，所以一向被认为是最好的化解心脏热毒的食物。可以用莲子心泡茶，不妨再加些竹叶或生甘草，能增强莲子心的排毒作用。

按压心脏排毒要穴

这是指少府穴，位置在手掌心，第4、5掌骨之间，握拳时小指与无名指指端之间。按压这个穴位不妨用些力，左右手交替。

绿豆利尿排毒

绿豆可以通过利尿清热之法来化解并排出心脏的毒素，但吃绿豆时要用液体的形式，例如绿豆浆或绿豆汤，绿豆糕的效果会差一些。

心脏最佳排毒时间：中午11点至下午1点是心脏最强的时间，可吃些保心、助排毒的食物，例如茯苓、坚果、黄豆、黑芝麻、小枣、莲子等。

吃酸助脾脏排毒

例如乌梅、醋，这是用来化解食物中毒素的最佳食物，可以增强肠胃的消化功能，使食物中的毒素在最短的时间内排出体外。同时酸味食物还具有健脾的功效，可以很好地起到"抗毒食物"的功效。

按压脾脏排毒要穴

这是指商丘穴，位置在内踝前下方的凹陷中。用手指按揉该穴位，保持酸重感即可，每次3分钟左右，两脚交替做。

饭后走一走

运动可以帮助脾胃消化，加快毒素排出，不过需要长期坚持，效果才会更好。

脾脏最佳排毒时间：餐后是最容易产生毒素的时候，食物如果不能及时地消化或是吸收，毒素就会积累很多。除了饭后走一走，因为甘味健脾，还可以在吃完饭1小时后吃1个水果，帮助健脾、排毒。

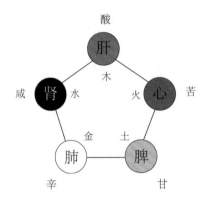

萝卜是肺脏的排毒食物

大肠和肺的关系最密切，肺排出毒素的程度取决于大肠是否通畅，萝卜能帮助大肠排泄宿便，生吃或拌成凉菜都可以。

百合提高肺脏抗毒能力

肺脏向来不喜欢燥气，在燥的情况下，容易导致积累毒素。蘑菇、百合有很好的养肺滋阴的功效，可以帮助肺脏抗击毒素。百合的加工时间不要过长，否则其中的汁液会减少，防毒效果会大打折扣。

按压肺脏排毒要穴

这是指合谷穴，位置在手背上，第1、2掌骨间，当第2掌骨桡侧的中点处。可以用拇指和食指捏住这个部位，用力按压。

排汗解毒

肺管理皮肤，所以痛痛快快地出一身汗，让汗液带走体内的毒素，会让我们的肺清爽起来。除了运动以外，出汗的方法还可以是热水浴，浴前在水中加一些生姜和薄荷精油，使汗液分泌得更畅快，排出身体深处的毒素。

深呼吸

每次呼吸时，肺内都有残余的废气无法排出，这些废气相对于那些新鲜、富含氧气的空气来讲，也是一种毒素。只需几个深呼吸，就能减少体内废气的残留。

肺脏最佳排毒时间：肺脏最强的时间是早上7～9点，此时最好能够通过运动排毒。在肺最有力的时候进行慢跑等有氧运动，能强健肺脏排出毒素的功能。

肾脏排毒食物：冬瓜

冬瓜富含汁液，进入人体后，会刺激肾脏增加尿液，排出体内的毒素。食用时可用冬瓜煲汤或清炒，味道尽量淡一些。

肾脏抗毒食物：山药

山药虽然可以同时滋补很多脏器，但以补肾为主，经常吃山药可以增强肾脏的排毒功能。拔丝山药是很好的一种食用方法，用焦糖"炮制"过的山药，抗毒的功效会相应增强。

按压肾脏排毒要穴

这是指涌泉穴，是人体最低的穴位。如果人体是一幢大楼，这个穴位就是排污下水管道的出口，经常按揉它，排毒效果明显。涌泉穴位于足底的前1/3（计算时不包括足趾）与后2/3交界处的凹陷中。这个穴位比较敏感，不要用太大的力度，稍有感觉即可，以边按边揉为佳，持续5分钟左右即可。

肾脏最佳排毒时间：肾脏最适合排毒的时间是早晨5~7点，身体经过一夜的修复，到了早晨毒素都聚集在肾脏，所以早晨起来最好喝一杯白水，冲刷一下肾脏。

（浙江省华夏健康系统工程研究院供稿）

白露身不露，寒露脚不露

白露节气一过，穿衣服就不能再赤膊露体；寒露节气一过，应注重足部保暖。

"凉燥"袭肺补养

秋冬疾病最显著的特点就是"燥邪为病"，秋初一般是"温燥"，而秋末则以"凉燥"为主。

寒露时节，天气由"凉爽"转为"寒冷"，花草树木也都萧条零落。这个时节阴生阳退，"寒"和"燥"很容易在一起形成"凉燥"。"凉燥"一旦侵入人体，就会导致人的肺和胃受到损伤，从而出现着凉感冒的症状，如发热恶寒、头痛无汗、口干鼻燥等。

因此，寒露时节，为了不被"凉燥"侵害，大部分人可以通过食补来养生，而肺病患者或是老师、营业员等损耗肺气较多的人则应采用药补。适合秋天进补的药材有生晒参、白参等。

适量运动

秋天气候适宜，空气质量较佳，不妨多接近自然、多运动，吸收天地精华。伸展具有"运化作用"，能收敛心神，从呼吸带动循环系统、肠胃消化到内分泌系统，一路顺畅，气血循环自然活络。

寒露脚不露

有句民谚叫"寒露脚不露"，说的是到了寒露，就不要再赤足穿凉鞋了，要给足部保暖。

中医学里也有这样的说法："百病从寒起，寒从脚下生。"因为足部是足三阳经脉以及肾经的起点，如果足部受寒，寒邪就会侵入人体，对肝、肾、脾等脏器造成损害。

要想做好足部的保暖工作，除了选择保暖效果好的鞋袜、透气的鞋垫外，平时还要注意不要久坐久站，经常活动肢体，以促进血液循环，另外每天临睡前，最好用热水泡泡脚。

保护关节，积极防范"老寒腿"。

寒露时节很多人的"老寒腿"开始发作，关节也出现各种不适，如怕冷、怕风、疼痛甚至刺痛等。

我们的膝关节活动范围大、负重多。人年老之后，身体会出现退行性变化，很容易发生骨性关节炎。寒露前后，一些人会感到腿部酸麻肿胀，而且"发沉"，殊不知，这就是"老寒腿"的征兆。

预防"老寒腿"，关键是要保暖。因此，晚上睡觉时，要把膝盖部或患风湿的部位用被子盖好，可以在这些部位适当地穿戴厚衣袜。洗澡时，用热水多擦洗这些部位，或者进行热敷，并坚持每天用热水泡脚。

另外，很多人习惯使用护膝，可实际上护膝并不适合用来给膝盖保暖。医生表示，护膝弹性太大，会勒在膝盖周围，导致血液循环不畅，不利于膝盖部位的保健。

老人寒露时节养生讲究"神补"

寒露时节，天气越来越冷，这样的天气会使老年人心情不好，哀愁、烦闷，甚至出现各种心理问题。因此，寒露时节的养生要讲究"神补"，做到不伤精神、调整好情绪。

神补，就是要精神愉悦，从而舒张大脑皮质血管，协调皮质下中枢及自主神经系统，平衡内分泌，促进身体健康，可达到各种药品、营养品无法比拟的效果。

神补没有具体的范围和方法，因为它包含的内容非常丰富。专家建议，大家可以根据自己的情况，

按照自己的喜好，做那些可以让自己心情愉悦的事情就好。

培养恰当的兴趣爱好

有些人年老退休之后，突然清闲下来会很不适应，此时可以找点喜欢的事情做，如读书写字、养花莳草等等。这样可以让生活充实起来，精神上也不会觉得空虚。

坚持锻炼身体

空气清新的早晨，或是阳光温暖的午后，到广场或公园打打太极、散散步，这些低强度的锻炼方式不但能强身健体，还能调整心态。

多与人交流，多"臭美"

孤独是老年人的大敌，所以老年人应该多参加社交活动，这样不仅能避免独居一室的寂寞，还可以获取生活中的各种信息。而适当"臭美"，就是说老年人应该讲究仪容，这样会让自己心态更年轻，不再整日感时伤怀，对健康也十分有利。

调整自己，适应社会

千万不要做"老古董"，摒弃自己陈旧迂腐的"老想法"，要尽可能地去学习，调整自己的观念，适应社会的发展。在家里，也不要倚老卖老，对晚辈要平等，不要斤斤计较。

（杭州浙里健康管理有限公司供稿）

民间收藏泡脚秘方

树枯根先竭，人老脚先衰。
诸病从寒起，寒从足下生。
春天泡脚，升阳固脱。
夏天泡脚，除湿祛暑。
秋天泡脚，肺腑润育。
冬天泡脚，藏精温肾。
热水泡脚，如吃补药。
中药泡脚，胜吃补药。

用中药泡脚是利用热水促进药物渗透进入人体的作用，既可保证药物能通过脚部透达周身经络，又不会出现口服药物过量导致不良反应的情况。中药熏蒸是中医重要的外治法之一，它能借助水蒸气扩张足部的毛细血管，使中药的有效成分充分地通过毛细血管循环至全身经络，再循经络运行到五脏六腑，从而达到内病外治，上病下治的作用。

然后再加水调温浸泡30分钟左右，通过双手对自己做自我按摩，使药物更好地刺激足部穴位和反射区，达到疏通经络，改善血液循环，促进新陈代谢，调节神经系统，从而改善睡眠，防治各种血管疾病，防治糖尿病，调整血脂、血压，防治中老年风湿性关节炎，同时也是养生美容和减肥的好办法。中药泡脚对糖尿病、便秘、小儿遗尿、神经衰弱、月经不调、痛经、更年期综合征、慢性疲劳综合征、抑郁等均有一定的治疗效果。

生姜泡脚

脚凉怕冷，将生姜一块（像枣子这么大一块姜）用刀拍扁，取一份红花用纱布包好，放在水里一起烧开，再加一勺盐泡脚。

红花泡脚

可活血化瘀。从药店买50g红花分成10份，取一份用纱布包好，放在水里烧开，然后加一勺盐，先熏脚后泡脚，可治腰部酸痛。注意泡脚的水一定要没过踝骨。

艾叶泡脚

可治疗呼吸系统疾病，祛风寒。从药店买50g艾叶分成5份，每次取一份艾叶用纱布包好，放到锅里用水烧开，先熏脚，水温40~50℃的时候，再把双脚放入水中泡脚，可温经通络。

花椒水泡脚

可防脚臭、脚汗、脚气。抓一把花椒，用纱布包好放到锅里，用水烧开后，双脚先熏，等水温能下脚的时候开始泡脚。

艾叶和花椒泡脚，可治疗皮肤病如湿疹。红花加盐泡脚，可治疗下肢静脉曲张。

醋泡脚

在泡脚水里放一两勺醋可治脚后跟干裂，有软化足跟骨刺的作用。

小苏打加盐泡脚

可平稳血压。先放一勺盐把水烧开，然后放小苏打，血压偏低就少放些，偏高就多放点，连续使用。

干姜、桑枝泡脚

患有风湿病、怕冷、怕凉、脾胃虚寒的人，适合使用具有温通作用的中草药，如干姜、桑枝。

杏仁茶叶方

苦杏仁45克、绿茶10克，一同入锅，加水2000毫升，煎煮30分钟，去渣取汁。取1小瓶药液外搽脸部及手臂，余下的药液倒入盆中，待温度适宜时泡足30分钟。20天为一个疗程。可滋润皮肤，消炎杀菌，补充维生素及矿物质，防治皮肤萎黄、黯黑、粗糙及痤疮、疥疮。

日常养生足浴配方

当归15克、黄芪20克、红花10克、苏木10克、泽兰10克、生地黄10克、川椒10克、葛根15克、细辛6克、黄芩15克、酸枣仁15克，加水1000毫升，煎至600毫升，去渣后倒入足浴盆，每晚睡前泡脚30～40分钟，配合脚部自我按摩手法。

气虚足浴配方

党参15克、黄芪20克、白术15克，加水煎煮后倒入足浴盆内泡脚30分钟，每日1次。

血虚足浴配方

当归20克、赤芍15克、红花15克、川椒15克，加水煎煮后倒入足浴盆内泡脚30分钟，每日1次。

治感冒或感冒头痛配方

在热水中加食盐约50克、生姜50~70克。泡脚时，先把脚放在热气上熏，待水温下降后再将双脚浸泡在水中互相搓擦，水凉时可续加热水2~3次，泡至全身微微汗出，待水尚温时及时擦干脚部，盖上被子痛痛快快地睡一觉即可。

治咳嗽配方

黄麻10克、胡椒40粒、老姜30克、生白矾30克。

治高血压配方

罗布麻叶15克、杜仲6克、牡蛎15克、夜交藤10克、吴茱萸10克；或桑叶、桑枝、芫蔚子各15克；或钩藤40克、夏枯草30克、桑叶20克、菊花20克。将上药加水2000毫升，煎至1000毫升，去渣后倒入足浴盆，睡觉前浸泡双足30~40分钟。

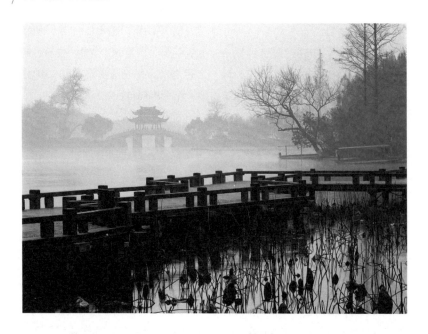

治头痛配方

白附子10克、川芎20克、白芷20克、细辛10克、葱白5根。

治失眠配方

磁石60克、丹参20克、远志15克、夜交藤30克；或酸枣仁20克、远志20克、合欢皮10克、朱砂5克，水煎去渣，加热水至3000毫升泡脚，每晚睡前1次。或吴茱萸40克、米醋(白醋)适量，用吴茱萸煎汁，加入温水，再加入米醋，足浴盆内浸泡双足30分钟，每晚睡前1次。

治痛经配方

蒲黄20克、五灵脂20克、香附20克、延胡索20克、当归20克、赤芍15克、桃仁10克、没药10克，加水2500毫升，煮沸15分钟后离火，先以药液蒸气熏双脚，待温度适宜后将双脚浸泡于药液中。每次浸泡15~20分钟，每日早晚各熏洗1次，每剂药重复使用2天。于经前3天左右开始用药，连用3~5剂，连续使用3个月经周期。也可用小茴香200克单煎泡脚，每日1次。

治风湿麻木配方

山姜茎叶适量，或野花椒枝叶适量，或番木瓜枝叶适量，煎汤后去渣，倒入温水，足浴盆内浸泡双足30分钟。

治血栓闭塞性脉管炎配方

桂枝、附片、伸筋草、苦参各15克，煎后去渣，倒入温水，用按摩足浴盆浸泡双足30分钟。每日2次，10天为一个疗程。

治中风后手足拘挛配方

伸筋草、透骨草、红花各6克，

加清水5000毫升，煎煮10分钟后加入温水，用足浴盆浸泡双足。每日3次，1个月为一个疗程。

治双足水肿配方

楠木、桐木各适量，煎汤后加温水，用按摩足浴盆浸泡双足，每次20分钟，每日1次。

治足跟痛配方

寻骨风30克、透骨草30克、鸡血藤30克、乳香10克、没药10克、血竭10克、王不留行15克，煎水泡脚30分钟，每日1次。

治糖尿病足配方

川桂枝、生附片各50克，紫丹参、忍冬藤、生黄芪各100克，乳香、没药各24克，加3000毫升水，用小火煮沸后再煎20分钟，去渣后倒入温水内，用足浴盆浸泡30分钟，每剂药可反复使用3次。

减肥配方

冬瓜皮200克、茯苓100克、木瓜100克，水煎去渣后，倒入足浴盆内浸泡双足，每次30~40分钟，至微微出汗。每日1次，20~30天为一个疗程。

治老年斑配方

当归40克、桂圆肉25克，加清水适量，煎煮40分钟，去渣取汁，与2500毫升开水一起倒入盆中，先熏蒸擦洗面部，待温度适宜时泡洗双脚，每次熏泡40分钟，每天1次。可养血益颜。适用于黑色素沉着、皮肤老化等。

治黄褐斑配方

山楂、当归各16克，白鲜皮、白蒺藜各15克，加清水适量，煎煮30分钟，去渣取汁，取一杯代茶频饮，余液与2000毫升开水一起倒入

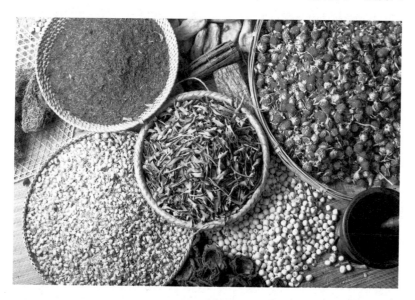

盆中，待温度适宜时泡洗双脚40分钟，每天1次，10天为一个疗程。补血疏肝，散郁祛瘀。适用于面部黄褐斑，尤其适用于产后服用避孕药而使面部长黄褐斑的妇女。

脚底皲裂配方

桂枝15克、金银花15克、红花20克，加水煎煮后倒入足浴盆内泡脚30分钟，每日1次。

足部冻伤

桂枝、茄秧、白芷、防风、细辛各15克，水煎加热水至3000毫升浸足，每次20分钟，每日2次。

在上方中添加姜一大块，煮开，适用于风寒感冒初起、风湿性关节炎、类风湿关节炎等。

在上方中加红花一小把，纱布包好，煮开，可用2次，适用于静脉曲张、末梢神经炎，血液循环不好，腿脚麻木或青紫等瘀血证。

在上方中加盐一平勺，适用于上焦有火，经常眼红，牙痛，咽痛，性急爱生气，急躁心烦，上火下寒，腿脚肿胀。

在上方中加花椒20~30粒，适用于脚汗、脚臭、脚气、湿疹。

在上方中加艾叶一小把，煮后用，适用于呼吸系统疾病，如咳嗽、慢性支气管炎、肺气肿、哮喘。

在上方中加茄子枝或红辣椒适量，可防治习惯性冻疮。

在上方中加银杏叶适量，可预防小儿腹泻。

在上方中加芹菜叶适量，可治疗高血压和冠心病。

体质比较虚弱，经常头痛、咳嗽，到了冬天手脚发凉的配方：

艾叶10克、桂枝15克、川芎10克、羌活15克、防风10克、生姜20克、花椒10克、红花10克、威灵仙15克，用水煮沸，待温度适宜就泡脚。如果泡一会儿水冷了可以加入开水再泡，多准备一壶开水即可。最好是睡前泡，泡了擦干就睡觉，不要用冷水再冲洗。可以治疗冻疮或者怕冷。如果有冻疮，最好加茄子根2棵一起煮。

（杭州浙里健康管理有限公司供稿）

饥饿与健康

一般认为吃饭七分饱有益健康。其实饿肚子，也是一种健康的养生之法。

研究表明，如果一个人有了饥饿感后，只要一个小时不进食，之后身体就会出现一种叫作"长寿基因"的物质。

这种物质具有强大的修复功能，对身体益处颇多。

在后续的跟踪中，适当饿肚子的那组人，比餐餐饱食的人，平均寿命和健康指数都要高出很多。

其实，根据多国研究，在人类的长寿因素中，不可缺少的一个要素，就是适当饿肚子。

很多疾病都和过度饱食有关。例如感冒，有时候吃多了，积了食，再受点风寒，就很容易引起。

而感冒后，如果清一清肠胃，适度饿肚子，反倒容易痊愈。相反，若是一味想着补充营养，多吃点东西，好增加抵抗力，结果反倒会加重感冒。

再比如，大多数人都有脾胃虚弱的问题。脾虚胃寒，也是饮食无度引起的。

脾胃长期处于过劳的状态，得不到适当的休息，功能自然日益消退。久而久之，就成了脾胃虚寒的状态。

又如糖尿病、高血压、心脏病、肾脏病、肝脏病、瘫痪、老年痴呆等疾病，都与饮食无节制有密切关系。

在《黄帝内经·上古天真论》中，就告诉了后人，如要获得健康长寿，必须做到"食饮有节"。

类似的情况还有很多。道家的养生之法中，经常提到的一点，就是"辟谷"。

不食五谷，对芸芸众生来说，太过虚无缥缈，也不可行。但由此可见的是，少吃一点，吃到七分饱就可以了，确实是健康身体的前提之一。

适当饿肚子，可以让身体的器官得到休息。病从口入，很多时候，疾病的发生不是因为吃得不够，反倒是因为吃得太多。

在不少古代医书中，都将暴饮

暴食、吃大鱼大肉称为"烂肠之食"。顾名思义，吃多了对身体健康的危害，不亚于砒霜之毒。

富养精神，穷养身体，这是现代人养生的不二法门。多看些有营养的书，如《黄帝内经》《易经》及佛学、道学、儒学等经典，都有益于我们修心养性，让精神世界更加丰富。少吃点大鱼大肉和烟酒，适当饿肚子，做一些适合自己的养生功法，才能保持全身经络通、气血活、组织器官功能旺盛，有一个健康的好身体，从而实现长寿的目标。

（杭州浙里健康管理有限公司供稿）

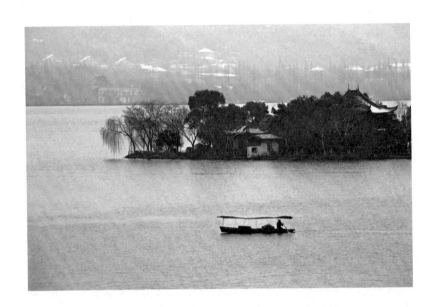

血糖高的危害

糖尿病不可怕，可怕的是糖尿病并发症。糖尿病长期发展对于肾脏、心血管、神经、足部和视力等有着严重危害，致残率和致死率很高。数据显示，发病10年后，30%～40%的糖尿病患者会出现至少一种并发症。下面就带大家了解几种常见的糖尿病并发症。

酮症酸中毒

酮体是人体内脂肪分解的产物，糖尿病患者由于血糖流失过多，无法利用全部血糖作为能量的来源，只好大量分解脂肪，于是产生过多的酮体。

当酮体过多时，就容易出现酮症酸中毒，不仅原来糖尿病症状加重，而且还会表现出恶心呕吐、食欲下降、眼窝下陷等症状，严重者会出现血压下降甚至昏迷、死亡。

糖尿病性肾病

糖尿病性肾病是糖尿病重要的并发症之一，也是导致患者死亡的一个

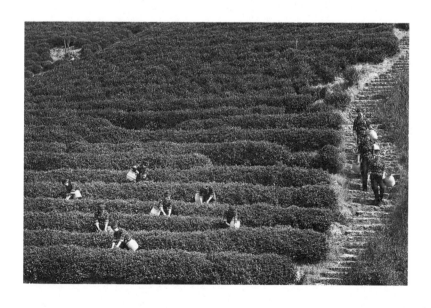

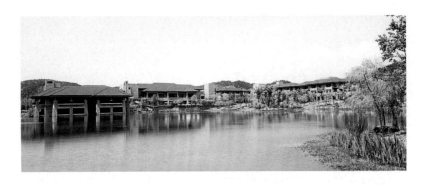

重要原因。糖尿病患者体内糖代谢紊乱诱发肾脏损害，最终导致肾功能下降、阳痿早泄、尿毒症等后果。由于糖尿病性肾病起病缓慢，在病情发展的过程中患者没有什么异常感觉，所以也最容易被忽视。

器官感染

糖尿病患者的高血糖状态抑制了白细胞吞噬有害细菌的能力，纵容了细菌在体内滋生，使患者的抗感染能力下降。常见的后果有泌尿道感染、呼吸道感染、皮肤感染等。

糖尿病性神经病变

糖尿病患者体内的高血糖使神经细胞、神经纤维极易产生病变。临床表现为四肢自发性疼痛、麻木。个别患者出现局部肌无力、肌萎缩。

糖尿病足

糖尿病患者长期血糖升高，会引起周围血管和神经的病变，如果同时穿的鞋子挤脚或磨脚，对足部产生过高的机械压力，就可能诱发足部软组织及骨关节系统的破坏与畸形，进而导致足部肌肤疼痛溃烂，严重者发生肢端坏死，甚至被迫截肢。

糖尿病性视网膜病变

糖尿病患者体内血管微循环发生变化，容易引起视网膜毛细血管壁损伤，甚至导致血管破裂。糖尿病病程如果超过10年，大部分患者会有不同程度的视网膜病变，常见的有虹膜炎、青光眼、白内障等。

（杭州乾宁斋中医养生馆供稿）

四高人群的饮食参考

血压、血脂、血糖、血尿酸是衡量我们身体状况最基本的四个指标。

然而数据显示，我国现在高血压有3.3亿人、糖尿病有1.5亿人、血脂异常人数超过1.8亿人、尿酸超标人数超过1.2亿人！

在能够帮助控制这些指标的方面，吃是最重要的一环，但是，高血压、高血糖、高血脂、高尿酸不能吃啥，很多人确实又不知道。

今天我们就给大家整理出来，建议本身有这些指标异常的朋友和高危人群都收藏好。

高血压患者不能吃什么。人的血液输送到全身各部位需要一定的压力，这个压力就是血压，如果血压过高，会伤害各个器官组织，包括血管、心脏、肾脏等，也会增加卒中风险。

◎不能吃高盐食物。食盐的主要成分是氯化钠，钠潴留可引起细胞外液增加，血压上升，增加中风、心梗风险。因此，含盐分高的食物应尽量避免。

世界卫生组织建议每人每天食盐摄入量以不超过6克为宜。所以对于高血压来说，咸菜、酱类都可以吃，但是要少吃，以控制一天内盐的摄入量不超过6克。

常见的高盐食物包括腌菜、腊肉、熏肉、香肠、油炸食品、咸快餐、酱料等。

◎不能吃高热量食物。高热量食物（葡萄糖、蔗糖、巧克力等）可诱发肥胖，肥胖者高血压发病率比正常体重者高。高血压患者多合并有超重或肥胖。

◎不能吃狗肉。高血压病因虽多，在中医看来，大部分属阴虚阳亢性质，狗肉温肾助阳，会加重阴虚阳亢型高血压的病情。

其他类型的高血压，或为肾阳虚，虚阳上扰，痰火内积，瘀血阻络等，食用狗肉或躁动浮阳或加重痰火或助火燥血，均于病情不利，所以也不宜食用。

◎不能喝浓茶。高血压患者忌饮浓茶，尤其是忌饮浓烈红茶。因为红茶中所含的茶碱最高，可以引起大脑兴奋、不安、失眠、心悸等不适，从而使血压上升。而饮清淡绿茶则有利于高血压的治疗。

◎不能吃高脂肪高胆固醇食物。肉类尽量选用瘦肉，肥肉、猪蹄、鸡皮、鸭皮等含胆固醇高、热量高，易造成动脉硬化。避免麻花、油煎饼或油酥等油炸食物。

糖尿病患者该怎么吃

临床上最常遇见的问题就是：医生，我有糖尿病，不能吃什么呢？

其实对于糖尿病或者血糖存在异常的朋友来说，糖尿病什么都可以吃！

有朋友会问了：不是说水果、甜食都不能吃吗？粮食也得少吃，肉也要适量减少吗？

北京协和医院内分泌科副主任医师、副教授李文慧强调，食物方面没有绝对不能吃的东西，主要是吃多少、怎么吃的问题。总体来讲，从营养角度，各样食材都可以适当根据喜好加以选择并食用，只是主要需关注吃的方式——煎炒烹

炸应少，蒸煮烩炖拌宜采用。

除此之外，关于糖尿病常见的疑问，我们也给大家列出来一些：

◎要少吃主食吗？其实并不是这样的。如果粮食吃得不够，能量就会缺乏。缺乏能量会使人体处于负能量状态，有糖尿病并不意味着身体就要处于一种负能量的状态之中，这样会使精神和身体都不适应。

◎主食吃多少合适？一般每天5～6两（生重）。我们并不主张过量地吃，但是必须要按量吃够。

再细致一点讲，如果不做重活，女性可以考虑每天5两主食，男性可以考虑6～7两。这样分配到三餐的话，每餐大概为1.5～2两（以上均为生重）。

◎该不该吃水果？答案是肯定的！因为水果对人体有很多好处：

水果能促进消化。比如有的人吃了一顿丰盛的晚餐后，吃一点水果会感觉腹部很舒服，不胀了。

其次，水果还能平衡人体的酸碱度，有人吃肉比较多，容易尿酸高，吃水果后就会一定程度上碱化血液，有利于尿酸的排出。

另外，水果里的果胶、果糖、矿物质、维生素等都对人体整体健康具有重要意义，还有利于降低血

液黏稠度。

一般来说，苹果、梨、橙子等每天不超过半斤（一个苹果可食部分约为200克），可以在运动前吃，既能帮助肌肉更好地工作，又能在运动中消除果糖摄入的影响，一举多得。

但热带水果建议少吃，比如荔枝、芒果、香蕉、桂圆等，因为这些水果比较甜。但也不是说不能吃，只是要少吃。

高血脂患者不能吃什么

高血脂患者可以吃肉，但要少吃肉，更要少吃肥肉和胆固醇高的食物。

而且，就算不吃肉，只吃饭，人体还是会把多余的营养物质转化为脂肪，那样血脂还是控制不好。

所以，不但要少吃高脂食物，其他饭菜、零食也不应该吃太多，要把每天吃下去的总热量控制好。

◎ 不能吃高脂食物。猪五花肉、排骨、肥牛、肥羊等，脂肪含量都在食物总量的50%~60%，要少吃。

还有一些容易被忽略的高脂食物，比如核桃、瓜子、腰果、夏威夷果、香榧等，这些坚果含脂量很高。

◎ 不能吃各种酒类。血脂高的人应当戒酒，如白酒、啤酒、果酒等均不能喝。因为酒精的最大危害是损害肝脏，而且酒中含有的酒精会影响肝肾代谢。

◎ 不能吃高糖食物。上面说了，就算不吃肉，只吃饭，人体还是会把多余的营养物质转化为脂肪，那样血脂还是控制不好。

所以那些会让我们摄入更多热量的高糖食物，还是要少吃，比如糕点、糖果、白面包、牛奶巧克力、各种含糖饮料等。

痛风患者该怎么吃

痛风在过去被称为"宫廷病"，因为首见于欧洲宫廷。当时的宫廷生活奢靡，肉奶制品吃得太多，高蛋白食物中的高嘌呤导致血液中尿酸异常升高，由此导致痛风，疼起来真的要命！

而控制痛风最重要的就是控制饮食，不吃高嘌呤食物。

◎ 少吃高果糖食物。痛风患者的"敌人"除了各种含嘌呤的食物外，还有含果糖的食物。

痛风患者要少吃甜度比较高的水果，尤其是果糖含量较高的水果。因为血液中的果糖含量上升，会导致血尿酸和尿液中的尿酸含量迅速增加。

◎少吃调味料。痛风患者都知道要少吃海鲜，但很多人不知道蚝油、鲍鱼汁、海鲜酱、香菇酱、浓缩鸡汁等食品调味料的嘌呤含量也很高。食用这些调味品烹调的食物后，可在短时间内迅速升高体内的尿酸水平。快速的血尿酸升高则会导致痛风的发作。

◎咖啡浓茶加重痛风。浓茶水、咖啡等饮料本身不会增加嘌呤的含量，但它们有兴奋自主神经的作用，会加重痛风，也可诱使痛风急性发作，痛风患者应尽量避免饮用。

◎别喝葡萄酒。都知道痛风患者不能喝啤酒，因为啤酒中有嘌呤。不过有些人认为红葡萄酒里没有嘌呤，痛风患者可以喝，其实是错误的！

酒精对痛风的影响是多方面的，酒会促进嘌呤吸收，即便红葡萄酒和白酒中没有嘌呤，跟其他含嘌呤的肉类一起食用也会加重痛风。另外，酒精可促进尿酸排泄，增加痛风或高尿酸风险。

◎少吃种子类食物。许多人会认为，既然荤菜中的嘌呤含量较高，那么选择素食总是不错的选择，其实选择蔬菜亦需谨慎。花菜、菠菜、菌类及植物的种子、干果等嘌呤含量亦不可小觑，仍应控制摄入量。

◎少吃番茄。中医专家提醒，患有痛风的人最好少吃番茄，不然病情反而会加重。

中医认为痛风发病原因多由寒湿引起，所以痛风患者应注意多吃能减轻和消除寒证的温热性食物，而番茄属于凉性食物，还是少吃为好。

◎少吃粗粮。痛风患者忌口的食物除了常见的海鲜、动物内脏、肉汤外，主食不应该选用粗粮，如玉米、荞麦、全麦片等。因为这些谷物糙皮中嘌呤含量相对较多，过多食入会引起血尿酸升高。

◎少吃内脏和鱼类。痛风性关节炎无论急性发作期还是慢性期，患者需要注意长期控制嘌呤含量高的食物，如动物内脏、沙丁鱼、凤尾鱼、鲭鱼、小虾等。这些都是痛风患者不能吃的食物，所以一定要小心。

◎吃火锅多喝水。防痛风吃火锅要多喝水，清淡的茶水也能起到一定的促进作用。最好还是多喝纯净水或是普通白水，大量饮水有利于尿酸的代谢排出，对于缓解痛风有益。

除此之外，就算在平时，一般也建议痛风患者每天要保证饮水量大于2升，这样能够帮助排出更多的尿酸，而且以碱性的苏打水为好。如果实在不喜欢，白开水也是不错的选择。

◎饮食要低蛋白。痛风患者宜多选用牛奶、奶酪、脱脂奶粉和鸡蛋的蛋白部分。因为它们既富含人体必需氨基酸的优质蛋白，能够提供组织代谢不断更新的需要，又含嘌呤甚少，对痛风几乎不产生不良影响。酸奶含乳酸较多，故不宜饮用。

（杭州乾宁斋中医养生馆供稿）

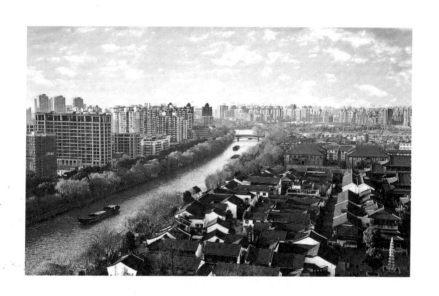

3分钟养生法

中医养生的方法非常多，但是在日常生活中关注好这些3分钟，对身体健康非常有益。

睡醒后赖床3分钟

在中风和猝死的病例中，近25%的人是在清晨起床发病的。建议有高血压、心脏病的中老年人，睡醒后不要急于起身，而应先在床上闭目养神3分钟再起床。身体可保持原来的姿势，并适当活动一下四肢和头颈部，这样血压不会有太大的波动。

刷牙持续3分钟

刷牙的基本原则是"面面俱到"，也就是说，牙齿的外面、里面、咬合面等各个角度都要考虑到。算下来，有80多个牙面需要清洁，而一把牙刷在同一时间里只能刷到2～3颗牙齿，因此每次刷牙持续3分钟，才能保证所有牙齿都刷干净。

水沸后再烧3分钟

通过氯化处理的自来水，还有很多残留的有机物结合可能会产生卤代烃、氯仿等多种有害物质。

实验证明，这些物质的含量与水温和沸腾时间关系密切，而把水煮沸后再烧3分钟，其含量可降至安全饮用标准。

吃热喝凉间隔3分钟

吃完热菜后血管会扩张，此时大量吃凉，血管就会急剧收缩，血压增高，出现头晕、恶心、胃疼、腹胀等症状。所以，短时间内最好不要食用温度反差强烈的食物。即使吃完热的想喝点冷饮解渴，也要间隔3分钟以上。

开水泡茶3分钟

人人都会喝茶，但冲泡未必得法。建议最好将茶水先泡3分钟，倒掉水后再冲泡3分钟，最佳水温是70～80℃，这样泡出来的茶水，色、香、味俱佳。这是由于茶叶长时间浸泡在高温的水中，茶叶中的茶多酚和单宁等多种物质会大量溶解到水中，导致茶水颜色浓重，味道也越苦涩。

同时，由于一直保持很高的水温，茶中的芳香烃会很快大量挥发，鞣酸、茶碱大量渗出，这样不仅降低了茶叶的营养价值，减少了茶香，还使有害物质增多。而泡茶3分钟，茶中的咖啡碱基本上都渗出来了，这个时候的茶，最能提神醒脑。

滴眼药水后按压内眼角3分钟

很多人都有同样的困惑：滴了眼药水后，嘴里往往会像吃药一样发苦。这是因为人的五官是相通的，眼药水会从鼻泪管流入鼻腔再流到口腔，滴完眼药水后最好轻轻闭眼，用食指压住内眼角3分钟。这样不仅能避免药液进入鼻泪管后被鼻黏膜吸收进入血液，还会延长药液在眼球表面停留的时间，让药效发挥得更充分。

生气不超过3分钟

人生气10分钟所耗费掉的精力不亚于参加一次3000米赛跑。更严重的是，生气时的生理反应十分剧烈，分泌物比其他任何情绪分泌的都复杂，且具毒性，因此爱生气的人很难长寿。

人生气时，血压瞬间上升，身体不好的人，特别是老年人，很容易出现脑出血、心脏病和心肌梗死。所以，生气不该超过3分钟，即使有气也要来得快去得快，尽快宣泄，竭力保持情绪的稳定。

如厕不超过3分钟

排便时，肠道每平方厘米承受着十几到几十千克的压力。排便时看书或抽烟，往往导致排便时间过长，如果经常如此，就会造成肠黏膜下垂，导致习惯性便秘、痔疮等疾病的发生。所以，如厕时间最好控制在3分钟以内。

运动间歇3分钟

很多人都有运动时上气不接下气的经历，这时应稍微歇歇，其实只要短暂的3分钟，人的肌肉就能完成足够的能量补充，以备下一次运动使用。

美国堪萨斯大学科学家研究发现，即使是篮球、羽毛球这类剧烈运动，中间3分钟的短暂休息也足够了。这样既不会让身体冷下来，防止再次运动时出现抽筋、肌肉拉伤等运动损伤，也足以利用这段时间补充水分和能量，让肌肉得到适当的休息，有助于更长时间的运动。

（杭州乾宁斋中医养生馆供稿）

出汗里的健康秘密

额头出汗=肝阳上亢

如果额头常常出很多汗，中医认为可能是肝阳上亢引起的。建议你去医院检查一下甲状腺激素分泌是否正常，因为这很可能是甲状腺激素分泌过剩造成的。医师建议：平时尽量保持心境平和，少生气，女人尤其要每天睡饱，否则容易阴虚、肝阳上亢。每天冲泡枸杞茶，有平肝功效。

鼻子出汗=肺气不足

如果平时鼻子爱出汗，说明你肺气不足，需要调理补气。从西医理论看，你的免疫力也多半很弱，需要提升。医师建议：每天用双手或工具敲打双腿。其中的重点是多次敲打，并按压双腿的左右两侧，因为这是肺经分布的部位，通过这种适当的刺激达到调理肺经的目的。

颈部出汗=内分泌失调

颈部汗腺分布稀少，所以很少有人颈部会出汗。如果你的脖子常常出汗，可能与内分泌失调有关。医师建议：最好去医院接受全面激素检查。

胸口出汗=脾胃失和

如果胸口常出汗，中医认为你的体内脾胃失和。西医觉得这种情况下，你体内的血液循环多半很慢，氧气输送不顺畅。医师建议：平时不要过度焦虑，也不要看恐怖片，以免惊吓过度伤及心脾。少吃油腻、生冷食物，平时用黄芪、大枣泡水喝，可以缓解症状。

腋下出汗=汗腺过大或饮食过重

腋下分布了很多大汗腺，所以汗液较多。但如果汗液分泌太过旺盛，多半是你的汗腺直径过大。如果汗液气味很大，是因为你的饮食过重，吃了太多葱、蒜、洋葱等食物。医师建议：汗腺过大时，可以去医院做简便有效的激光治疗。饮食也要清淡，少盐少香料，多吃水果、蔬菜。

手心、脚心出汗=脾失运化、脾胃湿热、血虚

如果你情绪紧张、激动或害怕时，手心或脚心容易出汗，中医觉得你多半是脾失运化、脾胃湿热，而且血虚。医师建议：每天餐后按摩腹

部，先顺时针按摩30圈，再逆时针按摩30圈。而且要少吃，尽量不吃冷食，比如冰激凌、冷饮等。

背部出汗=阴阳虚弱、极度疲劳

背部汗腺分布很少，所以背部爱出汗，说明你的身体阴阳虚弱，已经极度疲劳。医师建议：保证充足睡眠，饮食要丰富、有营养，以滋阴补阳为主，女性还可以早晚做15分钟瑜伽冥想。

私处出汗=湿热下注、肾阳虚弱

如果你的私处爱出汗，中医认为是体内湿热下注、肾阳虚弱。西医觉得这种情况下，患细菌性炎症的可能性会增大，甚至可使私处气味变重。

那么，就让我们多多注意自己身上出汗的部位，根据自己的实际情况，保护好自己的身体吧。

（杭州乾宁斋中医养生馆供稿）

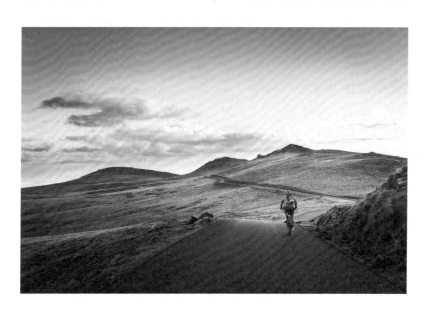

你会晒太阳吗

春天，老年人多晒太阳不仅可以温煦体内阳气，驱除寒气，还有生发、助睡眠、强壮骨骼等好处。但是，要选对时间、选对位置，才能把太阳这味补药"吃"出最好的功效。

晒脚踝

6～10时除寒气，少抽筋。老年人起床后，要选择天气好的时候，适当露出脚踝，对着太阳晒晒脚底，不但能促进血液循环，让踝关节活动自如，还能令阳光直射足底穴位，促进机体代谢功能，提升内脏器官活力。晒腿时，每次至少晒半小时。晒时可配合按摩小腿的足三里穴。

晒头顶

10～16时补阳气生发。老年人可以在午饭后到室外散步一刻钟，脱掉帽子30分钟，让阳光温煦头顶百会穴，有助于通畅百脉，调补阳气，也有益于头发生长。平时天气好时也可随时到室外散步，让阳光洒满头顶。

晒后背

16～17时储存维生素D最佳。这个时间段气温比较温暖，但阳光紫外线中的α光束较强，是储备维生素D的最佳时间。晒的时候，注意让阳光直射背部，即将后背朝向阳光即可。可将双手搓热后摩擦后背的肾俞穴（位置与肚脐平，脊柱旁开1.5寸），有温肾助阳的作用。如果方便，将衣服撩起来，让阳光晒下这两个穴位，可以补充肾气；或在晒太阳时，将双手搓热后，配合摩擦该部位。

晒手心

24小时助睡眠。晒手心方法很简单，在阳光下摊开双手朝向阳光，或者抬起双手，掌心朝向阳光即可。常晒手掌可舒缓疲劳，促进睡眠。手心最重要的穴位是劳宫穴（自然握拳，中指尖下所指）。按揉此穴有清心安神的作用。

（杭州浙里健康管理有限公司供稿）

围巾的养生功能

如果我问，围巾是用来干什么的，99%的人一定会回答保暖、防晒。其实你远远不懂，围巾还是一种药。既然说是药，那就看看围巾到底有哪些功效吧！

功效一：预防感冒，告别大葱、玉屏风

你还在吃大葱大蒜预防感冒吗？其实一条围巾就能解决。在中医学中，颈部是冬季最容易进风寒的地方，如果你能很好地保护颈部，比吃玉屏风更有效果。

还有很多人疑问为什么大夏天会感冒，而且很久不好呢？其实大多数是空调的问题，室内温度低，室外温度很高，一高一低导致你抵抗力下降，一条围巾可以帮你预防空调病。

功效二：脖子露得少，颈椎病不扰

中医认为，风、寒、暑、湿、燥、火是致病六因素，其中风寒之邪居前两位。

颈部是人体的"要塞"，颈部充满血管，还有很多重要的穴位，比如颈椎上有大椎穴、风池穴，还有延伸到肩部的肩井穴。因此，冬天是颈椎病高发的季节，一条围巾可以为你挡住风寒，远离疾病。

功效三：围巾围得好，腰背不烦恼

在冬季，如果不穿高领衣服，稍有点寒风钻进脖子里，全身都会打冷战。因此，颈部最怕冻。尤其是现代人长时间用电脑，容易造成颈部肌肉僵硬，如果加上冬季风寒袭击，背部就会受凉，肌肉容易痉挛、疼痛，这种疼痛会放射到肩上区、肩胛区。长期反复受凉，小则患感冒，大则易患风湿病等。

功效四：冬日暖一些，清醒一整天

寒冷的冬季或者夏天凉爽的室内，围巾都是你最好的搭配。

（杭州乾宁斋中医养生馆供稿）

睡眠为第一大补

睡眠为第一大补——告诉你怎么睡觉最补?

《易经》云:"一阴一阳之谓道。"通俗来讲,睡觉是人休养生息、养精蓄锐的过程,是收藏、吸收能量的过程;白天工作、学习则是释放能量的过程。阴阳各半,缺一不可。

睡得晚易伤胆

由于人的细胞每100天左右更新一次,故古代养生家讲:"睡觉为养生之首,一夜不睡,百日补不回来。"另外,经常夜里睡得过晚会伤胆气,严重者会患抑郁症。《黄帝内经》云:"气以壮胆。""十一脏腑取决于胆",即人体五脏六腑之气都取决于胆,取决于胆气的生发,如果胆气能够生发起来,身体就不会受到影响。晚上11点至凌晨1点是子时,胆气最旺。人在睡眠中蓄养胆气,不睡觉就会消耗胆气,严重者出现抑郁症,做事也会缺乏胆量。

子时不睡,除造成胆汁新陈代谢不利外,还可造成贫血、供血不足。胆虚上不明目,血虚下不养筋,形成目倦神疲、腰膝酸软之症。肝胆在无形中为青色,子时不睡面色易泛青,丑时未睡面色则易铁青。肺在无形中为白色,寅时未睡面色就易青灰。

起床对了才"补人"

凌晨3点是一天的"立春",6点是一天的"春分"。天地在3点醒了,人体的细胞在这个时空感应下也醒了。在每天3点到5点之间醒了无须再睡,有时候反而越睡越累。天醒人不起床,也如同"拔河",人是拔不过天地的。5点前还没有起床,6点"春分"人的神就出不来,使人精神不振。

如果晚上睡得过晚会耗杀阳气,早上起得过晚会封杀阳气,这叫"双杀"。因此,即使睡晚了,早上5点前也要起,中午补个觉,防止"双杀"。

百岁老人都有个"共同的睡觉时间"。

最佳睡觉时间应该是亥时(21~23点)至寅时(3~5点)

末，也就是在晚上9点睡下，早晨5点起床。亥时三焦经旺，三焦通百脉，此时进入睡眠状态，百脉可休养生息，使人一生身无大疾。

现代人很少能够做到"亥时睡，寅时起"，所以大街上脸色红润的人越来越少。女性若想长久保持容颜姣好，就应早睡早起。

另外，中医理论还认为：胆为中正之官，五脏六腑取决于胆。胆又为少阳，"少阳不升，天下不明"。如果晚上不能及时睡觉，或睡觉质量不好，第二天少阳之气没有升起，人就易困乏，没有精神。

除了晚上要保证良好的睡眠外，中午午时（11～13点）也要安排半个小时入睡（午睡被称为美容觉，养颜效果明显）。

睡觉房间不宜过大

睡觉的房间不宜过大，主要是为聚集阳气。传统养生讲究睡觉时一定要关好门窗，夏天再热也不要开电扇和空调睡觉。人睡着了身体表面会形成阳气保护层。如果风把这层阳气吹散了，体内还会补充；循环往复淘干阳气，早上起来浑身没劲，面色黄，头如布裹。如果夏天太热，可关卧室门窗开空调把房间吹凉，人冲完澡迅速睡觉。凉爽空气可保持1个多小时，人已经睡着了。如果中间热醒，可再按这个办法做一次。

晚餐不宜过饱

如果晚餐过饱，必然会造成胃肠负担加重，其紧张工作的信息不断传向大脑，致使人失眠、多梦，久而久之易引起神经衰弱等疾病。中老年人如果长期晚餐过饱，反复刺激胰岛素大量分泌，往往会造成胰岛素B细胞负担加重，进而衰竭，诱发糖尿病。同时，晚餐过饱，必然有部分蛋白质不能被消化吸收，在肠道细菌的作用下，会产生有毒物质，加之睡眠时肠壁蠕动减慢，相对延长了这些物质在肠道的停留时间，有可能促进大肠癌的发生。故晚餐不能吃得太饱，更不能暴饮暴食，因为这很容易诱发急性胰腺炎，使人在睡眠中休克，若抢救不及时，往往会危及生命。

另外，晚饭吃得过饱，耗气就多，耗气就要动气，就扰动了阳气。晚上阳气不足，就可能导致消化不良，食物积存在胃内，郁久就化热，容易产生胃热，阳盛则热，就会睡不好觉，影响睡眠质量。因此，晚餐不宜过饱，也是怎样睡觉最补的好方法。

快速入睡十法

假设你最近连着一两天都睡不好，看起来不是很严重的事情，但是事情可能不像表面看起来这么简单。这里我们可以推荐几个办法——改变你的睡眠习惯——虽然麻烦了点，但

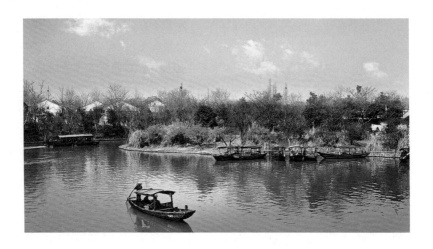

是长远看还是值得的。

（1）把你的卧室变成睡眠天堂。

首先，你的卧室必须安静、黑暗，因为黑暗的环境会促进松果体产生褪黑素，这种激素正是控制昼夜循环的（就是你那个24小时制的生物钟）。用厚重的窗帘（或者别的什么）隔绝外界光源，借助风扇或者白噪声掩盖恼人的声音。凉爽的温度有助于入眠，所以恒温器也要好好调节。如果室内空气太干燥，也可以使用加湿器。

（2）顺从你的天性。

晚上你会比较容易切换到睡眠状态，因为你的身体知道——到点了。可以随便做点什么以使在心理上做好入睡的准备（读几页书、花个5～10分钟打理个人卫生，或者冥想一会儿）。每天按时上床和起床也很重要——即使是在周末。

（3）保证你的床只是用来睡觉。

避免在床上工作、付账单、读书或者看电视。如果你希望只把睡觉这件事和你的床联系起来，那么在床上你需要做的事情就是熟睡，而不是整晚"翻烙饼"。

（4）驯服你的胃。

无论太饱或者太饿都会干扰睡眠。别在临睡前吃大餐，或者饥肠辘辘不得入眠。另一方面，如果你躺倒的时候胃里还是塞得满满当当，那么胃酸会回流进食管。如果真的很饿，吃些富含碳水化合物的小点心，可以触发大脑血清素的释放，这物质有助于放松身心。试试看全麦饼干或者一碗麦片，这类食物富含氨基酸，同样促进睡眠。

（5）警惕咖啡碱。

每天摄入过量的咖啡碱，即使不在睡眠时间发挥影响，也会导致睡眠不规律。当你50岁时，新陈代谢会变慢，于是咖啡碱滞留人体的时间就更长，乃至于10个小时。

（6）累了就睡。

事情其实很简单：如果你的身体觉得累了，那么入睡就很容易。斯坦福大学医学院的一项研究，要求一组年龄在50～76岁之间有睡眠障碍的受测人员，为时1个半小时的中等强度的锻炼，每周进行4次。相较于情况类似而没有参加运动的其他受测小组成员，参加运动的成员每晚的平均睡眠时间增加了1个小时，入睡时间则更少，短暂睡眠的时间更短，而且根据报告，睡眠质量有整体提高。户外运动尤其有效。另外，子时（晚上11点至凌晨1点）和午时（中午11点到13点）一定要休息，没有条件的，闭目养神都好，因为这两个时间段都是阴阳交替的时间。另外，临睡前1~2小时可来个热水澡。当你离开浴盆体温会逐渐下降，令你感到疲倦。不过，别临睡时才洗，那会使人兴奋，反而睡不着。

（7）回归自然。

甘菊、缬草、卡瓦胡椒、西番莲、猫薄荷等，被证明对促进睡眠是有效的。这些草药可以加进茶或者别的什么里。临睡前一杯甘菊茶可以帮助放松精神。如果你愿意尝试下缬草，建议的剂量控制为平均每天2~3克，但是不要和酒精以及刺激性药物混合使用。如果选了卡瓦胡椒，剂量要控制在60~120毫克之间，就寝前使用。

（8）不要勉强。

如果半个小时还不能入睡，不必躺在床上暗自神伤。干脆做点别的什么轻松一下，诸如听点舒缓的音乐或者浏览杂志。

（9）买张好床。

床不能太软，那会导致睡姿不正，还会导致肌肉僵硬和背部问题。如果你起床的时候床垫凹下去一块，那么这张床就太软了。如果你的床垫的"服役"年龄高于10年，就考虑可以更换了。

（10）如果你不觉得困或者觉得不需要睡觉，那就别逼自己睡，等想睡了再说。

（杭州乾宁斋中医养生馆供稿）

长寿村的秘密

各国长寿地区的人种、气候、食物、习俗各不相同，有的甚至与健康之道相悖，如有的老人嗜烟酒、喜肥肉，但有一点是相同的，即长寿者都乐观开朗、心地善良、为人随和。

2009年诺贝尔生理学或医学奖得主伊丽莎白等总结出的长寿之道是：人要活百岁，合理膳食占25%，其他占25%，而心理平衡的作用占到了50%！

百岁老人

"压力激素"会损伤身体。

《黄帝内经》云："百病生于气也。怒则气上，喜则气缓，悲则气结，惊则气乱，劳则气耗……"所以医病先医"心"。

现代医学发现：癌症、动脉硬化、高血压、消化性溃疡、月经不调等，人类65%~90%的疾病与心理的压抑感有关，因此，这类病被称为心身性疾病。

人的心与身，何以有如此紧密联系？

因为，下丘脑—垂体—肾上腺这三点一线形成了人体的应激反应中心。碰到危机时，它们分泌"去甲肾上腺素""肾上腺素"等压力激素，在激素的作用下，身体中的各种"资源"被重新调配，减少消化、免疫方面的供给，将重心放到心脏的供血和肌肉的运动中去，以让人体迅速应对危机。

如果人整天焦躁不安、发怒、紧张、贪婪、做坏事等，令压力激素水平长时间居高不下，人体的免疫系统将受到抑制和损害，心血管系统也会由于长期过劳而变得格外脆弱。

心理学发现：一个人在大发雷霆时，身体产生的压力激素足以让小鼠致死。因此，"压力激素"又称"毒性激素"。

如果人是快乐的，大脑就会分泌多巴胺等"益性激素"。

益性激素让人心绪放松，产生快感。这种身心都很舒服的良好状态，可使人体各机能互相协调、平衡，促进健康。

长寿村的老人

"目标"能激发生命活力。

个案：某年1月6日，上海交通大学原校长范绪箕教授度过了他的百岁生日，他至今仍每天做实验、写论文、指导博士研究生。

新的研究表明，"目标感很强"对健康有益，因为生活中是否有追求，这决定了一个人的心态，进而影响其生理状况。

英国科学家在40～90岁的人群中做了一个7年的追踪调查，结果发现：没有明确生活目标的，比有明确生活目标的，病死或自杀的人数，足足高了1倍；患心脑血管疾病的人数，也多了1倍。

再则，医学早就发现，人退休后，因人生目标突然消失，身体健康和精神健康状况均会急剧下降。

为何会如此？

原因是，如果你没有目标，死亡便成了唯一的"目标"，那么隐藏在你潜意识里的自毁机制就会悄然启动，让你的身体每况愈下。

如果有目标呢？

就会有积极的心态，努力去寻找实现目标的途径，就会勤于用脑。

科学家发现，勤于思考的人的脑血管经常处于舒展状态，从而保养了脑细胞，使大脑不会过早衰老。

科学家还发现，脑子活动时总是把较多的葡萄糖输送到脑中最需要的地方。在安静时，老年人和青年人相比，脑内葡萄糖利用率较低，但用起脑来，脑最活跃的地方所得到的葡萄糖并不低于青年人。所以，用脑可促进脑的新陈代谢，延缓衰老。

再则，目标可以激发生命活力，战胜疾病。

个案：墨西哥一位老人患了癌症，来日无多。但当他的儿子儿媳出车祸去世之后，他的病突然好了，因为老人有了新的生活动机、新的目标，即抚养无依无靠的孙子。

还有，目标实现了，会让人非常快乐。

诺贝尔奖得主们之所以长寿，有个原因就是，功成名就，获得社会认可，带来了身心的巨大愉悦。

要注意的是：

目标一定要切实可行，否则会起副作用。

再则，目标不一定要大，学习唱歌、组织旅游等都可以是目标。

"助人为乐"有治疗作用

个案：石油大王洛克菲勒在短暂地享受财富积累带来的快乐后，身体每况愈下，深刻反省后，他决定把财富和精力投入到慈善事业中，并想方设法救助生活中遭遇困难的人，这让他心情格外轻松，同时，他不佳的健康状况也日渐好转了。

个案：107岁离世的邵逸夫，乐于助人是他高寿的一个原因。多年来，他一共向内地捐助了34亿港元，他创立的"邵逸夫奖"基金高达50亿港元。

研究人员发现，给予别人物质上的帮助，能使致死率降低42%；给予他人精神上的支持，能使致死率降低30%。

为何会如此？

美国有位医学研究员想了解这个问题，他做了个研究：将106名未满20岁的学生分为两组，一组为义工组，另一组为义工后备组。

10个星期后，义工组的学生相比后备组，他们的炎症症状、胆固醇水平和体重指数都显著地降低了。

助人，为何会产生医疗作用？

因为与人为善，常做好事，心中常产生一种难以言喻的愉快感和自豪感，进而降低了"压力激素"水平，促进了"益性激素"的分泌。

精神病流行病学专家甚至说：养成助人为乐的习惯，是预防和治疗抑郁症的良方。

长寿的首要秘诀是"家庭和睦"

个案：格鲁吉亚有位农妇活了132岁零91天。在她130岁时，有记者问她长寿的秘诀，她回答道：首先是家庭和睦……

美国有两位心理学教授经20年的研究发现：影响寿命的决定性因素中，排第一名的是"人际关系"。他们说："人际关系可能比水果蔬菜、经常锻炼和定期体检更加重要。"

哈佛大学医学院一项对268名男性的跟踪调查也发现：一个人生活中真正重要的就是和别人的关系，缺乏社会支持，对健康的危害与吸烟和不运动不相上下。

美国一位精神病学专家一项长达25年的"人格与心脏关系"的跟踪调查发现：心胸狭隘、名利心重、敌视情绪强的人，死亡率高达14%；而心胸开阔、助人为乐、性格随和的人，其死亡率仅为2.5%。心脏病的发病率，前者也是后者的5倍。

分析其原因，他说："人际关系不好，令其心里充满着愤怒、怨恨、敌对和不满情绪，会致使交感神经时常处于亢奋状态，肾上腺素等压力激素分泌得过多。"

再则，人是群体动物，活着，就是活在人际关系中。心理学家马斯洛总结的人生需求，从低级到高级，依次为"生理需求、安全需求、社交需求、尊重需求和自我实现需求"五类。

除生理需求外，其他需求均和人际关系有关，"需求"获得满足，即会收获快乐！

"付出友善"会"收获友善"

个案：美国一位心理学家介绍了一个女患者的故事。艾丽斯几年前因失恋得了抑郁症，离开东部老家，移居到中西部去生活。中西部生活节奏慢，人与人之间的关系很温情。好几次，艾丽斯从停车场出来上车道，尽管车道上排着长长的车队，但总是有人给她让道。这种彬彬有礼、先人后己的行为，让艾丽斯深受感动。时间一久，艾丽斯也养成了给停车场出来的车让道的习惯，她喜欢这种友善的行为，每一次小小的"付出"，都会给她带来一种无可名状的快乐。一年以后，艾丽斯的抑郁症不治而愈了。

如何建立和谐的人际关系？

春秋时期的政治家管仲说："善气迎人，亲如兄弟；恶气迎人，害于戈兵。"

人与人之间的关系和反应，如同人在山间呼喊发出的回声。"你善"，回声则"善"；"你恶"，回声则"恶"。有些人人际关系差，完全是因为他们处处与人争斗的结果。

为何个案的抑郁症会好了？

因为，"付出友善"，哪怕是对别人付出一个微笑，传递一个幽默的表情，唾液中的免疫球蛋白浓度就会增加，这种抗体能增强人的免疫系统。

美国有位生命伦理学教授通过研究，发现了"回声"的本质："付出与回报之间存在着神奇的能量转换的秘密，即一个人在付出的同时，回报的能量正通过各种形式向此人返还，只不过在大多数情况下，自己浑然不知……"

有利于人际关系和谐的"付出"包括：赞美、幽默、微笑、尊重、礼让、随和、包容、宽恕、体谅、同情、忠诚、倾听等。

（摘自《扬子晚报》 于英杰供稿）

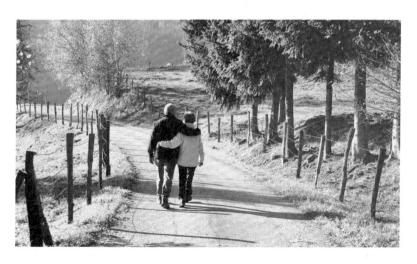

全球公认的健康作息时间表

全球公认的健康作息时间表，你值得拥有！

7点迎着清晨的阳光起床。

一杯温水是早起之后的必需品，能让你获得一天最好的开始。

你需要营养全面而丰富的早餐。

一顿优质的早餐，能让你一整天都充满活力。

早上是人体免疫系统最弱的时候，不要做剧烈的运动，走路上班是很好的选择，健康又惬意。

上午，人脑最清醒犀利，应该用来做最有难度的事，比如攻克工作中的难题、给复杂的报告列提纲等等，充分利用好上午清醒的大脑。

一晃就10点半了，起来走动走动，眺望一下远方，做一做眼保健操，让眼睛舒缓舒缓。

上午工作得差不多了，该吃点水果了。

上午是一天中吃水果的最佳时段，因为上午人体最适合吸收水果里的营养。

午餐要吃饱，中午应该补充足够的蛋白质，豆类食品是最佳选择。

虽然是午餐，久坐办公室的人也不要吃得太油腻。

午餐后的时间很宝贵，最好用来小睡一觉。

有的人喜欢在中午网上购物或者打激烈的游戏，这反而会让大脑处于过度紧张的状态，造成下午身体的疲惫。

午后是人思维最活跃的时间，非常适合做一些创意性的工作。

想一想工作中的创新，即使是微小的改善，日积月累也会有巨大的成就。

16点左右，喝杯酸奶，能补充身体流失的血糖。

马上将要投入到一天里最密集的工作中了。

16~19点，身体和大脑都处于一天的巅峰状态，这时候我们应该做细致而密集的工作。做完这些别着急回家，花10分钟总结一下当天的工作：

今天收获了哪些好创意？积累了哪些经验？学习了什么新工具？验证了什么想法？

......

下班之后稍微吃点东西，晚餐不宜吃太饱。

晚餐后稍微歇一会儿再开始运动。先散步，再慢跑，是非常健康的运动方式。

运动之后可以看看电视，或打开你阅读计划中的书放松阅读。最好的选择还是在娱乐休闲中延绵不绝地思考工作，这样会碰撞出意想不到的火花。

劳逸结合的精髓就是：休闲的时候还有一根弦在牵挂工作，稍有灵感迸发就立刻抓住。

时间差不多就该洗个澡了，让身体彻底舒缓下来，洗去一天的疲惫。

22点30分上床睡觉。

23点时，人体的各个器官都开始处于休息期了，不要违背身体的自然规律，放松睡一个好觉，明天又是美好的一天！

（杨洋整理）

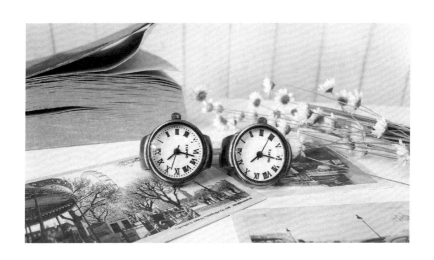

破坏免疫力的10种情况

◎缺少睡眠。缺少睡眠会导致免疫力下降，降低抗击病菌的"杀手细胞"数量。芝加哥大学研究发现，与每晚睡7.5～8.5小时的人相比，每晚只睡4个小时的人，体内抵御流感的抗体减少50%。

◎压抑情绪。加州大学洛杉矶分校研究发现，夫妻就婚姻问题展开建设性讨论，有助于改善血压、心率和白细胞数量，提升免疫力。所以，别把问题藏心底。

◎不爱喝水。充分饮水能保持呼吸道黏膜湿润，使感冒病毒难以迅速繁殖，增强免疫力。建议每日饮水量按每千克体重40毫升水计算，儿童需饮更多的水。

◎被动吸烟。被动吸烟与吸烟一样有害健康，会降低免疫力。

◎滥用抗生素。滥用抗生素有可能破坏肠道先天免疫力，这也是引起耐抗生素细菌感染的原因。

◎以车代步。研究发现，以车代步不爱运动的人与经常快走的人相比，4个月内请病假的时间会长2倍。专家建议，每天进行30分钟快走等有氧运动，有助于改善白细胞数量，提高免疫系统功能。

◎社交圈子小。研究发现，一个人的社交圈子越小，就越容易生病。在18～55岁的成人中，至少有6个朋友的人比朋友少的人抗感冒的能力强4倍。专家建议，经常与朋友联络，忙时给朋友发条短信是预防感冒的新方法。

◎夫妻关系冷淡。肌肤触摸是夫妻间的润滑剂。在身体接触时，体温微微升高，心跳稍加快，体内也随之释放出许多传感素，它能起到抑制抑郁、增强机体免疫力的作用。

◎生活中缺少歌唱。唱歌有助于提高人的免疫力。德国法兰克福大学专家对唱诗班成员排练前后的血液进行了检验，结果发现，排练之后，这些歌手免疫系统中的蛋白质——免疫球蛋白A和抗压力激素——氢化可的松的浓度都有了显著提高。

◎缺少幽默感。科学研究发现，看滑稽视频1小时可显著提高免疫力。因为大笑有助于降低应激激素，增加或激活某些免疫细胞，提高免疫力。

（赵森整理）

身体8个细微变化是重要提醒

癌症早期症状具有很强的欺骗性，有的甚至会被误认为其他疾病，从而耽误治疗，抱憾终生。下面一起来看看癌症的前兆都有哪些，一定要谨慎。

◎感冒老不好。鼻咽癌初期症状不明显，很难早期发现。如果出现流鼻血和一些感冒症状，如流鼻涕、咳痰等，却一直没好，或平时不常感冒的人连续感冒，就要有所警觉，尽快去医院检查。

◎发热。几乎所有的癌症患者在发病及治疗的某段时间，都会因为免疫系统受影响而发热，一些癌症还伴有疲劳等症状。

◎疼痛。大多数情况下，疼痛是癌症扩散的一大症状。不过，骨癌和睾丸癌早期就会发生疼痛。

◎口腔黏膜白斑。如果久拖不治，容易发展为口腔癌。

◎异常出血或分泌物异常。痰中带血应当心肺癌；大便带血要当心直肠癌或结肠癌；子宫颈癌或子宫内膜异位会导致阴道异常出血；尿血可能是膀胱癌或肾癌的一大症状；乳头分泌物带血则可能是乳腺癌信号。

这些症状也可能是其他原因所致，而非癌症，需要上医院检查确诊。

◎消化不良或吞咽困难。这些症状与胃癌和食管癌有关联，早发现早治疗有助于防止病情进一步发展。

◎瘙痒、结硬皮或出血。这些症状不太常见，但不容忽视。皮肤若出现异常斑块，持续数周挥之不去，应及时看医生。

◎体重莫名骤减。体重在几个月内明显降低，而且原因不明，应注意胰腺癌、胃癌、食管癌或肺癌。

（赵淼整理）

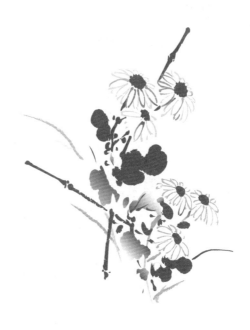

指南篇

健康饮食

药膳房

胡庆余堂药膳
地址： 杭州市上城区南山路146-1号
电话： 0571-87077008

乾宁斋食养馆
地址： 杭州市萧山区金城路333号（城市生活广场一楼西侧）
电话： 0571-83527842

素描餐厅
地址： 杭州市西湖区灵隐寺梅灵北路269号（近中天竺）
电话： 0571-88302722

药膳鸡窝
方桥店： 杭州市余杭区方桥小区5号弄
高沙北区店： 杭州市江干区下沙街道高沙北区126号
电话： 15857165481

天禄堂药膳体验馆
地址： 杭州市西湖区西溪国家湿地公园西区内（龙舟胜会会馆）
电话： 13906515395

素食馆

临湖素食
地址： 杭州市上城区南山路学士桥1号柳铖道内
电话： 0571-85772777

太素素食餐厅
地址： 杭州市滨江区江南大道和火炬大道交叉口宝龙城市广场4楼
电话： 0571-87701619

大蔬无界
万象城店： 杭州市江干区富春路701号万象城二期2楼
电话： 0571-86708277、4009201517
国大城市广场店： 杭州市下城区延安路609号国大城市广场905商铺
电话： 0571-86676957

7呗素食餐厅
地址： 杭州市滨江区江晖路1930号东和时代1楼
电话： 0571-88322217

瑞莱绿色餐厅
地址： 杭州市滨江区浦沿街道联庄二区29号
电话： 13925552376

寿康永
地址： 杭州市上城区延安南路38号1-2层（近惠民路）
电话： 0571-87070118

热土庄园素园餐厅
地址： 杭州市西湖区九溪徐村47号
电话： 0571-86599399

云林斋菜
地址： 杭州市西湖区西湖街道法云弄22号安缦酒店内（近灵隐寺）
电话： 0571-87997220

桂语山房

地址：杭州市西湖区满觉陇路2-1号（近海华满陇度假酒店）

电话：0571-87977677

台湾7先生·非常素

地址：杭州市西湖区莲花街333号莲花商务中心北楼1楼（杭州联合银行旁）

电话：0571-87207217

庆春店：杭州市上城区庆春路87号（马市街口）锦和大厦4楼

电话：0571-87711257

朴朵朵素食生活馆

地址：杭州市江干区庆春东路66-8号（紫晶大酒店后）

电话：0571-88187578

素食堂

解放路店：杭州市上城区解放路89号星河商务大厦负1楼（浙医二院斜对面）

电话：0571-86772369

素心自助素食餐厅

地址：杭州市拱墅区上塘路423号（香积寺路通信市场斜对面）

电话：0571-86688537

心如莲素食餐厅

地址：杭州市临安区钱王街292号4层

电话：0571-23653286

妙醍醐素食自助餐馆

香积寺店：杭州市拱墅区大兜路108号（运河古城香积寺旁）

电话：0571-88299969

临平店：杭州市余杭区新天地10号楼

电话：0571-89086066

大隐清心素食自助餐厅

地址：杭州市江干区天城东路与上沙路交叉口（凯美宫旁）

电话：0571-86989333

素清纯自助餐厅

地址：杭州市萧山区市心南路1036号南江商业中心1层

电话：0571-82683799

舍逸艺术餐厅

地址：杭州市拱墅区萍水路333号新武林门商业中心201-3号（城西银泰东侧）

电话：0571-88229900

梅茗屋

地址：杭州市余杭区天目山西路东海闲湖城商业街3-1

电话：0571-88688027

杭州汇蓝生态农业科技有限公司

地址：杭州市余杭区崇贤街道运河路5-4号5幢120室

电话：18969166088

轻 食

静居茶楼

地址：杭州市西湖区三台山路66号

电话：0571-85392270

费雷迪健康餐

地址：杭州市拱墅区万达商业中心1幢205室

电话：13173655021、13588856846

壹派 Restaurant & Bar

地址：杭州市西湖区满觉陇路1-1号B座

电话：18067969958

eShine eats | 壹向轻食

教工路店：杭州市西湖区西溪街道EAC国际中心1楼

电话：0571-28002377

嘉里中心店：杭州市下城区延安路353号嘉里中心3幢4楼422号

电话：0571-28066887

来福士中心店：杭州市江干区钱江新城来福士广场负1楼（costa咖啡对面）

电话：18143439563

Lithe go go 菜勾勾健康轻食餐厅

西湖银泰店：杭州市上城区延安路98号西湖银泰城B1层

电话：0571-87002309

滨江宝龙店：杭州市滨江区火炬大道宝龙城市广场4楼F4-023

电话：0571-86751608

ensalada 茵适达

黄龙万科中心店：杭州市西湖区文三路工专路交叉口黄龙万科中心G座1楼

城西银泰店：杭州市拱墅区丰潭路446号丰元国际C座4楼

电话：15858283972

星光店：杭州市滨江区滨盛路1766号星光城L128-130、L243号（Habitat对面）

电话：0571-87178773

西子国际店：杭州市江干区景昙路9号西子国际中心T3B8楼

电话：15858283972

庆春路店：杭州市上城区庆春路87号锦和大厦1楼

电话：15958185030

武林店：杭州市下城区密渡桥路白马公寓思妍丽健身中心内

电话：18758875242

新元素

嘉里中心店：杭州市下城区延安路353号嘉里中心3幢1楼L127号

电话：0571-88133687

万象城店：杭州市江干区富春路701号万象城购物中心B1层

电话：0571-86698130

BOROX SALAD 布露克沙拉

黄龙店：杭州市西湖区黄龙商圈黄龙路5号恒励大厦1楼

电话：0571-88157372

中山北路店：杭州市下城区中山北路40号

电话：0571-86628369

皇后店：杭州市下城区武林路277号皇后公园内

电话：0571-87967196

嘉里中心店：杭州市下城区延安路353号嘉里中心5楼517室

电话：0571-87115899

国大店：杭州市下城区延安路609号国大城市广场6F13

电话：13719441856

西溪慢生活街区店：杭州市西湖区天目山路西溪湿地慢生活街区

电话：0571–86974560

万象城店：杭州市江干区富春路701号万象城购物中心B1层

电话：0571–86708249

德必易园店：杭州市江干区东宁路553号德必易园B177（维也纳酒店旁）

电话：17706818651

下沙龙湖店：杭州市江干区下沙龙湖天街2F–051

电话：0571–86625083

远洋乐堤港店：杭州市拱墅区丽水路58号远洋乐堤港3楼A370号

电话：0571–28029098

SoGood 好吉

地址：杭州市下城区长庆街14–2号

电话：17757163601

花什间轻食沙拉

地址：杭州市西湖区古墩路616号同人精华大厦A座底铺15号

电话：0571–87991972

Levert 乐翡轻食

地址：杭州市滨江区江南大道与火炬大道交叉口宝龙城市广场1楼

电话：0571–87169693

轻食记

地址：杭州市江干区杭州经济技术开发区学林街16号仁和苑2幢1号商铺

电话：15058124943、15257546931

杭州一湖春餐饮有限责任公司

地址：杭州市上城区湖滨路47号1楼

电话：13336186789

杭州小筑咖啡有限公司

地址：杭州市上城区延安路200号（小筑里）

电话：0571–87912158

健康保障

医疗服务

慈铭体检

凯旋路分院：杭州市江干区凯旋路445号浙江物产国际大厦1层

电话：4009260308

滨江分院：杭州市滨江区泰安路199号（浙江农资大厦裙楼1层）

电话：0571–87698597

爱康国宾体检中心

滨江江南大道分院：杭州市滨江区江南大道589号恒鑫大厦裙楼2楼

电话：4009688365、15921850735

西溪分院：杭州市西湖区文二西路718号西溪创意大厦1–2层

电话：0571–28981028

文晖分院：杭州市下城区文晖路108号浙江出版物资大厦2层

电话：4008100120

临安区中医院健康体检中心

地址：杭州市临安区钱王街476号

美年大健康体检

滨江分院：杭州市滨江区滨盛路1508号海亮大厦3楼

电话：4008896683

下城分院：杭州市下城区延安路406号浙江二轻大厦A座3楼

电话：4008896683

小木桥总院：杭州市西湖区小木桥路251号天亿大厦1-3层（近斜土路）

电话：4009688365

艾博体检中心

地址：杭州市西湖区文三西路144号

电话：0571-88977933

蓝熙健康管理体检中心

地址：杭州市西湖区文一西路558号西溪诚园诚中心1号楼2楼

电话：0571-85332185

艾迪康健康体检中心

地址：杭州市西湖区杭大路1号黄龙世纪广场B座2楼

电话：0571-87779288

花家山店：杭州市西湖区三台山路25号杭州花家山庄5号楼

电话：0571-87779288

紫荆花路店：杭州市西湖区紫荆花路38号（古荡科技经济园二期21号楼）

电话：0571-87775500

加友健康

滨江店：杭州市滨江区江南大道143号江南星座2幢2单元3-4层（滨江区政府对面）

电话：4006633699

延安路店：杭州市下城区延安路408号二轻大厦3楼

电话：4006633699

江干店：杭州市江干区九环路6号通达集团1楼

电话：4006633699

韩诺健康体检中心

地址：杭州市江干区解放东路37号财富金融中心西楼29楼（近香樟路）

电话：4008777070

解放军杭州疗养院体检中心

地址：杭州市西湖区杨公堤27号（郭庄对面）

电话：0571-88816387、86728869

杭州海军疗养院体检中心

地址：杭州市西湖区玉皇山路76号（丝绸博物馆旁）

电话：0571-86758659

杭州第一健康体检中心

地址：杭州市江干区城星路111号钱江国际时代广场3号楼3楼（电信大楼东）

电话：4001111300

萧山体检中心

地址：杭州市萧山区新塘街道通惠南路1008号（高运加油站对面）

临安体检中心

地址：杭州市临安区环城北路939号

蓝熙医疗门诊部
地址： 杭州市西湖区之江路128号玫瑰园度假酒店旁（近梅灵南路）
电话： 0571–88976318

杭州道云健康管理有限公司
地址： 杭州江干区西子国际大厦D座1205室
电话： 0571–8889295

母婴服务

一生一产后休养中心
地址： 杭州市西湖区教工路28号奥克伍德酒店（百脑汇）
电话： 4008788988

元禧母婴健康管理中心（CBD馆）
地址： 杭州市江干区万象城悦玺4号楼
电话： 0571–88218501

喜月养生月子会所（西溪中心）
地址： 杭州市西湖区天目山路373号西溪金鱼度假村
电话： 4001101421

母婴之家产后康复养生月子中心
地址： 杭州市西湖风景名胜区满觉陇路1号（海华满陇度假酒店旁）
电话： 4000303096–01299

舒雅休养（月子）中心（城西店）
地址： 杭州市拱墅区丰潭路380号城西银泰A座1702室
电话： 4008080970

杭州美中宜和妇儿医院（中美合资）
地址： 杭州市西湖区古墩路67号（亚都大厦）
电话： 4000303096–05323

瑞月天使月子会所
地址： 杭州市西湖区古墩路598号同人广场B座17楼
电话： 4001760823

金瑞至尊母婴公馆
地址： 杭州市临安区国家级森林公园青山湖八百里养生园景区内
电话： 0571–58687518

馨月月子会所中心
地址： 杭州市余杭区五常大道丰岭路28号靖源国际5号楼6楼（西溪印象城）
电话： 15355091239

杭州艾玛馨月馆月子中心
地址： 杭州市西湖区古墩路666号
电话： 0571–85812259

悦福月子中心
地址： 杭州市拱墅区金华南路远洋国际金座17楼
电话： 4001769296

康乐（海疗）月子会所
古墩店： 杭州市西湖区古墩路598号同人广场B座西门20楼
电话： 4000303096–07974
秋涛店： 杭州市上城区秋涛路26号爱丁堡假日酒店28楼

电话：4000303096-06859

杏香园月子会所
地址：杭州市西湖区曙光路156号百合花酒店楼上（浙大玉泉校区附近）
电话：0571-87188363

弥月产后康复会所
地址：杭州市滨江区江南大道588号恒鑫大厦1楼105室
电话：4000303096-06068

La Vie En Rose玫瑰人生产后修复中心
城西店：杭州市西湖区文一西路558号西溪诚园诚公馆2号楼606
电话：0571-87685250
钱江新城店：杭州市江干区民心路88号东方君悦一号楼815室（万象城）
电话：4000303096-05467

亲子乐园

杭州少年儿童公园
地址：杭州市西湖区虎跑路60、61号
电话：0571-87981770、87981970

杭州长乔极地海洋公园
地址：杭州市萧山区湘湖路777号（近跨湖桥博物馆）
电话：0571-82609090

杭州乐园
地址：杭州市萧山区风情大道2555号休博园内
电话：0571-82880333

杭州烂苹果乐园
地址：杭州市萧山区风情大道2555号
电话：0571-82880333、83866801

贝沅淘气堡儿童乐园（运河上街购物中心）
地址：杭州市拱墅区台州路运河上街购物广场3楼
电话：0571-85376166

中南卡通城
地址：杭州市滨江区江南大道1090号中南购物中心顶楼
电话：0571-86828765

彻天彻地童玩探险乐园
地址：杭州市余杭区万科良渚文化村七贤郡商业街内
电话：0571-89008397

孩子王童乐园
中大银泰店：杭州市下城区东新路822号中大银泰B1楼
电话：0571-89778960

莫莉幻想（杭州星光大道店）
地址：杭州市滨江区长河街道滨盛路1766号星光城3楼L320-322（星光大道二期）
电话：0571-87177813

杭州DO都城少儿体验馆
地址：杭州市江干区钱江路1160-1210号（市民中心K座）
电话：4006885558

玩塾积木

地址：杭州市上城区中山南路77号尚城1157利星购物中心1楼中庭

电话：17742009556

杭州动物园

地址：杭州市西湖区虎跑路40号

电话：0571-87970657、87981257

杭州野生动物世界

地址：杭州市富阳区杭富路九龙大道1号

电话：0571-58971111、58971113

杭州海底世界

地址：杭州市上城区南山路49号万松岭路口

电话：0571-87069500、87069528

杭州低碳科技馆

地址：杭州市滨江区江汉路1888号

电话：0571-87119500

浙江省科技馆

地址：杭州市下城区中山北路581号西湖文化广场A座

绿科秀农业公园

地址：杭州市萧山区钱农东路萧山科技城内

养生馆

方回春堂

河坊街店：杭州市上城区河坊街117号

电话：0571-87808117

下沙店：杭州市经济开发区天城东路252号

萧山店：杭州市萧山区城厢街道江寺路98号

电话：0571-83508855

桥西直街店：杭州市拱墅区桥弄街1号（近拱宸桥）

电话：0571-89931606

百货大楼店：杭州市下城区延安路546号杭州百货大楼B1楼

电话：0571-85158800

杏林会馆：杭州市上城区邮电路98号2楼

电话：0571-87913926

半山馆：杭州市拱墅区半山街道广济路189号

电话：0571-88322255

乾宁斋

飞云江馆：杭州市上城区飞云江路35-37号

电话：0571-81103872

萧山馆：杭州市萧山区金城路333号LSE城市生活广场1层

电话：0571-83737775

广林中医门诊部：杭州市上城区河坊街大井巷38-42号

全兴堂中医馆

地址：杭州市江干区秋涛北路266号3楼

电话：0571-28138300

行易堂中医馆

地址：杭州市拱墅区莫干山路777号

电话：0571-88157678

华明堂中医门诊部

地址：杭州市萧山区滨水路47号

电话：0571-83133926

聚润堂中医门诊部
地址：杭州市下城区凤起路332号同方财富大厦1-3楼
电话：0571-87886962

太和堂
地址：杭州市上城区劳动路168号
电话：0571-87838116

胡庆余堂
大井巷店：杭州市上城区大井巷86-88号
电话：0571-87064621
百货大楼店：杭州市下城区延安路546号杭州百货大楼1层
庆春店：杭州市下城区长庆街45号
电话：0571-87240430
万象城店：杭州市江干区富春路701号万象城B2层B275
西湖银泰城店：杭州市上城区延安路98号西湖银泰城B1层

万承志堂
地址：杭州市上城区高银街103-105号
电话：0571-87808591

张同泰
地址：杭州市下城区中山北路99号
电话：0571-87070097

同庆和堂
地址：杭州市上城区河坊街88号
电话：0571-28068688

泰山堂中医门诊部
地址：杭州市上城区中山南路396号
电话：0571-87222299

俞同春国医馆
地址：杭州市上城区河坊街50号
电话：17767144561

临安区国医馆
地址：杭州市临安区天目路306号

德合堂养生国医馆
地址：杭州市上城区建国南路227号
电话：0571-87719816

和仙谷耕读怡养基地
地址：杭州市富阳区青云桥村油树坞（320国道道冠山隧道口）
电话：4008263357

济善大药房
地址：杭州市下城区杨家春晓南苑16幢1号
电话：18069408819

美容美体
乾宁斋养生馆
萧山馆：杭州市萧山区金城路333号LSE城市生活广场1层
电话：0571-83737775
飞云江馆：杭州市上城区飞云江路35-37号
电话：0571-81103872
千岛湖馆：杭州市淳安县千岛湖镇梦姑路298号千岛湖润和建国度假酒店1楼

中经堂

湖滨店： 杭州市上城区解放路131号西湖金座3楼

城西银泰店： 杭州市拱墅区丰潭路438号丰元国际大厦B座4楼

伊水如善艾灸SPA养生馆

地址：杭州市西湖区求是路48号绿园小区商铺

电话：0571–88373639

爱情故事养生SPA会所

地址：杭州市文晖路448号星都宾馆4楼

电话：0571–87806665

奈瑞儿塑身美颜

地址：杭州市萧山区北干街道市心中路107–109号

电话：0571–82917315

绿城韩式汗蒸养生馆

地址：杭州市临安区昌化镇东街昌临线绿城大酒店

安然纳米汗蒸养生馆

地址：杭州市西湖区竞舟路63号（山水人家）

电话：13858699892

克丽缇娜

文一店： 杭州市西湖区文一路217号

电话：0571–88828585

春江店： 杭州市上城区钱江路126号

电话：0571–86058186

西溪蝶园店： 杭州市西湖区文一路崇义路口西溪蝶园紫霞街190号

电话：0571–86693066

湖墅北路店： 杭州市拱墅区湖墅北路58–5号

电话：0571–85376156

武林店： 杭州市下城区武林路桃花河弄西子铭苑4栋3单元101商铺

电话：0571–85152825

中山店： 杭州市上城区中山中路501号

电话：0571–87034699

丁桥店： 杭州市江干区丁桥镇紫丁香街116号

电话：0571–88013902

香积寺路店： 杭州市下城区香积寺东路60号万华国际酒店

电话：0571–85838788

教工路店： 杭州市西湖区教工路136号2楼

电话：0571–89988502

万象城店： 杭州市江干区钱潮路65号（新城国际商铺）

电话：0571–87150887

西子店： 杭州市下城区中山北路600弄2号附近

电话：0571–85301884

大关店： 杭州市下城区香积寺路249号

电话：0571–88303312

万家花园店： 杭州市江干区万家花园欣和苑9幢

电话：0571–86881918

神风店： 杭州市西湖区学院路306号

电话：0571–88821211

金鸡店： 杭州市萧山区金鸡路346–348号

电话：0571–82619658

中大店： 杭州市下城区屏风街9号

电话：0571–85062261

九堡店： 杭州市江干区九堡镇胜稼路左邻右舍底商10–114号（近九乔路）

电话：0571–87114816

临浦店： 杭州市萧山区东藩中路32–66号

电话：0571–82485218

广业店：杭州市拱墅区长青路广业街274号（近都市水乡水滟苑）

电话：0571–87386905

留和家苑店：杭州市西湖区梦溪路留和家苑6号商铺

电话：0571–88370970

静博士养生美容连锁

中山店：杭州市下城区中山北路97号2楼

电话：0571–87081456

黄龙店：杭州市西湖区黄龙路3号黄龙体育中心1楼（近曙光路）

电话：0571–87209586

文二路店：杭州市西湖区文二路385号汽轮大厦1楼

电话：0571–88923727

密渡桥店：杭州市拱墅区莫干山路76号

电话：0571–86553113

伊萨国际女子养生会所

凤凰城店：杭州市上城区钱江路39号凤凰城2幢1单元2701室

电话：0571–58114311

伊植美女子美容会所

地址：杭州市西湖区玉古路173号中田大厦306–5室

电话：0571–86603121

柔姿美容养生会所

地址：杭州市西湖区竞舟路23号

电话：0571–88800625

绍关水疗养王会所

地址：杭州市拱墅区大关路288号绍关商务酒店3楼

电话：0571–85364826

百花集足浴养生会所

地址：杭州市西湖区黄龙路1号黄龙体育中心南塔内环10号

电话：0571–85020122

清莲阁·SPA养生足道

地址：杭州市上城区解放路108号香溢大酒店2楼

电话：0571–87002699

贵足世家足道养生专家

地址：杭州市西湖区文三西路398号

电话：0571–88468090

国艺堂足浴馆

地址：杭州市上城区惠民路77号（近吴山广场）

电话：0571–87829722

井园酒店

地址：杭州市上城区大井巷30号

电话：0571–87037266

柘木汇

地址：杭州市上城区四宜路13号

至尊鲨鱼棋牌会所

地址：杭州市西湖区曙光路49号至尊鲨鱼大酒店3楼

电话：0571–85117900

乾和足疗会所

地址：杭州市上城区清波街7–9号

电话：0571–87680118

多彩生活

健身房

舒适堡健身中心

星光广场店： 杭州市滨江区江南大道228号星光国际广场4号楼4楼

电话： 0571-28982222

明月江南店： 杭州市滨江区月明路与新联路交叉口西北侧

电话： 0571-87298002

天际时尚店： 杭州市西湖区天目山路181号天际大厦3楼

电话： 0571-28888998

城西银泰店： 杭州市拱墅区丰潭路380号城西银泰城（萍水街与丰潭路交叉口）7楼

电话： 0571-28888878

黄龙店： 杭州市西湖区杭大路1号黄龙世纪广场B座2楼

电话： 0571-87902222

假日至尊： 杭州市下城区建国北路289号国际假日酒店5楼（近凤起路）

电话： 0571-28292222

天工艺苑店： 杭州市上城区解放路91~93号天工艺苑大厦7楼

电话： 0571-28220996

新天地健身会所

地址： 杭州市临安区锦城新天地3号楼3楼

电话： 0571-61076986

斯柏特国际健身会所

地址： 杭州市临安区万马路889号西墅文体中心1楼

电话： 0571-61100600

动静界健身俱乐部

地址： 杭州市建德市新安东路168号

电话： 0571-64100111

威尔士健身会所

龙湖时代天街店： 杭州市下沙区金沙大道560号龙湖时代天街8楼

电话： 0571-87256699

万象城店： 杭州市江干区钱江路1366万象城华润大厦B座4号楼

电话： 0571-86708288

嘉里中心店： 杭州市下城区延安路385号NL109

电话： 0571-87161658

金地店： 杭州市余杭区良渚街道古墩路1333号金地广场5层

电话： 0571-85365615

宝龙广场店： 杭州市滨江区滨盛路宝龙广场4楼

电话： 0571-85382913

来福士店： 杭州市江干区新业路228号来福士中心B1层17/49A号

电话： 0571-85288863

乐刻运动健身

西溪新座店： 杭州市西湖区西溪路550号西溪新座2号楼背面架空层1楼

电话： 4001501866

颐高店： 杭州市西湖区文三路369号颐高数码城旗舰店B座3楼

电话： 4001501866

文一国美店： 杭州市西湖区文一西路98号国美电器杭州数娱大厦2楼

电话： 4001501866

西湖文化广场店： 杭州市下城区西湖文化广场f区30120幸福广场B2楼

电话： 4001501866

城西银泰店： 杭州市西湖区丰潭路380号城西银泰城A座1002室

电话：4001501866

五常靖源国际店：杭州市余杭区五常大道165号靖源国际5号楼2楼

电话：4001501866

和平广场店：杭州市下城区绍兴路158号和平广场2楼世纪联华内

电话：4006491116

lx work店：杭州市滨江区滨安路650号lx work B座1楼大厅左侧

电话：0571-85050750

秋涛国美店：杭州市江干区秋涛北路81号国美电器4楼

电话：4001501866

水晶城购物中心店：杭州市拱墅区上塘路458号水晶城购物中心4层

电话：4001501866

运河上街店：杭州市拱墅区金华路80号运河上街购物中心B032

电话：4001501866

城头巷店：杭州市上城区城头巷109号

电话：4001501866

西田城店：杭州市余杭区金家渡路8号西田城购物中心1层

电话：4001501866

先锋科技大厦店：杭州市滨江区伟业路298号先锋科技大厦3楼307室

电话：4001501866

中南乐游城店：杭州市滨江区江南大道1090号中南购物中心4楼

电话：4001501866

九堡新天地店：杭州市江干区杭海路1211号九堡新天地3~4楼

电话：4006491116

望江物美店：杭州市江干区望江东路333号2楼

电话：4006491116

八方城店：杭州市余杭区文一西路荆长

路东200米八方城下层广场1楼

电话：4001501866

中田健身工作室

凤起路店：杭州市下城区凤起路361号国都商务大厦西区20楼2008室

电话：0571-87950997

四桥凤凰城店：杭州市上城区秋涛路18号中针商务大厦1106室

电话：0571-85818291

黄龙店：杭州市西湖区文三路252号伟星大厦1404室

电话：0571-87798063

朝晖路店：杭州市下城区朝晖路182号国都发展大厦1号楼170A

电话：0571-85101856

庆春广场店：杭州市江干区新塘路19号采荷嘉业大厦5幢1413

电话：0571-88056575

闸弄口店：杭州市江干区天城路176号白云大厦2幢605号

电话：0571-85103393

千人健身俱乐部

下沙：杭州市江干区文涵路18号经贸学院成蹊苑成蹊餐厅3楼

电话：0571-56608808

大步健身DoubleFit

浙商财富中心店：杭州市西湖区浙商财富中心4号楼107-1室

电话：0571-86056125

菲力伟健身

世纪店：杭州市西湖区益乐路92号世纪新城15幢2~4F

电话：0571-89923523

艮山府店：杭州市江干区运河东路498号

电话：0571-56053025

下沙银泰店：杭州市江干区海达南路与下沙路交叉口西南角银泰百货7楼

电话：0571-89905755

绿地中央广场店：杭州市拱墅区大关路绿地中央广场底层商1层

电话：0571-88897288

一号店：杭州市西湖区象山路7号（之江一号东区）

电话：0571-88056065

多立方TOP店：杭州市江干区九堡大家多立方公寓12幢（近地下停车场）

电话：0571-88488740

喜乐会店：杭州市西湖区斗门路与方家路交口（之江一号西区北门）

电话：0571-87396848

翡翠城TOP店：杭州市余杭区五常大道绿城翡翠城商业街5-12号

电话：0571-85854125

蓝庭TOP店：杭州市余杭区临平星河路61号阳光天地商业街（近振兴路）

电话：0571-86251060

君临天下店：杭州市余杭区玩月街95号（近时代广场）

电话：0571-87966665

和家园TOP店：杭州市西湖区留下镇杨梅山路和家园紫园康体中心

电话：0571-85224449

竹海水韵店：杭州市余杭区天目山西路竹海水韵

电话：0571-85858822

西溪风情店：杭州市西湖区文一西路833号大华西溪风情1-27号

电话：0571-88962008

乐体健身

湖滨IN77店：杭州市上城区东坡路7号in77A区3F/4F

电话：0571-87655269

一兆韦德健身

逸天广场店：杭州市滨江区东信大道270号逸天广场会所内

电话：0571-86631230

香积寺路店：杭州市拱墅区香积寺路225号4楼

电话：0571-87290278

文一路店：杭州市西湖区文一路298号物美超市5楼

电话：0571-87290178

飞马健身江南俱乐部

地址：杭州市滨江区江南大道288号康恩贝大厦A座4楼（星光大道步行街正对面）

CrossFit 战 健身训练馆

地址：杭州市西湖区黄龙体育中心东看台001号

电话：0571-87381024

英豪斯健身会所

黄龙店：杭州市西湖区教工路天目山路国际花园160号

电话：0571-87163961

财富中心店：杭州市西湖区古墩路99号浙商财富中心1号楼B2

电话：0571-81110228

西城广场购物中心店：杭州市西湖区文二西路551号西城广场购物中心3层

西溪印象城店：杭州市余杭区五常大道1号西溪印象城4层

运河店：杭州市拱墅区金华路58号百瑞运河大饭店5层

电话：0571-87212051

现代之窗店： 杭州市下城区绍兴路187号现代之窗大厦1楼

电话：0571-86783913

金逸影城中心店： 杭州市下城区东新路金逸影视中心5楼

电话：0571-87913997

思妍丽A+运动俱乐部

白马店： 杭州市环城北路142号华浙广场白马公寓1号楼1-2楼

电话：0571-89980123

杰仕健身

东方金座店： 杭州市上城区岳王路1号东方金座4楼

电话：0571-88056191

东方君悦店： 杭州市江干区钱江新城民心路88号东方君悦裙楼3楼

电话：0571-87688185

尚城利星1157店： 杭州市上城区中山南路77号利星·尚城1157广场4楼

电话：0571-56668494

华辰凤庭店： 杭州市江干区钱江路426号妇女活动中心3楼（婺江路口）

电话：0571-22829988

杭州东站店： 杭州市江干区天城路6号迈达商业广场3楼

电话：0571-87112290

下沙店： 杭州市江干区下沙10号大街与25号大街交叉路口物美超市5楼

电话：0571-87025992

华丰店： 杭州市下城区华丰路160号杭州华悦国际酒店4楼

电话：0571-88035175

贺田尚城店： 杭州市滨江区六和路365号贺田尚城

电话：0571-86730613

加州阳光店： 杭州市萧山区金城路333号开元加州阳光商场4楼（金鸡路口）

电话：0571-82890997

东方茂店： 杭州市富阳区横凉亭路6号东方茂购物中心B座4003

电话：0571-22872666

MyFit健身工作室

丰元店： 杭州市拱墅区丰潭路430号丰元国际大厦A幢902-1002室（城西银泰）

电话：0571-86705653

赞成店： 杭州市上城区钱江路58号赞成太和广场2号楼3楼

电话：0571-87919972

西城美墅店： 杭州市西湖区竞舟北路广宇西城美墅7幢商铺105号楼地下3楼

百顺健身

蓝爵国际店： 杭州市萧山区金城路358号蓝爵国际7楼

电话：0571-28865988

余杭店： 杭州市余杭区羊锅村青枫墅园会所

电话：0571-88518530

文晖店： 杭州市下城区朝晖路152号绿洲花园1-B1

电话：0571-57571125

滨江天鸿君邑店： 杭州市滨江区东信大道388号天鸿君邑商业街印度餐厅旁

电话：0571-56932565

佰富时代中心店： 杭州市江干区范家路231号佰富时代中心2幢2层

电话：0571-86538573

三墩店： 杭州市西湖区三墩灯彩街君尚国际广场2楼

勾庄店：杭州市余杭区良渚镇棕榈湾社区二期天上虹2幢负1楼

电话：0571-89008390

湖墅店：杭州市拱墅区湖墅南路186-1号美达丽阳国际商务中心2A

电话：0571-87158950

四桥针织店：杭州市上城区复广支二路海运国际大厦B1楼

电话：0571-88802153

转塘店：杭州市西湖区转塘美院南路象山国际大厦2号楼13楼

电话：0571-86936093

瑜伽馆

孕动汇

西湖国贸店：杭州市上城区长生路58号西湖国贸中心708室

城西银泰店：杭州市拱墅区萍水街444号2楼（城西银泰城3号门正对面）

电话：0571-88858828

静禅理疗瑜伽

地址：杭州市临安区长桥路黄金水岸雷威对面远洋山水7幢303

静园瑜伽

延安路店：杭州市下城区延安路389号二轻大厦B座5楼

电话：0571-87556951

西城VIP店：杭州市西湖区古墩路336号1~2楼

电话：0571-8160661

黄龙店：杭州市西湖区天目山路160号国际花园西公寓6楼（教工路口）

电话：0571-87187172

解放店：杭州市下城区解放路85号伟星世纪大厦北楼15楼（近浙医二院）

电话：0571-87555510

凤起店：杭州市下城区建国北路236号诚信大厦7楼

电话：0571-85880083

朝晖店：杭州市下城区朝晖路213号中山花园秋丹苑4-2-1号

拱墅店：杭州市拱墅区湖墅南路488号运河商厦6楼

电话：0571-85801381

滨江店：杭州市滨江区江汉路1428号风雅钱塘商铺3楼

电话：0571-87790013

释远瑜伽

地址：杭州市滨江区彩虹城伟业路730号太阳国际会所1楼（闻涛路上）

电话：0571-85269005

弘爱私教健身瑜伽

地址：杭州市滨江区江南星座1601-A（江南豪园北门）

梵行者瑜伽

近江店：杭州市上城区近江聚景弄36号

电话：0571-87235998

滨江店：杭州市滨江区星光百货韩国时尚馆8楼

电话：0571-28131101

一木瑜伽会所

地址：杭州市滨江区江陵路1998号星耀城二期一幢1003室（杭州武警医院对面）

电话：0571-56663450

+lee瑜伽

地址：杭州市拱墅区大浒街81号远洋国际中心A座602

电话：0571-85279760

静茗瑜伽
地址：杭州市下城区绍兴路与潮王路交叉口和平大厦516室

泉悦瑜伽
地址：杭州市西湖区古墩路616号同人精华2座1301室

馨悦瑜伽馆
地址：杭州市滨江区浦沿街道银爵世界公寓1号楼3号商铺

香提瑜伽会馆
地址：杭州市滨江区泰安路199号浙江农资大厦裙楼2楼
电话：0571-86623222

GURU喜舍瑜伽
地址：杭州市西湖区西溪路西溪和景529-6号（浙大科技园天鹅堡）

美加普拉提空中瑜伽
地址：杭州市滨江区滨盛路彩虹城30幢105号商铺

8090空中瑜伽普拉提工作室
西湖国贸店：杭州市上城区西湖国贸中心425室

婵院瑜伽
杭州学院店：杭州市下城区朝晖路179号嘉汇大厦2号楼3A-6室
电话：0571-86881206

优胜美地瑜伽
地址：杭州市上城区平海路2号维景国际大酒店21楼

电话：0571-87921022

大仙瑜伽
雷迪森店：杭州市萧山区市心北路108号雷迪森铂丽大酒店5A楼健身中心
天林店：杭州市萧山区市心北路708号天林尚高酒店13楼1325室
电话：0571-22911380

馥瑜伽
地址：杭州市江干区新塘路19号采荷嘉业大厦5幢11楼1113室

壹境瑜伽会馆
地址：杭州市滨江区滨盛路六合天寓2-2-2101

悠季瑜伽
地址：杭州市上城区闻潮路88号（蓝色钱江小区底商）

合一灵瑜伽文化（中国）静修中心
地址：杭州市西湖区西溪国家湿地公园慢生活街区文体馆
电话：0571-56139987
地址：杭州市西湖区西湖科技园区高家庄庄园
电话：0571-86959498

游泳馆

浙江大酒店游泳馆
地址：杭州市下城区延安路595号（近体育场路，地铁武林广场站仅200米，武林银泰对面）
电话：0571-85056666

杭报瑞鼎游泳馆
地址：杭州市下城区体育场路248号

电话：0571-85052608

城东公园游泳馆
地址：杭州市江干区艮山西路401号城东公园内
电话：0571-85095963

包玉刚游泳场
地址：杭州市西湖区黄龙路5号
电话：0571-28232636

信雅达游泳池
地址：杭州市滨江区江虹路1750号润和信雅达国际2幢5楼（钱王射潮雕像旁）

铂尊会游泳健身会所
杭州洲际店：杭州市江干区洲际酒店18楼
电话：0571-89810290

动友游泳俱乐部
市民中心五星路店：杭州市江干区五星路66号

颐尊会游泳健身会所
钱江新城店：杭州市江干区剧院路399号
电话：0571-86030369

西湖区体育场游泳馆
文二西路店：杭州市西湖区文二西路育才小学游泳馆

府苑新村游泳馆
地址：杭州市西湖区紫荆花路3号

六合天寓游泳馆
地址：杭州市滨江区东信大道1222号

滨江东方郡小区游泳池
地址：杭州市滨江区春晓路与滨和路交叉口（东方郡小区内）

绿都世贸游泳馆
地址：杭州市萧山区市心中路777号绿都世贸广场小区

绿城云栖玫瑰园度假游泳池
地址：杭州市西湖区之江路186号

同人紫荆文体中心游泳馆
地址：杭州市西湖区紫荆花路386号同人紫荆文体中心北门（星洲花园）
电话：0571-88867791

戈雅运动会所游泳馆
地址：杭州市萧山区万达北路戈雅公寓内
电话：0571-82310757

金仕堡游泳健身会所
泰和天城店：杭州市萧山区市心北路50号4楼
电话：0571-82819333

茶吧、茶楼

湖畔居茶楼
地址：杭州市上城区圣塘景区1号（望湖宾馆对面）
电话：0571-87020701

欣怡茶庄
地址：杭州市梅家坞89号梅家坞停车场内小溪边（大水杉树下小溪边茶园山脚下）
电话：0571-87093315

青藤茶馆
元华店： 杭州市南山路278号元华广场2楼（一公园对面）
电话：0571-87022777
凤起路店： 杭州市下城区凤起路583号（温德姆豪庭大酒店2楼）
电话：0571-85060909

陶陶居茶楼
地址： 杭州市西湖区虎跑路四眼井248-250号
电话：0571-86025588

钱运茶馆
地址： 杭州市拱墅区运河广场5号
电话：0571-88292888

品润茶楼
地址： 杭州市西湖区杨公堤9号
电话：0571-87026668

馨茶馆
地址： 杭州市西湖区文二西路513号
电话：0571-88302337

心源茶楼
地址： 杭州市下城区香积寺路34~36号三塘竹苑2楼（近三塘竹苑）
电话：0571-85106983

御茶室
地址： 杭州市西湖区龙井狮峰148号
电话：0571-87980905

心怡茶楼
地址： 杭州市西湖区龙坞镇上城埭村路南265号（近未来世界）
电话：0571-87420806

裕安茶庄
地址： 杭州市西湖区转塘龙坞茶村西湖灯具厂对面

和茶馆
悦榕店： 杭州市西湖区紫金港路21号西溪天堂悦榕庄酒店内（近天目山路）
电话：0571-87829711
法云弄店： 杭州市西湖区西湖街道法云弄22号安缦酒店内
电话：0571-87979556

青清茶楼
地址： 杭州市建德市新安东路51号
电话：0571-64070707

傅家茶楼
地址： 杭州市西湖区上茅家埠165号

青青茶苑
地址： 杭州市西湖风景名胜区梅家坞90号
电话：0571-87817918

香樟茶苑
地址： 杭州市西湖区上茅家埠165-172号（近龙井路）
电话：0571-87967271

望峰茶庄
地址： 杭州市西湖区翁家山149号（近龙井山园）
电话：0571-87999238

阿凯茶室
地址：杭州市上城区伍公山38号
电话：0571-81896498

轩语茶楼
地址：杭州市上城区建国中路236-238号
电话：0571-87013280

俊苑茶楼
地址：杭州市西湖区上茅家埠37号（醉白楼对面）
电话：0571-87977292

溪涧茶庄
地址：杭州市西湖区天竺路58~60号
电话：0571-86808653

梅山茶苑
地址：杭州市梅灵路梅家坞139号
电话：0571-87092092

观芷隐轩
地址：杭州市上城区光复路29-31号（南宋御街遗址旁）

景上书院
地址：杭州市西湖区玉泉路11号（植物园内）
电话：0571-87997909

对白茶舍
地址：杭州市西湖区满觉陇路256-1号

青竹茶舍
地址：杭州市西湖区北山街31号
电话：0571-87382322

紫艺阁茶坊
地址：杭州市西湖区曙光路172号1楼（近北山街）
电话：0571-87971931

你我茶燕
地址：杭州市西湖区玉古路163号（近求是路）
电话：0571-87990118

他山记（清茶馆）
地址：杭州市西湖区西溪路529号
电话：0571-89987834

月印池茶业
地址：杭州市上城区之江路535号
电话：0571-86087717

王德传茶庄（西湖门市）
地址：杭州市上城区南山路147号西湖天地3号楼（近大华饭店）
电话：0571-87027566

七茶生活美学馆
地址：杭州市上城区小营街道直吉祥巷62号
电话：0571-88309480

雷迪森龙井庄园
地址：杭州市龙井路里鸡笼山86号
电话：0571-86916666

凡世普洱
地址：杭州市上城区劳动路16号

那个年代茶居
地址：杭州市萧山区湘湖旅游度假区闻兴路618号

电话：0571-87009999

合吾山房
地址：杭州市上城区蔡官巷紫阳山9-10号
电话：0571-87568871

小桥流水茶庄
地址：杭州市西湖区龙井路双峰新村92号
电话：0571-88333927

养老机构

杭州市社会福利中心
地址：杭州市拱墅区和睦路451号
电话：0571-88181120

杭州市第二社会福利院
地址：杭州市江干区机场路三里亭工农路99号
电话：0571-86417119

杭州市第三社会福利院
地址：杭州市江干区丁桥镇天鹤路318号
电话：0571-881377000

杭州康久天颐养老院
地址：杭州市拱墅区康桥街道庙浜100号
电话：0571-86573999

浙江人和健康管理服务中心
地址：杭州市拱墅区通益路111号

杭州市健康社区服务中心
地址：杭州市延安路484号市府综合楼2号楼1009室
电话：0571-85972024

杭州市西湖区社会福利中心
地址：杭州市西湖区小和山支路

电话：0571-85262238

杭州市拱墅区老人公寓
地址：杭州市拱墅区文岚街99号
电话：0571-88180999

杭州市富阳区富春江曜阳国际老年公寓
地址：杭州市富阳区东洲街道江滨东大道879号
电话：0571-63277899

临安区长寿家园养老院
地址：杭州市临安区环城西路256号
电话：0571-61097216

桐庐县社会福利中心
地址：杭州市桐庐县城尖端路255号
电话：0571-58587719

爱心老年之家
地址：杭州市拱墅区康桥路28号
电话：0571-88198876（拱墅区）、86908396（下城区）、87763795（西湖区）

杭州在水一方养老服务集团
地址：杭州市上城区海潮路65号
电话：0571-86550348

杭州佰乐时光养老服务有限公司
地址：杭州市下城区潮王路170号朝晖九小区70幢
电话：0571-87950902

杭州馨和园颐养院
地址：杭州市下城区沈家路108号

电话：0571-85188899

电话：0571-82621753

杭州爱康温馨家园
地址：杭州市江干区艮山西路182-1号
电话：0571-86635152

杭州金秋钱塘老年公寓
地址：杭州市西湖区双浦镇科海路99号
电话：0571-88070770

浙江随园养老发展有限公司
地址：杭州市余杭区良渚万科良渚文化村内
电话：0571-88766925

杭州市滨江阳光家园社会福利中心
地址：杭州市滨江区湘滨路1999号
电话：0571-88252711

杭州金色年华金家岭退休生活中心
地址：杭州市西湖区转塘街道金家岭
188号
电话：0571-85099015

杭州市淳安县综合社会福利院
地址：杭州市淳安县千岛湖镇环湖南路2号
电话：0571-64883362

浙江绿城颐德养老服务有限公司
地址：杭州市下城区岳帅桥10号1幢
601室
电话：0571-87651075

杭州市建德市社会福利院
地址：杭州市建德市新安江街道仁爱路
68号
电话：0571-64758594

杭州市上城区唯康老人养生文化公寓
地址：杭州市上城区近江南路2号近江
四园18幢
电话：0571-28919318

杭州市建德市严东关长寿院
地址：杭州市建德市梅城镇严东关路28号
电话：0571-64146728

杭州市好地方健康颐养中心
地址：杭州市上城区凤凰山脚路160号
1~8幢
电话：0571-87660136

浙江元墅养老服务有限公司
地址：杭州市拱墅区三六零空间大厦2
幢1416室
电话：0571-88180999

钱江新城益寿院
地址：杭州市江干区景御路318号
电话：0571-86903278

驭信健康科技（杭州）有限公司
地址：浙江省杭州市宝石一路3号5号楼
301室
电话：0571-89719068

杭州胤瑞养老服务管理有限公司
地址：杭州市江干区景御路318号518室
电话：0571-88165976

杭州市萧山区社会福利中心
地址：杭州市萧山区蜀山街道溪头黄社
区萧金路1228号

（"指南篇"稿件由董俐妤、乾宁斋
供稿）

后记

呵护健康，始于足下

台湾作家林文月曾说："文字，是鲜活的，而书，是有生命的。"《我的健康我做主》的面世就如同是一个新生命的降生，从孕育到诞生包含了众多人士的爱心与培育、呵护与支持。

10多年前，我与一些同事和爱好登山的朋友们，相约每周末组织一次登山活动，我自任"登山队长"。根据当时山上游步道建设的情况，我们制定了几条到现在仍被奉为经典的登山路线：从龙井出发，经十里琅珰到梅家坞；从九溪出发直达五云山；从六和塔出发先登龙头山，再经马儿山到杨梅岭；从河坊街出发，经吴山、紫阳山、凤凰山，到达玉皇山。自从2002年开始，我们每周必约，或自备干粮和饮水，或AA制吃农家饭，踏遍了西湖周边群山，饱览了不一样的湖光山色，一路上大家其乐融融，谈天说地，好不惬意。记得当时正热播《康熙王朝》，片头曲里有一句"我真的还想再活五百年"，我们便豪情万丈地将这支登山队取名为"再活五百年"。多年来登山队的骨干成员始终保持在10多人，最多时成员达到30余人。为了纪念这段难忘的登山岁月，我们还专门定制了签名的陶瓷纪念盘。

这样的登山活动一直坚持了六七年之久。随着年龄的增加，有些

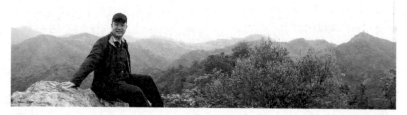

队员开始觉得关节有损，体力不支了。怎么办？大家一致认为就算不登山了，队伍也不能散。结合大家的身体情况，我们将登山活动改为健步走，"再活五百年"的队名也被"健康之友"取代了。健步走活动，主要围绕西湖、运河、西溪湿地、钱江新城等地进行，大家历经春夏秋冬，风雨雾雪，乐此不疲。

随着年岁的增加，我们越来越意识到健康的重要性，健康话题出现的频率也越来越高了。我们会兴致勃勃地分享一些五花八门的健康知识，交流各自的养生经验。后来有队员提出，这些好东西应该收藏汇集起来，与更多人分享。这个想法得到了所有人的响应。当时我在《浙江政报》担任总编工作，大家就将这项任务交给了我，我也义不容辞接受了下来。

之后，我会有意识地将大家分享的健康知识保存并打印出来，日积月累，在案头堆起了一尺多高的资料。我还主动去了解、收集有关健康的知识。我购买了大量与健康养生相关的期刊，并多次研读美国康奈尔大学坎贝尔教授发布的《膳食与疾病关系的惊人发现——中国健康调查报告》，他的"癌症草坪说"深入浅出，给我留下了很深刻的印象。从那时起，"将健康知识汇编成书，让更多人能从中受益"的种子，深深地埋在了我的心里。

2014年12月，习近平总书记在江苏镇江考察时提出："没有全民健康，就没有全面小康。"2015年10月，党的十八届五中全会明确提出了推进"健康中国"建设的任务。2016年8月，在北京召开的全国卫生与健康大会上，提出了"把人民健康放在优先发展的战略地位"。这让我意识到，随着经济的发展，健康的重要性被提上了一个新高度。我意识到，编一本健康书的时机已经成熟了。埋在我心头近10年的种子，开始萌芽了，有了跃跃欲试的念头。但由于本人没有医学背景，对自己能不能编好这本书内心很没底。就在我犹豫不决的时候，得到了三位我尊敬的关键人士的支持和鼓励。

第一位是我部队的老领导，原武警部队徐永清上将，他已年近八十高龄，但是身体很硬朗，还担任了全国中医特色诊疗研究专业委员会的顾问。他特地题写了"精气神"赠送给我，以表示对我编这本健康书的支持。这幅字一直挂在我的办公室，激励我完成了《我的健康我做主》的编纂工作。

第二位是浙江省原政协主席、中国国际茶文化研究会会长周国富。当我向他汇报要编健康书的想法时，他立刻表示支持，并欣然答应为本书写"前言"。

第三位是具有中西医专业知识的原浙江省地质勘查局巡视员秦兆虎，他现任浙江省华夏健康系统工程研究院院长。他独创了疗效奇快的现代中医药康复方法，许多病友因此受益。他听说我要编一本健康书，当即表示支持，并答应做本书的顾问，为内容把关搭脉。

杭州正岚文化创意有限公司的麻浩珍女士，毕业于上海医科大学，又是百年国药号"乾宁斋"国医馆传承人，她把出版这本健康手册当作自己企业的一项社会责任，始终给予多方支持，并从中西医的专业角度对采编工作提供指导。

《杭州人手册·健康篇》（即《我的健康我做主》）的编纂工作开始运筹了。时下讲养生谈健康的书很多，内容繁杂、良莠不齐，普通读者缺乏辨伪取真的能力。我的想法很简单，要编一本能够正本清源、具有权威性的健康科普书，知识性和可读性都必须要有保障。根据出版系统推荐，我们聘请了有医师资质的《健康博览》杂志编辑部主任赵湘为本书的编辑工作把关，特约浙江出版联合集团资深校对张振华为本书的校对工作把关，聘请科普作家马晓惠和浙江中医药大学的硕士研究生组成编辑组，共同完成前期采访和文字编辑工作。

养生之道是华夏文明的宝贵遗产之一。如何才能做到正本清源，向读者传递正确的健康养生观呢？编辑组向各位专家发出了约稿函，阐明了编书初衷与设想，并邀请他们为本书撰稿，力求书稿内容的原创性、权威性和指导性。专家学者们非常支持我们所做的健康科普工作，在百忙中为我们撰稿。现在翻开《我的健康我做主》，您会发现我们的专家团队阵容非常强大。

　　西医方面：担任航天员健康研究指导工作的中国工程院院士俞梦孙撰写了《科学阐释"大健康观"》一文；联合国人类基因变异组计划中国区主席李锡涛撰写了《元素和人类基因健康》一文；获政府特殊津贴的浙江大学肿瘤研究所学术委员会主任郑树撰写了《肿瘤可防可治不可怕》一文；浙江大学医学院附属第一医院肿瘤中心主任滕理送撰写了《谈癌不必色变》一文；银屑病专项基金会副主任委员兼秘书长、专家杨雪琴为本书量身定制了《健康的主人是自己》一文；著名心血管内科专家胡大一撰写了《劝君吃好"健康饭"》一文；浙江省人民医院原院长、浙江省政府参事叶再元撰写了《防胃癌，请做好这三件事》一文。当我们联系上香港中文大学医学博士王颖时，距离截稿时间已经很近了，王颖毫不犹豫就答应了，熬通宵撰写了《癌症的产生与自我预防》一文。

　　中医方面：本书顾问秦兆虎先生撰写了《养生是自我可控的系统工程》一文；获政府特殊津贴的胡庆余堂名中医馆专家吴伯平撰写了《形神共养，天人相应》一文；中医传统知识保护研究中心技术研究部主任刘剑锋撰写了《看手辨健康》一文。《黄帝内经》奠定了人体生理、病理、诊断以及治疗的认知基础，被称为"医之始祖"。我们特别邀请了赵荣福先生为读者解读这本在中国影响极大的医学著作，撰写了《研读〈黄帝内经〉述要，把握健康主动权》一文。

　　《遵生八笺》是明代杭州人高濂编写的健康养生书，曾被宋美龄、张学良奉为养生案头书。多年前，我的好友、原浙江人民美术出版社的宗

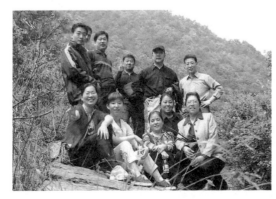

文龙先生，将这本书介绍给我，并邀请我一起做《遵生八笺》的解读版。虽然书未成他就过世了，但是解读《遵生八笺》的情结仍在我心里。这次，我们邀请了浙江中医药大学原副校长连建伟来解读这本明代的养生书，撰写了《〈遵生八笺〉，一本值得阅读的养生书》一文。

太极拳是国术，集健身与养生为一体，我们特地邀请了国家级非物质文化遗产项目代表性传承人、陈式太极拳掌门人陈小旺，撰写《练对太极，修身养性》一文。

我们也考虑到以《黄帝内经》为基本理论以及以阴阳五行学说为辨证施治手段的道医学，专门向浙江省民族宗教事务委员会、省佛教协会的负责人请教协商，请德高望重的宗教界著名人士撰写这部分内容。普陀山全山首座道生长老撰写了《心宽才能体健》一文；灵隐寺方丈光泉法师撰写了《心不宁则身不安》一文；上天竺法喜寺方丈定本法师撰写了《慈悲喜舍，健康长寿》一文；省道教协会名誉会长高信一撰写了《道法自然得长寿》等文章，传递了养生与养心的辩证理念。

都说病由心生，养生先养心，怡情养性对健康大有裨益。我们特意邀请了名人名家、行业大咖，讲述琴书画诗酒茶等生活志趣对健康的作用。中国作家协会第六届副主席黄亚洲撰写了《读书也是一种养生》一文；世界茶文化学术研究会副会长姚国坤撰写了《饮茶养生有道》一文；美国夏威夷大学医学院客座教授吴慎撰写了《五行音疗，安乐延年》一文。

养生犹如一把钥匙开一把锁，没有统一标准，只有适合自己的才是正确的。我们邀请了一些忠厚长者现身说法，将独特而宝贵的经验与读者分享。浙江省文史研究馆馆员、中国吴昌硕书画会副会长曹寿槐撰写了《我的养生感悟》一文；著名灰学创始人、联合国中华文化传播大使孙万鹏，结合自己战胜癌症的经历，撰写了《祛病健身之我见》一文。

现代社会竞争激烈，人人都觉得"压力山大"，心理健康成为了众人关注的热门话题。我们特地邀请了心理学专家谈谈心理健康方面的内容。心理学博士骆宏撰写了《追求幸福的方法》一文；国家级心理咨询师林良华撰写了《要长寿，先管理好情绪》一文；台湾地区心理咨询师林昆辉撰写了《做自己的心理咨询师》一文。

为《我的健康我做主》撰稿的专家学者、名人大咖、忠厚长者多达70多位，以上只列举了其中一部分，更多惊喜尽在书页中。

为了让大家能获得更多的健康知识，我们还做了"知识篇"和"指南篇"。"知识篇"是编辑组同仁从各类期刊、图书和网络资料中精选出的各种健康知识；"指南篇"则是杭州本地健身养生的活动场所信息，为大家日常养生提供参考。

《我的健康我做主》一书承蒙众多专家学者、名人大咖、忠厚长者惠赐文稿，浙江科学技术出版社给予了大力支持，在此一并表示感谢。

由于编者水平有限，如有不妥之处，敬请广大读者批评指正，并祝读者健康快乐！

编者

2018年1月

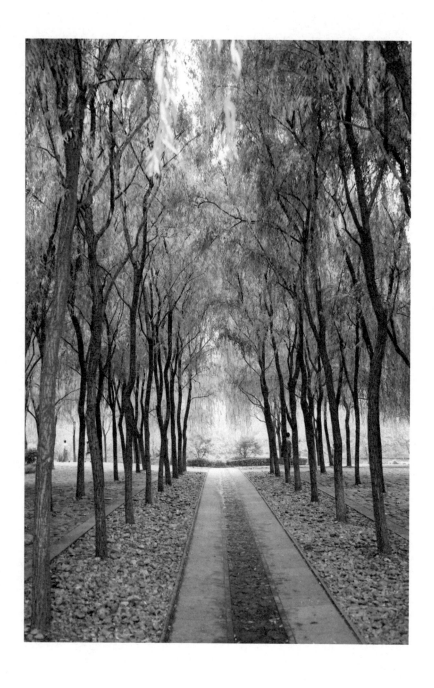

图书在版编目(CIP)数据

我的健康我做主 / 王济民主编. — 杭州:浙江科
学技术出版社,2018.2
　　ISBN 978-7-5341-8145-0

Ⅰ.①我… Ⅱ.①王… Ⅲ.①养生(中医) Ⅳ.①R212

中国版本图书馆CIP数据核字(2018)第038072号

书　　名	我的健康我做主
主　　编	王济民

出版发行	浙江科学技术出版社
	杭州市体育场路347号　邮政编码:310006
	办公室电话:0571-85176593
	销售部电话:0571-85062597
	网　址:www.zkpress.com
	E-mail:zkpress@zkpress.com
排　　版	杭州彩地电脑图文有限公司
印　　刷	杭州半山印刷有限公司

开　　本	889×1194　1/32	印　张	13
字　　数	374 000		
版　　次	2018年2月第1版	印　次	2018年2月第1次印刷
书　　号	ISBN 978-7-5341-8145-0	定　价	88.00元

责任编辑	刘　丹　沈秋强	**责任校对**	顾旻波
责任美编	金　晖	**责任印务**	田　文